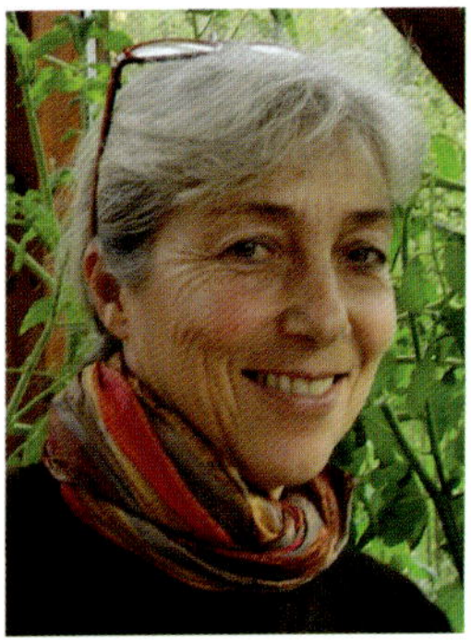

Claudia Lazar studierte Diplom-Sport inklusive Prävention und gesunde Ernährung. Seit mehreren Jahren arbeitet sie als Lektorin und Buchautorin. Bei Königsfurt-Urania erschienen von ihr zahlreiche Wohlfühlkarten mit Rezepten zu *Vegetarischem Genuss, Superfoods, Süßem Leben* sowie *Entspannungsübungen fürs Büro*. Zusammen mit Monika Cordes hat sie das Buch »Superfoods aus der Heimat«, ebenfalls erschienen bei Königsfurt-Urania, geschrieben. Sie ist Mutter von vier Kindern mit viel Fantasie und Expertin für schnelle gesunde Rezepte.

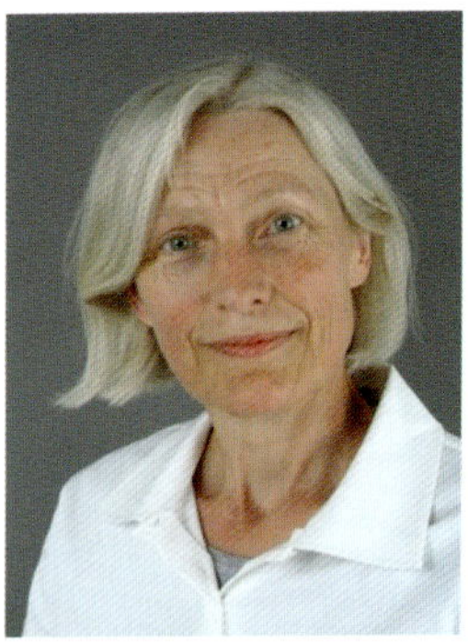

Monika Cordes arbeitet als Diplom-Kunsttherapeutin mit anthroposophischem Hintergrund und Galeristin. Die leidenschaftliche Köchin liebt Kreativität auch in der Küche. Sie entwickelte für Königsfurt-Urania bereits zahlreiche Rezepte und ist zusammen mit Claudia Lazar Autorin des Buches »Superfoods aus der Heimat«, ebenfalls erschienen bei Königsfurt-Urania.

Claudia Lazar | Monika Cordes

CLEVER ESSEN GEGEN KREBS

Mit 60 leckeren & wirkungsvollen Rezepten

KÖNIGSFURT-URANIA

Die in diesem Buch enthaltenen Informationen und Ratschläge wurden von den Autorinnen sorgfältig recherchiert und geprüft. Eine Garantie kann dennoch nicht übernommen werden. Die Informationen und Ratschläge sind außerdem nicht dazu gedacht, die Beratung durch einen Arzt oder Therapeuten zu ersetzen, sofern eine solche angezeigt ist. Eine Haftung der Autorinnen oder des Verlags ist ausgeschlossen.

Bibliographische Information der Deutschen Nationalbibliothek
Die Deutsche Nationalbibliothek verzeichnet diese Publikation in der Deutschen Nationalbibliographie; detaillierte bibliographische Daten sind im Internet über http://dnb.d-nb.de abrufbar.

FSC
www.fsc.org
MIX
Papier aus verantwortungsvollen Quellen
FSC® C014138

Originalausgabe
Krummwisch bei Kiel 2017

D-24796 Krummwisch
www.koenigsfurt-urania.com

Umschlagdesign: Dagmar Herrmann, Druckfrei, Bad Honnef unter Verwendung des Bildes »Fresh raspberries, blueberries and strawberries on wooden background« © sunwaylight13 – Fotolia.com
Abbildungen: Bildnachweis auf S. 165

Lektorat: Susanne Kirstein, München
Project Management: Martina Weihe-Reckewitz
Satz und Layout: Antje Betken, Oldenbüttel
Druck und Bindung: Finidr s.r.o
Printed in EU

ISBN 978-3-86826-164-6

Inhalt

Vorwort von Dr. med. Volker Schmiedel 6

Einladung 12

Krebs – Definition und Gedanken 14

Was ist Krebs? 14

Mein Leben unter der Lupe 20

Aufräumen ist angesagt: Etwas geht immer 20

Einiges zufügen 20

Bewegung als WohlerGEHEN 20

Kalte Dusche gefällig? 22

Und Pause machen! 22

Soziales Leben 22

Guter Schlaf 22

Müßiggang, was ist das? 23

Manches weglassen 24

Ernährung – echt einflussreich 26

Individuell angepasste Ernährung 26

Ausflug: Die ketogene Diät 27

Mahlzeit, alle miteinander! 29

Nährstoffe – kleiner Überblick 30

Makro 30

Ausflug: Säfte und Smoothies in Bezug auf Krebsrelevanz 31

Ausflug: Palmöl 32

Mikro und kleiner 34

Clever haushalten gegen Krebs 36

Woher stammen meine Lebensmittel? 36

Welche Konservierungsmethode wähle ich? 36

Wie lagere ich meine Lebensmittel? 37

Nützliche Geräte für gut Gelagertes 38

Tricksereien für eine Endlos-Konservierung 39

Welche Kochmethode bevorzuge ich? 39

Die besten Lebensmittel gegen Krebs 40

Gemüse und Kräuter 40

Früchte 45

Gewürze, Saaten, Nüsse und Öle 46

Tierische Produkte 47

Getränke 48

Liste für die Vorratskammer und besondere Zutaten 50

Frische Knabbereien 51

Die Rezepte 53

Anhang 156

Der Clever-gegen-Krebs-Check 156

Die Rezepte im Überblick 158

Stichwortverzeichnis 159

Einkaufsmöglichkeiten 163

Literatur und Quellen 164

Bildquellen 165

Danksagung 165

Vorwort von Dr. med. Volker Schmiedel

Seit Jahrzehnten berate ich kranke Menschen auch bezüglich ihrer Ernährung, weil mir mein im Studium erlerntes medizinisches Wissen bei komplexen, chronischen Erkrankungen einfach unzureichend war. Ich habe im Bereich der Fette selbst einige wissenschaftliche Studien durchgeführt und viele Artikel in der Laien- und Fachpresse publiziert. Und so habe ich mit besonderem Interesse die vielen, leckeren Rezepte in diesem Sinne bisher zumindest mental genossen (ich werde aber einige mit Sicherheit nachkochen). Die vorgestellten Gerichte schaffen auf jeden Fall eine gute Nährstoffgrundlage für Gesunde und Betroffene. Auch die vielen nichtdiätetischen Tipps haben mir gut gefallen und zeigen mir, dass die Autorinnen wirklich ganzheitlich unterwegs sind.

Gibt es eigentlich eine Krebs-Diät?

Von einigen Ernährungs-Gurus wurden immer wieder »Krebs-Diäten« propagiert, die Krebs heilen sollten. Enthusiastische Einzelfallberichte wurden gern als Beweis für die Wirksamkeit solcher Diäten angeführt und generierten zahlreiche von Krebs betroffene Nachahmer, die nach jedem Strohhalm zu greifen bereit waren. Gäbe es eine in vielen Fällen funktionierende und reproduzierbare Krebsdiät, dann würden wir diese alle kennen, denn über Mund-zu-Mund-Propaganda, Selbsthilfegruppen und Internetforen hätte sich eine wirklich wirksame Diät rasend schnell verbreitet.

Dass es eine solche den Namen »Krebs-Diät« verdienende Ernährungsform nicht gibt, bedeutet aber keineswegs, dass Ernährungsmaßnahmen zur Prävention von Krebs, zur Verbesserung der Lebensqualität und des Immunsystems nicht existieren würden. Bereits vor Jahrzehnten gab es Hinweise aus epidemiologischen Studien (vergleichende Studien zwischen Bevölkerungsgruppen), dass eine vegetarisch orientiere Kost ein statistisch deutlich verringertes Risiko für Krebskrankheiten insgesamt aufweist, eine ballaststoffreiche Diät das Dickdarmkrebsrisiko minimiert, hoher Salzkonsum das Magenkrebsrisiko verstärkt und eine hohe Alkoholzufuhr oder der häufige Genuss sehr heißer Nahrung das Speiseröhrenkrebsrisiko erhöht.

Einzelne Nährstoffe wie Selen, Vitamin D, Zink, Omega-3-Fettsäuren sowie sekundäre Pflanzeninhaltsstoffe üben vermutlich eine Schutzwirkung aus. Schadstoffe in der Nahrung wie Karzinogene aus Grillgut, Pflanzenschutzmittel aus der konventionellen Landwirtschaft oder Genussmittel wie Alkohol oder Zigaretten (die Inhaltsstoffe werden nicht nur inhaliert, sondern auch verschluckt) fördern das Krebsrisiko. Hierzu eine Quizfrage: Wovor haben die Bürger am meisten Angst? Vor Terroranschlägen, Verkehrsunfällen oder vor Grillfleisch? Die Reihenfolge dürfte den meisten offensichtlich sein, nämlich genau wie angegeben. Aber woran sterben die meisten Bürger tatsächlich? An Grillfleisch, dann an Verkehrsunfällen und am wenigsten an Terroranschlägen. Wir können statistische Gefahren nicht gut einschätzen, weil unser Gehirn für solche Risiken – besonders wenn sie klein sind und die Effekte sich erst nach Jahren zeigen – evolutionär nicht trainiert worden ist.

Wir haben inzwischen eine Unmenge an Einzelerkenntnissen angehäuft, die nicht bezweifelt werden, teilweise aber nur wenig in der Bevölkerung bekannt sind. So schützen Ballaststoffe nicht nur vor Darmkrebs, was jedem einleuchtet, weil eine zu langsame Darmpassage beschleunigt und damit der Kontakt der Schleimhaut mit Schadstoffen reduziert und außerdem einige Schadstoffe an Ballaststoffe gebunden und daher nicht resorbiert werden können. Nein, sie schützen auch vor Brustkrebs, was erst einmal unverständlich erscheint. Nicht nur von außen zugeführtes Östrogen erhöht das Brustkrebsrisiko, sondern ebenso unser selbst erzeugtes. Dieses wird über Leber und Galle und Darm ausgeschieden. Das auf diesem Wege entsorgte Östrogen kann aber vom Darm wieder aufgenommen und dem Körper erneut zur Verfügung gestellt werden. Ballaststoffe binden das Östrogen, so dass wir es ausscheiden. Auf diesem Wege üben Ballaststoffe also gleichzeitig eine leicht antiöstrogene und damit krebsvorbeugende Wirkung aus. Auf der anderen Seite ist wenig bekannt, dass Übergewicht bei Männern und Frauen zu deutlich mehr Krebserkrankungen führt. Einerseits weil Fettzellen selbst Östrogen produzieren. Starkes Übergewicht ist ein stärkerer Risikofaktor für Brustkrebs als eine Östrogenersatztherapie in den Wechseljahren. Während Letzteres nahezu jeder Frau bekannt ist, bleibt Ersteres einer breiten Öffentlichkeit weitgehend verborgen. Zudem werden bei Übergewicht viel mehr Entzündungsbotenstoffe wie Interleukine oder Zytokine freigesetzt. In der onkologischen Grundlagenforschung ist der Einfluss von Entzündungsprozessen – auch schleichenden, der sogenannten »Silent Inflammation« oder »Stillen Entzündung« – unbestritten. Leider wird in der konventionellen Onkologie auf diese längst bekannten Zusammenhänge kaum reagiert oder werden daraus keine Konsequenzen gezogen.

Entzündungshemmende Ernährung

Alles, was Entzündung hemmt, hemmt auch Krebsentstehung und -entwicklung. Und die Nahrung ist voll von antientzündlichen sekundären Pflanzeninhaltsstoffen. Inzwischen kennen viele das Katechin aus dem Grüntee, das Lycopin aus der Tomate, die Flavonoide aus der dunklen Schokolade, die Anthocyane aus dem Rotwein (die übrigens genauso in der roten

Weintraube enthalten sind, es darf mal, es muss aber nicht immer das berühmte Gläschen Rotwein sein) und vor allem das Curcumin aus dem Gewürz Kurkuma, der Gelbwurz. Das sind nur einige Beispiele von mehr als zehntausend bereits bekannten sekundären Pflanzeninhaltsstoffen.

Auch einzelne hochpotente, antientzündliche Nährstoffe sollten wir erwähnen. Selen und Zink sind Bestandteile antioxidativer Enzymsysteme und stimulieren darüber hinaus das Immunsystem. Vitamin C ist das wichtigste wasserlösliche und Vitamin E das wichtigste fettlösliche antioxidative Vitamin. Vitamin D stärkt nicht nur den Knochen, sondern wirkt auch antientzündlich und ist an vielen Stellen in der körpereigenen Abwehr immunmodulierend. Die berühmten Omega-3-Fettsäuren wirken präventiv als starker Schutzfaktor. Für Brust-, Darm- oder Gebärmutterkrebs wurden bei einer guten Versorgung Halbierungen der Erkrankungsraten gefunden. Ist Krebs einmal eingetreten, wird das den Patienten belastendste Symptom, nämlich die Fatigue (Erschöpfung), unter Omega-3-Fettsäuren-Gabe deutlich minimiert. Eine ganz neue Studie konnte sogar zeigen, dass das Einjahres-Überleben nach der Diagnose Lungenkrebs nur bei 38 % lag. Wurden aber mehr als 2 g Omega-3-Fettsäuren eingenommen, so überlebten immerhin 60 %.

In diesem Fall sehen wir überdeutlich, dass es nicht nur auf die Qualität, sondern auch auf die Quantität ankommt. Wollen wir die optimalen Spiegel an Nährstoffen im Blut haben, so benötigen wir in der Regel beachtliche Mengen. Beim Vitamin D sind dies nach meiner Erfahrung 2000 – 6000 IE (in der Nahrung werden 800 IE empfohlen, ein Tropfen auf den heißen Stein), bei Omega-3-Fettsäuren erreicht man bei weniger als 2 g reinem EPA/DHA (die wichtigsten Fischfettsäuren) nicht viel. Diese Menge ist in 100 g Hering, 200 g Lachs oder 400 g Heilbutt enthalten. Das müsste ich dann aber jeden Tag verzehren, was heute aufgrund des Schwermetall- und Pestizidgehaltes der Fische nicht mehr vorbehaltlos empfohlen werden kann. Alternativ kommen 12 konventionelle Fischölkapseln (500 mg Öl) oder 6 große (1 g Öl) oder aufkonzentrierte Kapseln oder 1 EL Fischöl in Frage. Für die vegetarische/vegane Fraktion gibt es inzwischen Algenöl, wovon man sogar nur 1 TL benötigt. Das vielbeschworene Leinöl oder die Chiasamen, die hohe Mengen der Omega-3-Fettsäure ALA aufweisen, haben übrigens leider nicht die Schutzeffekte der maritimen Fettsäuren EPA/DHA. Trotzdem ist ALA besser als die heute viel zu häufig verzehrte Linolsäure (Omega-6-Fettsäure) aus Sonnenblumen-, Distel- und vielen anderen Pflanzenölen.

Woher weiß ich denn, welche Mengen optimal sind? Nun, woher wissen Sie, wie viel Öl Sie in den Motor Ihres Autos schütten müssen? Richtig, Sie messen es mit dem Ölstab. Für das Auto geben wir im Jahr einige hundert Euro für den Check aus. Uns selber checken wir jedoch nicht durch. Das muss vielleicht auch gar nicht bei jedem und häufig sein. Ein Gesunder kann seine

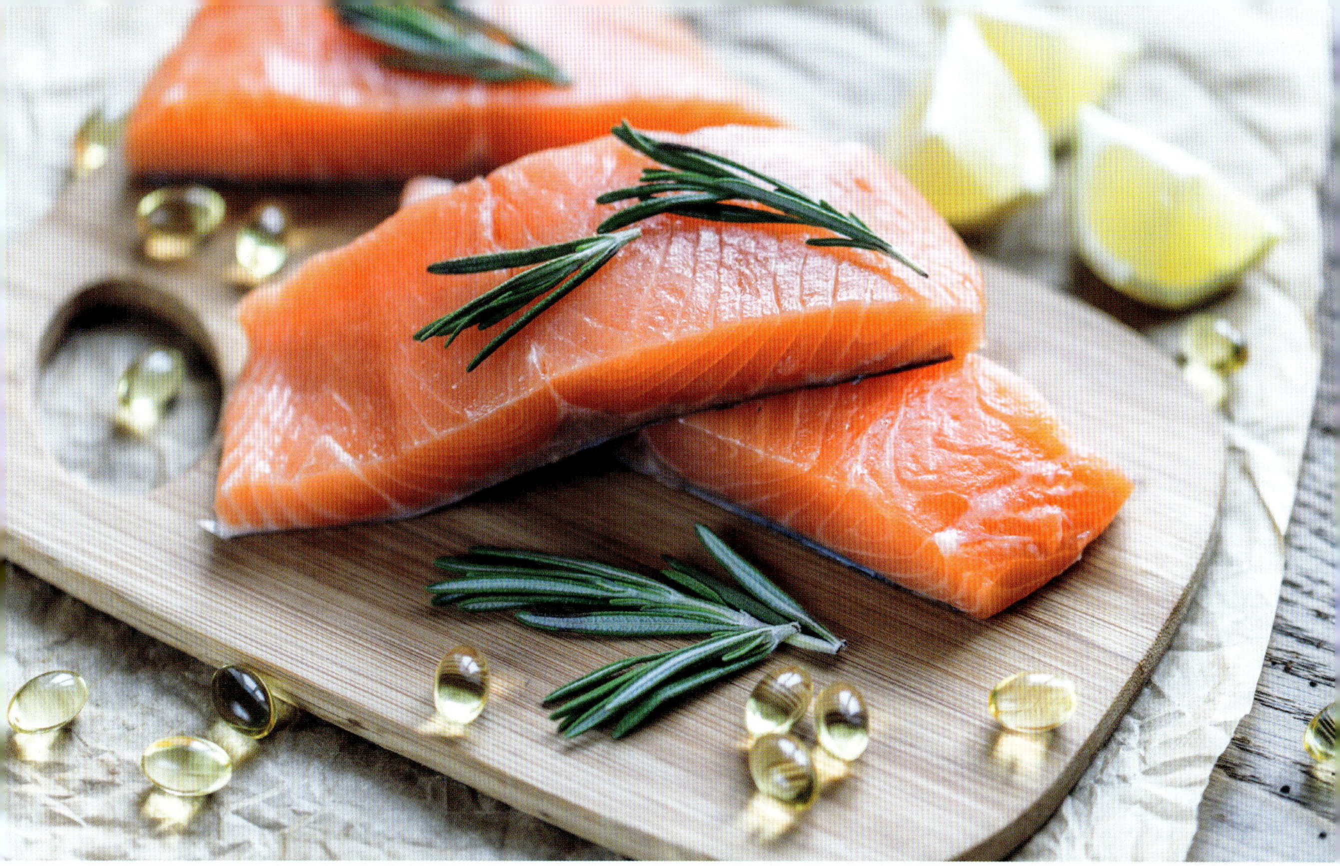

wichtigen Nährstoffe im Blut mal checken lassen, ein Gefährdeter sollte dies tun und ein Erkrankter – das ist zumindest meine persönliche Meinung, die in der Schulmedizin keineswegs mehrheitsfähig ist – muss sie checken lassen.

Bei meinen Patienten messe ich bei Krebsrisiko (z. B. aufgrund von familiärer, beruflicher oder Umweltbelastung) bzw. nach der Krebsdiagnose mindestens Vitamin D, Fettsäurestatus (mit Omega-6/3-Spiegel, der das Verhältnis zwischen den beiden Fettsäuren Omega 3 und Omega 6 anzeigt), Zink und Selen. Wenn Mangelzustände vorhanden sind – und sie sind eher die Regel als die Ausnahme – dann substituiere ich mit entsprechenden Dosen guter Nährstoffpräparate. Vitamin D und Omega-3-Fettsäuren braucht dann nahezu jeder. Ich werde oft gefragt, warum denn heute alle zeitlebens Nährstoffe nehmen müssen, das kann doch nicht natürlich sein. Ich antworte dann immer, dass wir dies keinesfalls müssten, wenn wir uns so verhalten würden, wie die Natur dies seit Jahrtausenden für uns vorgesehen hat. Unsere Vorfahren in der Steinzeit waren »Steppentiere«, sie waren den ganzen Tag draußen und bekamen über die Sonne genügend Vitamin D. Sie aßen mehr Fisch als Fleisch und das Fleisch von Wildtieren hatte mehr Omega-3-Fettsäuren als dasjenige aus der heutigen sowohl ökologisch als auch ethisch nicht mehr zu verantwortenden Massentierhaltung. Bis vor 200 Jahren waren unsere Vorfahren fast ausschließlich Bauern und Handwerker und hatten daher kein Vitamin-D-Problem. Erst die industrielle Revolution mit Fabrik- und Büroarbeit hat uns in einen fatalen Vitamin-D-Mangel getrieben. Und die Omega-3-Versorgung war vor 200 Jahren auch noch besser. Es gab maximal einmal in der Woche den berühmten Sonntagsbraten und mindestens zweimal in der Woche Fisch. In einer Dienstbotenverordnung der Stadt Mainz habe ich gefunden, dass es dem Dienstpersonal nicht zugemutet werden könne, mehr als dreimal in der Woche Lachs zu essen. Der Rhein war damals noch voller Lachse. Die Menschen hatten damals kein Omega-3-Problem. Heute kann es uns aus toxikologischen Gründen nicht mehr zugemutet werden, mehr als einmal in der Woche Fisch zu essen. Nebenbei: Qualitativ hochwertige Fischölpräparate sind schadstofffrei.

Aktives Mitwirken hilft

Dass man mit einer gesunden, vollwertigen, vegetarisch orientierten und um den einen oder anderen Fisch ergänzten Ernährung Krebs allein nicht heilen kann, wiederhole ich hier. Ich kann aber sehr wohl meinen antioxidativen Status mit den richtigen Speisen verbessern, mein Immunsystem unterstützen und auch auf der Bewusstseinsebene etwas tun. Es macht einen großen Unterschied, ob ich mich machtlos in mein Schicksal füge oder mit einer guten Ernährung ganz bewusst an meiner Heilung mitarbeite. Selbst wenn die Nahrung nichts bewirken würde (wobei die Erkenntnisse darauf hinweisen, dass sie sehr viel bewirkt), dann würde auf jeden Fall das aktive Tun den Glauben an Heilung oder Linderung bestärken.

In diesem Sinne wünsche ich dem Buch eine große Verbreitung und den Lesenden gratuliere ich zu einer »Medizin«, die endlich mal gut schmeckt. Nur noch eine Bitte habe ich an den geneigten Leser und die erwartungsfrohen Köche: Essen Sie kein Lebensmittel, nur weil es Katechin, Lycopin oder Anthocyan enthält, weil das doch gegen Ihre Krankheit gerichtet ist, sondern essen und vor allem genießen Sie Lebensmittel, die als kostenlose Dreingabe auch noch etwas für Ihre Gesundheit tun. In diesem Sinne schließe ich mein Vorwort mit den Worten der katholischen Mystikerin, Kirchenlehrerin und Heiligen Theresa von Avila
»Tue Deinem Körper etwas Gutes, damit Deine Seele gern in ihm wohnt.«

Alles Gute für Ihre Gesundheit
Dr. med. Volker Schmiedel, M.A.
Paramed Haldenstr. 1, CH-6340 Baar
v.schmiedel@paramed.ch

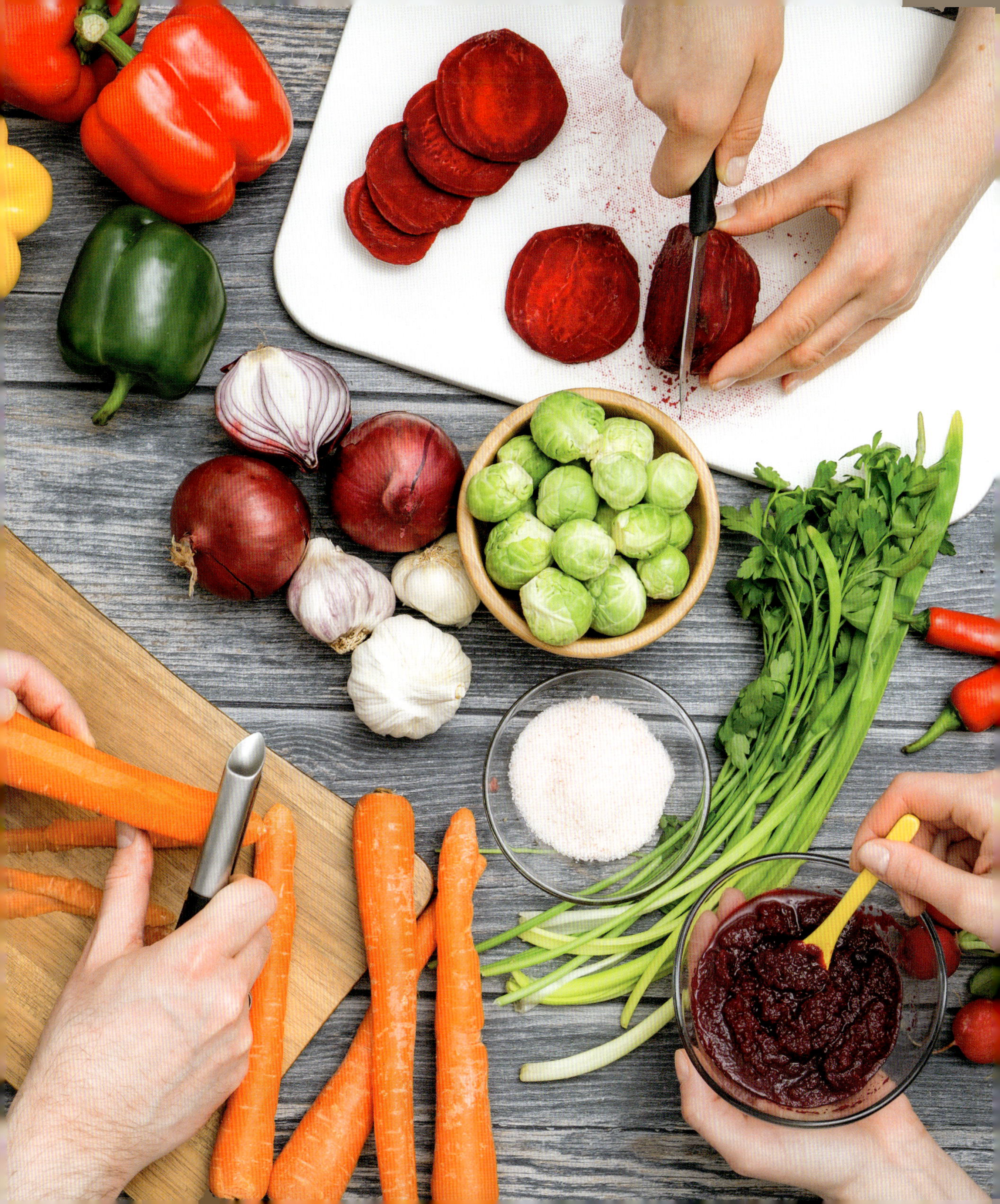

Einladung

Ein Buch über Ernährung vor dem Krebs, also präventiv, oder therapieunterstützend – dazu etwa 60 schmackhafte Rezepte, das war der Wunsch unseres Verlages, nachdem wir vergangenes Jahr erfolgreich unser Buch »Superfoods aus der Heimat« kreiert haben. Neugierig stürzten wir uns in die Arbeit, um den Ansprüchen der Lesenden, des Auftraggebers und nicht zuletzt uns selbst gerecht zu werden. Mit diesem Buch wollen wir nicht die neuesten wissenschaftlichen Forschungsdetails zur Kenntnis bringen, das können andere besser. Wir möchten lieber Basiswissen vermitteln und Ihnen das täglich Machbare aufzeigen, ganz praxisnah, mit leckeren Rezepten und Tipps. Damit können Sie schnell und einfach das neu erworbene Wissen in die Tat umsetzen. Gleichzeitig wollen wir Ihre emotionale Seite ansprechen, Sie ermuntern zu Lebensfreude, die sich mit buntem frischem Essen so gut vereinbaren lässt.

Zunächst haben wir die Ernährung als einen der Faktoren unseres Lebenstils mit großer Tragweite genauer unter die Lupe genommen. Unsere Vermutung wurde bei der Recherche zunehmend bestätigt. »Genaue«, exakte Regeln, die versprechen können, dass kein Krebs ausbricht, gibt es nicht. Aber Richtwerte und Prinzipien können das Risiko vermindern. Wir fanden Testreihen und Resultate zu verschiedenen Nahrungsmitteln aus der Forschung. Wir haben einiges davon zusammengetragen, auf dem Stand der derzeit verfügbaren Informationen, aus dem Blickwinkel unserer persönlichen Erfahrung und dem Einsatz unserer eigenen Gedanken zu Plausibilität und jenseits von irgendwelchen Dogmen. Diese Sammlung stellen wir Ihnen als Wissensbasis zur Verfügung. Doch der wohl wichtigste Part, den kein Arzt, kein Ökotrophologe und auch dieses Buch nicht leisten können, ist die Achtsamkeit für sich selbst, für Körper und Psyche, für die persönliche Reaktion auf die eigene Lebenswelt und Lebensweise, hier besonders die Ernährungsweise.

Wenn wir klug sind, machen wir nicht mit bei dem (Wett-)Kampf zwischen Schulmedizin und alternativer Medizin und den verschiedensten Richtungen, sondern nutzen zu unserem Wohl alle Bereiche. Wie in der Ernährung geht es darum, nicht Kräfte gegeneinander auszuspielen, sondern Synergien zu bilden. Das heißt Zusammenschlüsse zu schaffen, die weit mehr Vorteile als die Summe der Einzelteile ergeben, nach den schon lange gültigen Worten von Aristoteles: »Das Ganze ist mehr als die Summe seiner Teile.«

Claudia Lazar und Monika Cordes

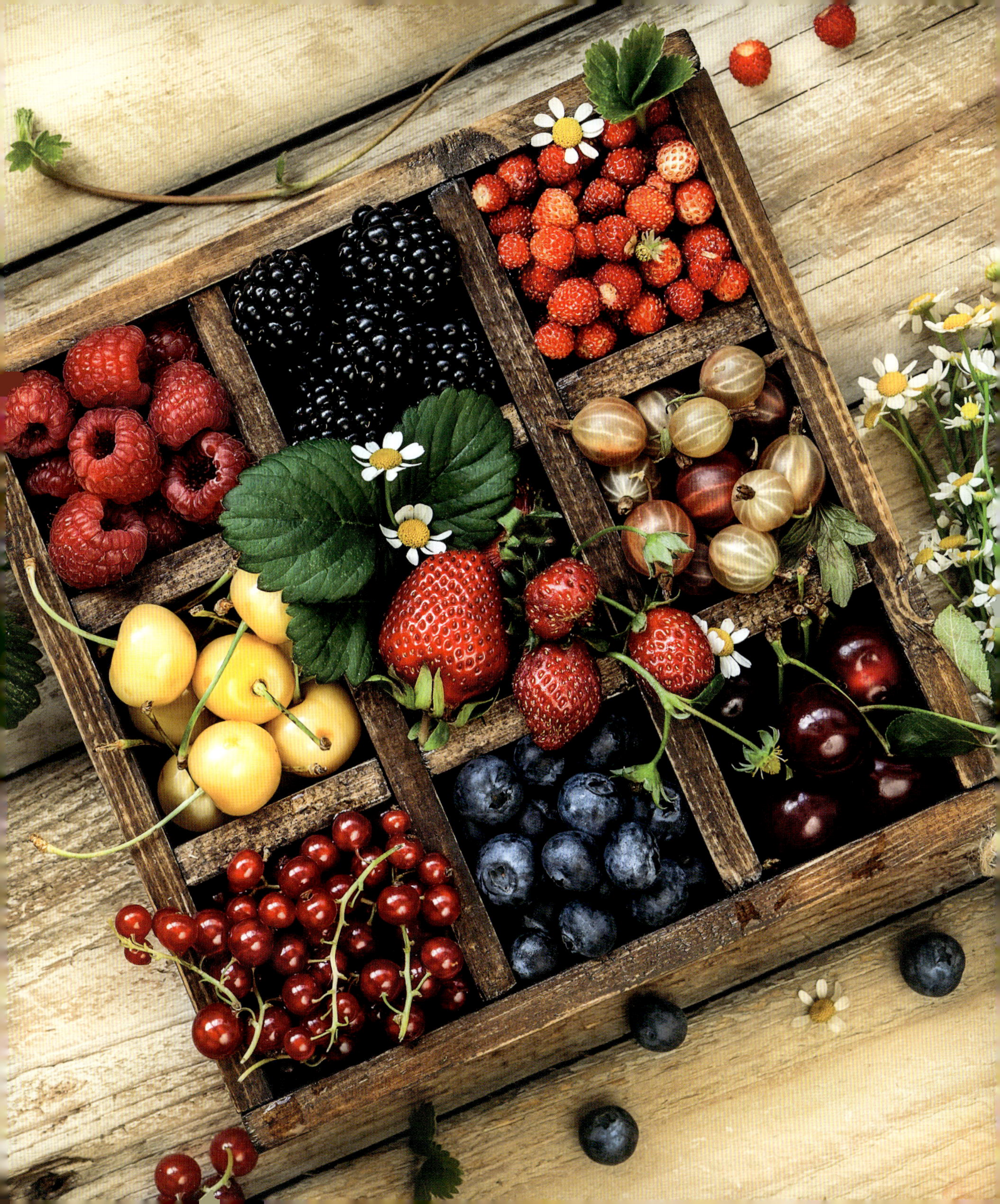

Krebs – Definition und Gedanken

Was ist Krebs?

Diese fünf Buchstaben machen glauben, dass wir es mit EINER leicht definierbaren Krankheit zu tun haben. Doch Krebs ist nur der Oberbegriff für etwa 300 mögliche, zum Teil heilbare oder auch tödliche »Entartungen« von Zellen unseres Körpers.

Die Entstehung jeglichen neuen Lebens läuft über Zellteilung ab (s. Bild rechts). Selbst beim erwachsenen Menschen hat sich der Körper in ca. acht Jahren einmal runderneuert. Das ist ein ganz normaler »lebenswichtiger« Vorgang. Die Zellen werden über eigene Gene (Abschnitte der DNA) kontrolliert und gesteuert. So bilden sich spezialisierte Zellen zu verschiedenen Organen und Geweben, genau so viele, wie gebraucht werden, und erfüllen ihren Zweck für das Ganze. Kurze Begriffserklärung: Im Unterschied zu den »Genen« nennt man das gesamte Erbgut einer Zelle »Genom«.

Sämtliche Zellentwicklungen unseres Körpers können aus dem Ruder laufen. Können – sie tun es selten, aber es kommt immer wieder vor. Die Reparaturwerkstatt unseres Körpers, das Immunsystem, ist rund um die Uhr in Betrieb. Und die meisten Schäden, auch Zellentartungen, werden, ohne großes Aufsehen, in Ordnung gebracht. Wenn eine Reparatur nicht mehr gelingt, dann wird bei unseren »gesunden« Zellen ein Selbstzerstörungsmechanismus, die sogenannte Apoptose (programmierter Zelltod) ausgelöst, so fand der amerikanische Zellbiologe Judah Folkman 1971 heraus.

Eine Entartung von Zellen findet bei jeder »Tumor«-Bildung statt. Der Unterschied zwischen Gut und Böse ist letztlich, dass »gutartige« Tumoren umgrenzt am Ort ihrer Entstehung bleiben, während »bösartige« Tumoren, die Krebszellen, imperialistisch den ganzen Körper zu erobern suchen.

Folkman stellte fest, Krebs sei die Revolte von Zellen, die sich der Regel der Selbstauflösung nicht mehr unterwerfen, sie werden sozusagen »unsterblich«. Um dieses Ziel zu erreichen, müssen sie das Immunsystem umgehen. Sie schaffen das, indem sie die Lücke zwischen der schwierigen Erkennung von »gefährlich, weil fremd« und »ungefährlich, obwohl fremd« nutzen, denn sie sind körpereigen, »nicht fremd« und doch »gefährlich«. (Hier setzen interessante neue Ansätze der Bekämpfung von Krebs an – z.B. ein »Tumorimpfstoff«, der dem Immunsystem bei der Erkennung des »Feindes« hilft.) Nach diesem Schachzug, die Körperabwehr zu umgehen, können sich die Krebszellen ungestört vermehren und bilden große Zellhaufen ohne Zweckbindung. Um die Ernährung zu sichern, werden die Nachbarzellen überwachsen und die Blutversorgung

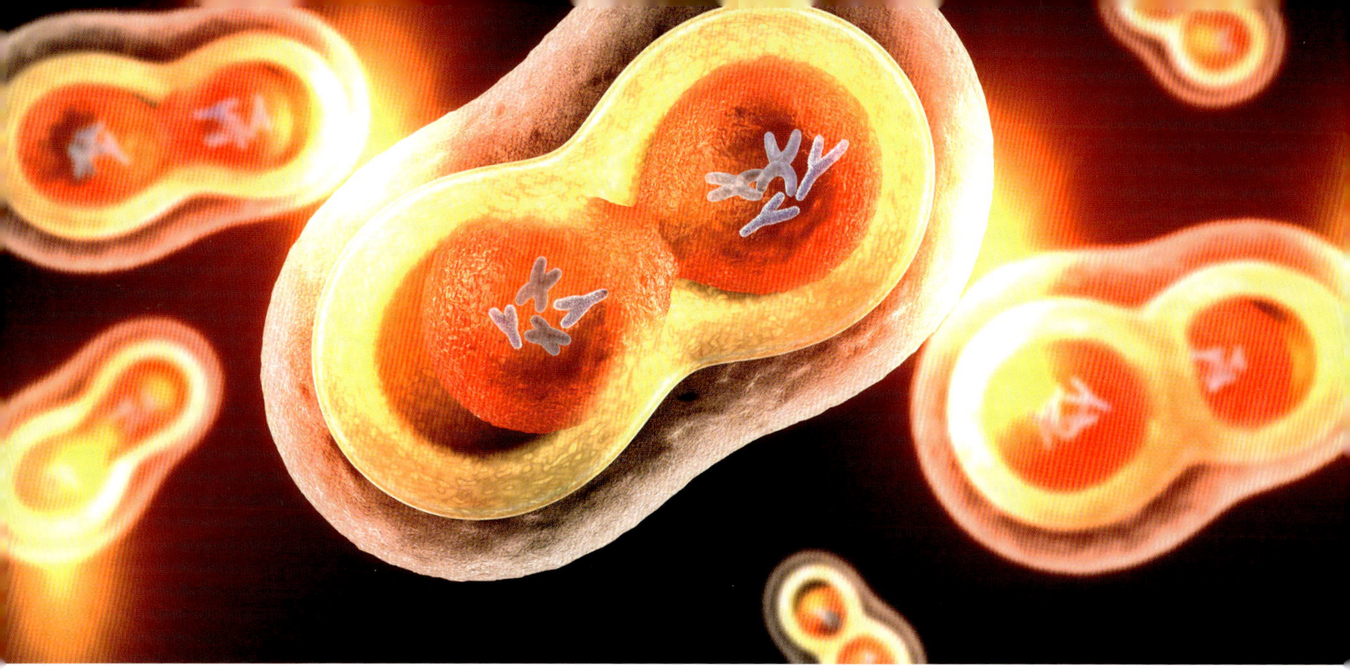

über Bildung neuer Kapillaren (dieser Vorgang heißt Angiogenese) gesichert. Krebszellen »ernähren« sich von Glukose, zunehmend unter Ausschluss von Sauerstoff, in Konkurrenz zu den Muskel- und anderen Zellen. Und bei guter Ernährungs- und somit Vermehrungslage werden diese Zellen weiter in andere Körperregionen geschleust, wir sprechen dann von Metastasen.

Die Krebsinzidenz (Neuerkrankungen) hat in den letzten Jahrzehnten deutlich zugenommen, doch durch relative Früherkennung und medizinische Eingriffe ist die Mortalitätsrate (Sterblichkeit) zurückgegangen. Warum aber gibt es immer mehr Neuerkrankungen?

Nach **neuesten Forschungen** geht man davon aus, dass verschiedene Krebsarten sich auf unterschiedliche Weise des Körpers bemächtigen. Zum einen können Viren, sogenannte Onkoviren, Auslöser sein. Man vermutet, dass etwa 20 % der Krebsarten so entstehen. Gegen einige gibt es inzwischen Impfstoffe, so gegen Hepatitis B und C, gegen Gebärmutterhalskrebs und das Epstein-Barr-Virus (ein Herpesvirus, kann zu Lymphdrüsenkrebs führen). Außer durch Onkoviren können Zellen aber auch über sogenannte »Kopierfehler« entarten. Warum dies passiert, könnte an inneren oder äußeren Gründen liegen.

Die Entstehung von Krebsarten wie Darm-, Lungen-, Brustkrebs führt man auf karzinogene Stoffe zurück. So sind zuerst bei Kohlebergarbeitern mit Hodenkrebs Rußpartikel im Körper gefunden worden. Ab 1948/49 wurde der Zusammenhang von Zigarettenrauchen und Lungenkrebs entdeckt.

Der Weg zum Krebs, ob primär durch Erbanlagen (weniger als 20 %) oder durch exogene Auslöser wie Viren, Parasiten, Bakterien oder exogene Schadstoffe, scheint über chronische Entzündungen (Beispiel Leberkrebs über Zirrhose bei Alkoholmissbrauch) zu führen.

Eine Idee zur **Bekämpfung** von Krebs, egal wie er entsteht, war, das Signal zur Zellteilung bei der entarteten Zelle auszuschalten. Man fand tatsächlich zielgerichtete Medikamente z. B. für Brustkrebs und Leukämie. Bei dieser Suche, quasi nebenbei, gelang es den Forschern, das menschliche Genom vollständig zu entschlüsseln. Erstmalig konnte man gesunde von krebskranken Zellen durch Vergleich unterscheiden.

Doch ähnlich wie bei Computerviren hinkt die Forschung gegen Krebs immer etwas hinterher, denn die Mutationen sind mannigfaltig und es entstehen neue Resistenzen gegen Medikamente. Auch bei der Schulmedizin sieht man deshalb in der **Prävention** die größten Chancen. Hierzu gehört eine gesunde Lebensführung (Diät heißt ursprünglich »gesunde Lebensführung«), Früherkennung und Individual-Therapie. Die personalisierte oder Individual-Medizin/-Therapie erinnert an die Methode der Heilpraktiker, bei der jeder Fall einzeln, doch ganzheitlich betrachtet wird. Diese Entwicklung scheint uns vielversprechend, stimmt sie doch mit unserer Auffassung überein, dass es wichtig ist, persönliche Konstitution und Vorlieben aufmerksam in eine Behandlung mit einzubeziehen.

An dieser Stelle ein Wort noch zur **Individual-Prävention**: Liegt eine familiäre Veranlagung zu Krebs vor, ist eine andere Ernährung ratsam als beispielsweise bei einer Häufung von Gicht in der Verwandtschaft. Je früher und geringer das Krankheitsstadium, desto besser lässt sich über die Ernährung eingreifen. Nutzen Sie gerne die Vorsorgeuntersuchungen alle zwei Jahre beim Hausarzt, um ihre Werte (Blut, Harn) zu kennen.

Eine Statistik rund um gesunde Lebensmittel und ihre Wirkung, die den Kriterien wissenschaftlicher Forschung standhält, ist schwer zu erstellen. Die wirksamen Faktoren sind zu viele, zu variabel, sowohl beim System Nahrung als auch Mensch, die Synergien zu weitreichend und komplex, das Ausschalten von »störenden« Nebeneffekten bei Versuchspersonen so gut wie unmöglich. Und so scheint es, als ob in diese Richtung wenig weiter geforscht wird bzw. die Versuche bei Ratten und Mäusen »steckenbleiben«. Man will keine falschen Hoffnungen wecken. David Servan-Schreiber, ein amerikanisch-französischer Mediziner, der in den 1990er Jahren selbst mit 31 Jahren an einem bösartigen Hirntumor erkrankte, sagt dazu: (siehe Literatur, S. 351) »Ich für meinen Teil habe mich geweigert, mich der Passivität der falschen HoffnungsLOSIGKEIT zu überlassen, und habe alle [hier] beschriebenen Ansätze angewendet.« Ein lebensbejahender, selbstmächtiger Ansatz, finden wir, der die Betroffenen zum eigenverantwortlichen Mittun an der Krebsbehandlung ermutigt. David Servan-Schreiber trat in Kontakt zu den ersten Ärzten, die sich mit wissenschaftlichen Versuchen zu Ernährung bei Krebs einen Namen machten: »Himbeeren mögen keine Krebszellen« von den kanadischen Medizinern Richard Béliveau und Denis Gingras. Er änderte seine Ernährung und seinen Lebensstil. Er stellte dabei fest, dass auch die schulmedizinischen Therapien bei dieser Umstellung besser greifen konnten. Auf diese Weise hielt er den Tumor, trotz wiederholten Wachstums und entsprechender medizinischer Behandlung in Schach, bis er mit 50 Jahren 2011 verstarb.

Viele Fragen sind in puncto Krebs (noch) offen. Weitere Forschung wird vielleicht Antworten darauf finden: Gibt es möglicherweise latente Krebszellen in uns, die nicht zum Ausbruch der Krankheit führen? Und warum? Welche Ernährungsfaktoren können das Immunsystem unterstützen und zur Vermehrung oder Ausschaltung von Krebszellen führen?

Eins lässt sich feststellen: Menschen, die traditionell leben von den Produkten ihrer Umgebung, weisen eine niedrigere Krebsrate auf. Inuit ernähren sich beispielsweise mit viel Fleisch und fettem Fisch, Thailänder mit Schweine- und Hühnerfleisch und viel Gemüse, Japaner mit fermentiertem Soja und Fisch, die Mittelmeerländer mit Oliven, Rotwein, Salaten, Gemüse, Fleisch, Fisch und Muße. Sobald diese Bevölkerungsgruppen sich jedoch dem »westlich-industriellen« Lebensstil anpassen, verschwindet die niedrige Krebsrate. Neuere Forschung fragt inzwischen nach der »**enzymatischen Grundlage**«. Man vermutet, dass zum Stoffwechsel der Menschen, die über Jahrhunderte in bestimmten Regionen leben, spezielle Enzyme bereitgestellt werden, die sie brauchen, um das Optimum aus dem Nahrungsangebot ihrer Umgebung herauszuholen. Beispielsweise konnten die meisten Indianer zunächst keinen Alkohol, die meisten Asiaten keine Kuhmilch und viele Europäer keine Algen verstoffwechseln. Weil sie diese Nahrungsmittel bis dahin kaum verzehrt hatten?[1]

Mit der Anpassung an sein regionales Ernährungsangebot profitiert der Mensch von einem besonderen Effekt. Die regionalen und saisonalen Faktoren ergänzen sich und greifen ineinander. Wir haben das bei vielen Lebensmitteln festgestellt: Frühlingswildkräuter, nur kurz verfügbar, die reinigen und das Vitamin-C-Depot nach dem Winter wieder auffüllen, Sommerbeeren, die mit Süße und der krebsrelevanten Ellagsäure uns kurze Zeit erfreuen, Pilze im Herbst, deren Vitamin D das abnehmende Sonnenlicht ersetzt, oder die Herbstgemüse, einzigartig lagerfähig, die uns unter anderem mit Vitaminen und ihren Farbstoffen durch den Winter begleiten.

Unser Körper hat sich auf die ihn umgebende Natur eingestellt. Auch seine Mikroorganismen, seine Haut- und Darmbakterien sind in Kontakt mit der Umwelt und reagieren auf sie. Die neue Molekularforschung bestärkt uns in dieser Annahme: Der Darm eines Menschen ist mit **Mikrobiotika** besiedelt, mit Bakterienstämmen, die großen Einfluss auf unseren Stoffwechsel haben. Abhängig von der Ernährung und der Region, in der die Menschen leben, scheinen bestimmte Stämme zu dominieren.[2] Interessant ist, dass selbst im gleichen Lebensraum große individuelle Unterschiede bei der Zusammensetzung der Darmbakterien vorhanden sind. Um bei den Bakterienstämmen eine große Vielfalt zu erhalten, sollte man sich abwechslungsreich ernähren. Dann hat man »automatisch« das Beste für den Darm und das Immunsystem getan. In den Industrieländern – so wurde festgestellt – verringert sich derzeit die Vielfalt der Mikrobiotika. Wir glauben, dass Bestrahlung, Haltbarmachung, unreife Ernte, lange Lagerung und Reduzierung auf wenige Sorten sowie einseitige Ernährung der Tiere die mikrobielle Bandbreite der Nahrungsmittel massiv verringert.

Die Erkrankung aufgrund von **karzinogenen Stoffen** sollten wir im Auge behalten, sowohl bei der Ernährung als auch bei der Lebensführung. Viele Faktoren können bedacht werden, wie die chemischen Bestandteile von Kosmetika oder die Ausrüstung von Kleidung, aber in diesem Buch möchten wir unsere Ernährung als Möglichkeit beschreiben, Gesundheit zu erhalten und Krebs vorzubeugen: durch die Stärkung des Immunsystems, durch die gute Versorgung mit allen notwendigen LEBENSmitteln, durch ein genussvolles, cleveres Essverhalten.

Ein Teil der **Risiken** für Krebs liegt leider **außerhalb** unserer direkten persönlichen Einflussnahme. So leiden die Australier extrem unter Hautkrebs – hellhäutige Menschen treffen auf schwindende Ozonschicht – eine traurige Geschichte. Politische Entscheidungen für Atomkraftwerke und anschließende Naturkatastrophen, die deren propagierte Sicherheit ad absurdum führen wie in Japan, lassen sich schwer als Einzelner bekämpfen, da muss sich politischer Konsens einer ganzen Gesellschaft bilden. Allgemein lässt sich sagen, Gesundheit ist ein sozialer, interaktiver Prozess, einbezogen sind Pflanzen- und Tierwelt, alle Menschen, jede/r Einzelne. Jeder ist nach seiner Wirkmächtigkeit verantwortlich, ist beteiligt und sollte davon profitieren können, ohne anderen zu schaden.

In unserem Buch denken wir über die Dinge nach, die wir **persönlich steuern** können. (Wir fordern hier allerdings nicht dazu auf, sich aus dem politischen Leben zurückzuziehen!) Wenn wir um uns und in uns eine gute Atmosphäre zum Leben schaffen, indem wir unsere Lebensweise zur Chefsache erklären, gehen wir in die Resilienz (Widerstandsfähigkeit) und die Chancen steigen, gesund und zufrieden unser Leben zu genießen, wie lange es auch dauern mag. Wir wollen Sie ermutigen, sämtliche Synergien zu nutzen. In diesem Sinne untersuchen wir unsere Ernährung und stellen wirkungsvolle Rezepte zusammen. Durch buntes, abwechslungsreiches und sinnvolles Essen möchten wir Genuss und Lebensfreude in den Vordergrund stellen.

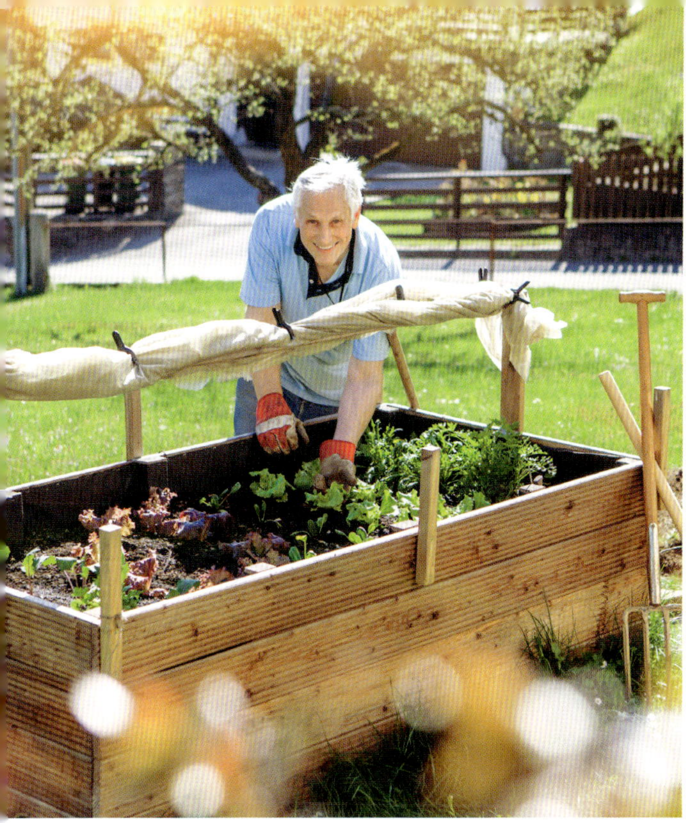
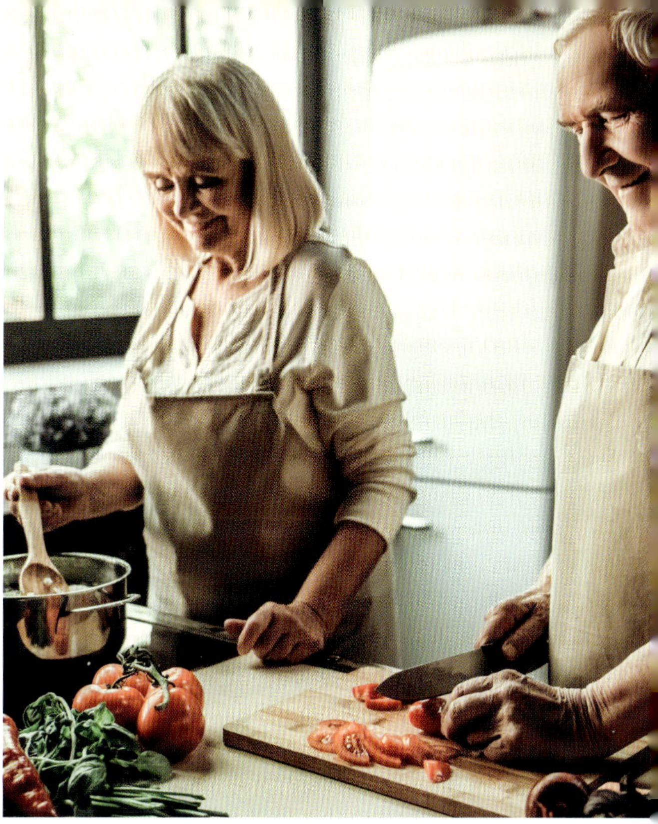
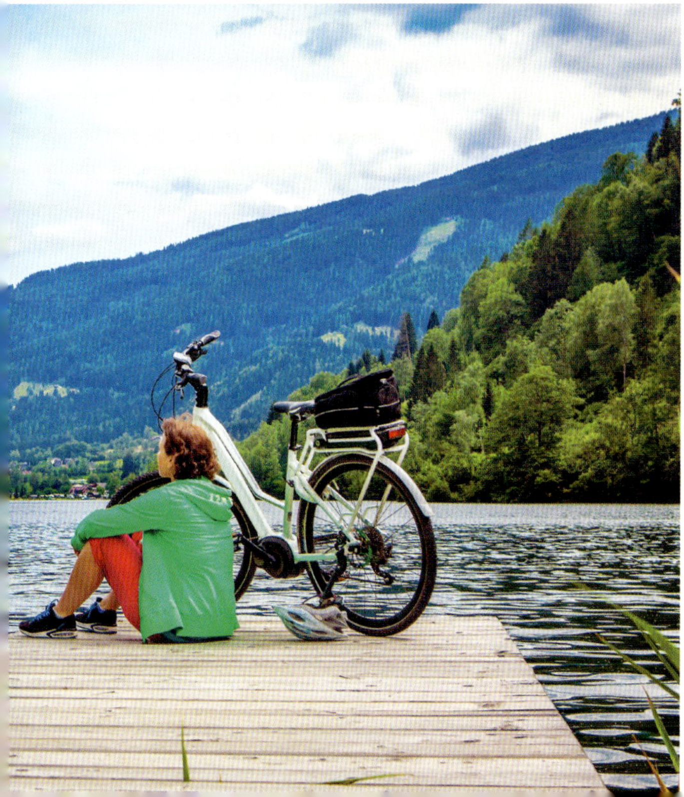
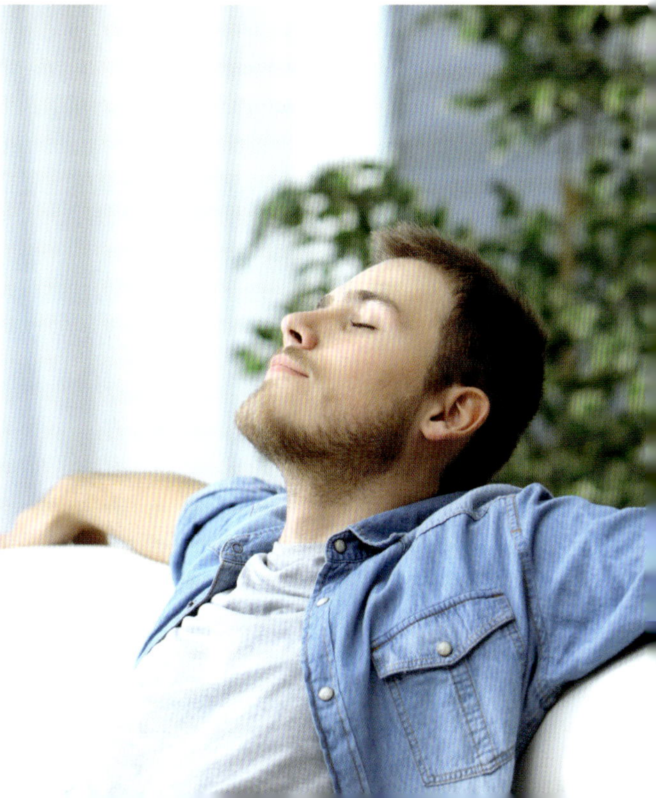

Mein Leben unter der Lupe

Aufräumen ist angesagt: Etwas geht immer

Aufräumen und Klären fördern das Wohlgefühl – nicht nur im Wohnbereich. Will ich wirklich Bilanz ziehen? Es verlangt Kritikfähigkeit, liebgewonnene Gewohnheiten in Frage zu stellen, und Disziplin (die wir doch gefühlt schon an so vielen Stellen im Leben aufbringen müssen), sie dann auch zu ändern, um sich antikanzerogen, also krebsvorbeugend zu verhalten. Doch nur Mut: Vorbeugen ist jedenfalls leichter und wirkungsvoller als Nachbessern. Und behalten Sie bitte die Komponente »es macht Spaß – schon währenddessen« im Blick. Zusätzlich winkt dann die Präventiv-Belohnung – Körper und Geist, also Sie, fühlen sich mit der Zeit deutlich besser. Hier gilt ebenso: Kein Stress, bleiben Sie locker! Auch kleine Schritte können in die richtige Richtung führen!

Einiges zufügen

Versuchen Sie, die folgenden Vorschläge in Ihren Alltag so einzubauen, dass von Ihnen nicht die tägliche Entscheidung, etwas zu tun, oder etwa nicht?, abverlangt wird. Entscheidungen bedeuten Kraftaufwand und enthalten die Möglichkeit der Absage. Die wollen wir hier nicht! Gehen Sie zu Fuß (von der Bushaltestelle zur Arbeit und zurück, zum Einkaufen, und Treppen werden erstiegen) und fahren Sie Fahrrad, sobald die Strecke es zulässt. Machen Sie sich die zu Ihnen passenden Bewegungsoptionen zur Gewohnheit – wie das Zähneputzen. Erst einmal angewöhnt wird es ganz einfach.

Bewegung als WohlerGEHEN

Wir wissen es ja, wir hören es täglich in Radio und Fernsehen, wir lesen es in allen Magazinen und Zeitungen – oder in Büchern wie diesem. Wir bewegen uns zu wenig. Besonders an der frischen Luft. Wenn wir es tun, dann joggen wir mit Disziplin und Messgeräten durch die Umgebung, die sich gerade finden lässt. Wir bringen diese Leistung pflichtbewusst, um gesund zu sein. Ist es das, was uns tatsächlich gesund erhält? Wäre ein Spaziergang in Ruhe, gedankenvoll, eventuell im Gespräch durch eine natürliche Landschaft, ob Feld und Wiesen, Meeresstrand, Stadtpark oder Wald nicht viel erholsamer, gesünder? Ein

Luxus, keine Leistung. Kein gezielter Muskelaufbau, aber ein Stressabbau. In Japan wird ein Besuch im Wald, das sogenannte Waldbaden, sogar aufgrund einer Studie von den Krankenkassen als begleitende Maßnahme einer Krebstherapie bezahlt. Das Einatmen der von den Bäumen »ausgeatmeten« Terpene wirkt antikanzerogen. Dazu ein Tanken von reiner Luft, im besten Fall sogar Vitamin D. Können Sie ein Kind oder einen Hund mitnehmen, wird er Sie wegen aufziehender Langeweile zu rascherer Gangart oder Nachlauf animieren. Sie können aber auch selbst einmal einen kleinen Sprint einlegen (nicht kalt und unaufgewärmt) oder je nach Laune mit den Vögeln um die Wette singen.

Bewegung hat noch etwas Gutes: Wir werfen unseren Körperofen an. Die stärkere Durchblutung hält einige Zeit an, so dass Sie weniger Wärme von außen brauchen (ökologisches Sparverhalten!), dabei aber selbst mehr Kalorien verbrennen, eine reine Win-win-Situation. Das gute Körpergefühl hält übrigens den ganzen Tag an.

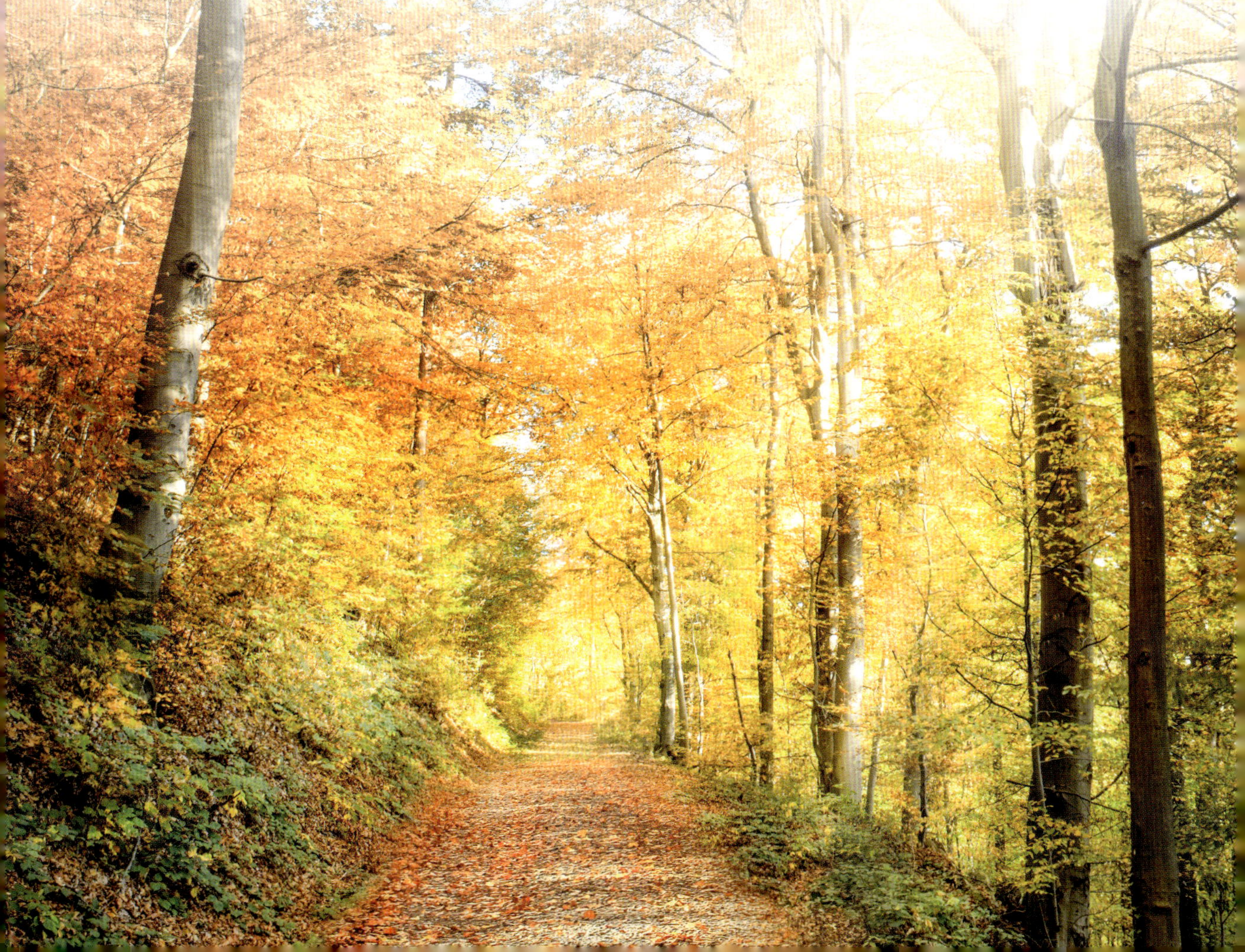

Kalte Dusche gefällig?

Zur Stärkung unseres Immunsystems können wir zusätzlich ein kleines Abhärtungsprogramm in den ganz normalen Alltag einbauen. Das Duschen morgens (oder abends) endet grundsätzlich mit eiskaltem Wasser. Sie dürfen dabei gerne aufschreien und kichern. Es macht garantiert gute Laune und einen klaren Kopf. Gehen Sie nicht nur bei Sonnenschein nach draußen, sondern nutzen Sie die saubere Luft bei feuchtem Wetter. Ihre Lunge mag das. Auch Saunagänge mobilisieren Ihr Immunsystem, durch gute Durchblutung wird die Zellversorgung verbessert.

Abhärtung durch Bewegung ist immer wieder Thema, suchen Sie sich eine Sportart aus, die Ihnen Freude macht, und pflegen Sie dabei gerne das Zusammenkommen mit anderen.

Und Pause machen!

Wer sich bewegt, hat die Ruhepause verdient. Wir arbeiten oft nonstop, selbst das Essen wird nebenbei zugeführt, wenn dann mal der Magen knurrt. Richtig körperlich müde sind wir nicht, wenn wir den ganzen Tag am Schreibtisch sitzen und gerade mal unsere Finger über die Tastaturen springen. Belastet – oft sehr einseitig – ja, ausgelastet, nein.

Schaffen Sie die Kontraste, das ganze Programm von Bewegungs- und Ruhepausen. Dazu darf gerne gehören, dass Sie Handy und PC ausschalten und nach außen deutlich machen – jetzt nicht. Für eine Viertelstunde. Unglücklicherweise ist in unserer Gesellschaft dann eine Raucher- oder Kaffeepause angesagt, das ist gesellschaftlicher Konsens. Für einen kleinen Spaziergang werden Sie sich eine gleiche Zustimmung möglicherweise erkämpfen müssen. Nur Mut!

Soziales Leben

Zur Freizeitgestaltung gehören unbedingt ein »soziales« Leben und »Lustigkeit«. Sorgen Sie auch hier für sich: Laden Sie ein, gehen Sie gemeinsam aus, tun Sie schöne Dinge miteinander, Spazieren- oder Schwimmengehen, Theater, Tanzen, Kino, Musik, das alles fördert Lebensfreude.

Guter Schlaf

Wichtig ist dann ausreichender guter Schlaf. Viel Schlaf muss es gar nicht sein – eher geht es um die Qualität. Jeder Mensch hat ein eigenes Schlafbedürfnis. Kennen Sie Ihres? Beobachten Sie, wann es Ihnen gut geht. Abgesehen vom Urlaub mit langen Ausschlafzeiten: Wann fühlen Sie sich so, dass Sie gerne aufstehen, ohne vom Wecker geweckt zu werden? Wie viele Stunden Schlaf machen Sie fit? Manche brauchen ihre acht Stunden, andere Menschen fühlen sich bereits nach fünf Stunden völlig ausgeschlafen. Testen Sie sich selbst, damit Sie sich kennen …

Müßiggang, was ist das?

Wir sprachen schon beim Joggen am Anfang dieses Kapitels davon, dass wir selbst in der Freizeit bereit sind, uns Leistung abzuverlangen. Wir Menschen in den »wirtschaftlich erfolgreichen« Ländern (westliche und Japan und China usw.) halten Nichtstun für Zeitverschwendung, Müßiggang im häuslichen Bereich für ein Zeichen von Unterprivilegiertheit. Und im Urlaub muss man dann verreisen, je weiter, desto besser. Aber: Warum kann man sich nicht zuhause erholen? Wann haben Sie das letzte Mal daheim Ferien gemacht? Kennen Sie Ihre Stadt, Ihre Umgebung so gut, wie das zuletzt bereiste Land? Warum lagern wir schöne und entspannte Momente aus, in die Urlaubszeit, ins Reiseland? Um Abstand (und Flugstunden) zwischen stressigen Alltag und Genuss zu bringen? Warum genießen wir eigentlich selten das, was wir um uns haben? Im Slow-Down-Modus. Im Achtsamkeits-Rundumblick. Mit einer guten Portion Gelassenheit! Probieren Sie es aus, an einem freien Wochenende. Stecken Sie sich keine hohen Ziele, sondern seien Sie einfach mal aktiv unterwegs in der nahen Region – oder passiv im Müßiggang.

Der Kreis schließt sich – Bewegung, Aktivsein, zur Ruhe kommen, aber nicht leistungsbezogen, sondern genussbezogen im oben genannten Sinne. Das wäre doch schön!

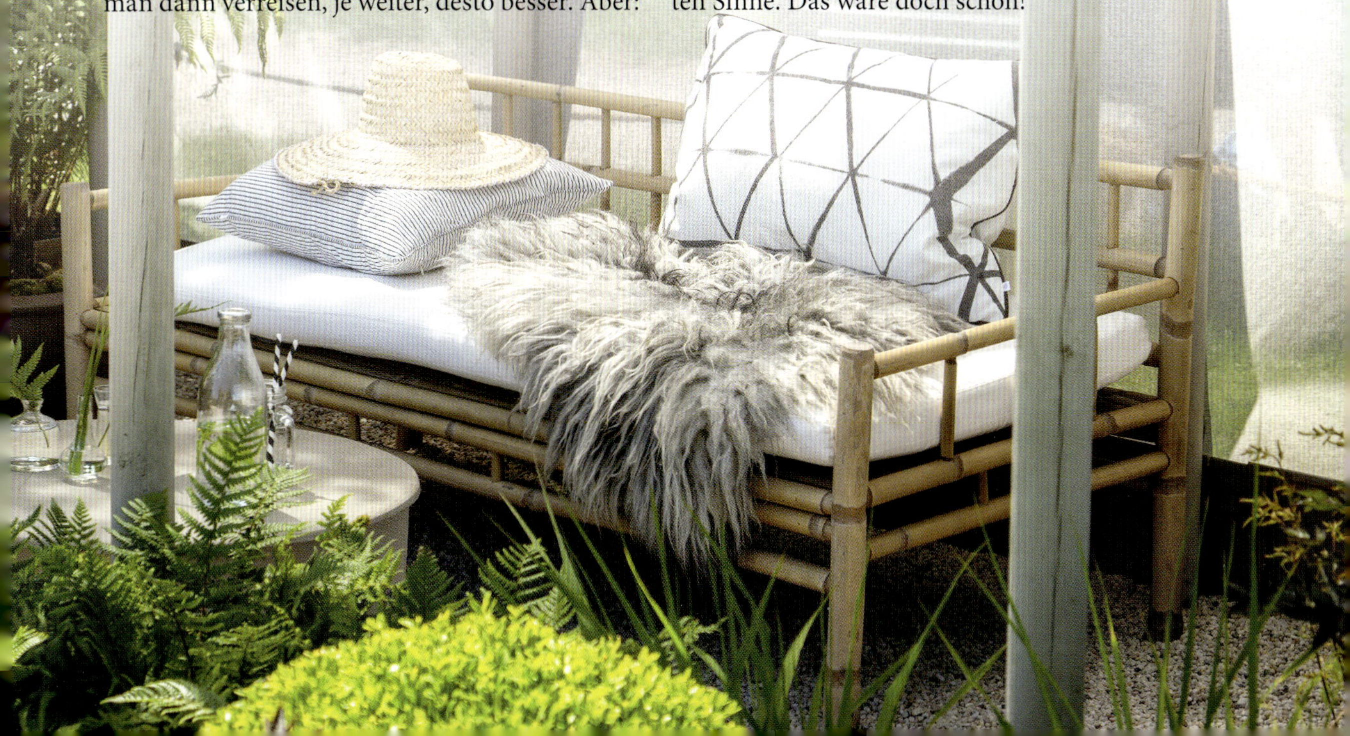

Manches weglassen

Unserem Wohlergehen weniger zuträglich ist unser alltägliches Zuviel an deutlich Ungesundem. Wir trösten uns manches Mal genau mit den Produkten, die unsere Gesundheit gefährden. Zu nennen ist im Besonderen **Nikotin** und **Alkohol**, wir können aber auch Fressattacken mit **Chips, Fernsehen** und **PC-Spielen** und überhaupt suchtmäßigen Konsum mit dazu nehmen.

Wir wissen: Abbauprodukte des Alkohols (z. B. Acetaldehyd) stehen im Ruf, krebserregend zu sein. Außerdem wird die Nährstoffaufnahme verringert. Und unsere Leber mit Gift, das sie abbauen muss, zu maßlosen Überstunden verpflichtet. Dasselbe gilt beim Rauchen, das angefangen in der Nase (Haarfilter und Schleimhaut werden zerstört bzw. verändert) bis zu Lunge und Darm und unserem Immunsystem, auf unseren Kreislauf und die Beschaffenheit der Blutwege negative Auswirkungen hat.

David Servan-Schreiber hat es deutlich gesagt. Würden wir weder rauchen noch Alkohol trinken, wäre die Krebsrate deutlich geringer. Wer gerne raucht und trinkt, und sei es nur das entspannende Gläschen Wein am Abend (oder Whisky oder Bierchen oder zwei oder drei), der hört das nicht gerne und ist nicht bereit, auf dieses oft tägliche Highlight zu verzichten. Es ist ein Ritual, das bedeutet: »Für heute hast du genug getan. Jetzt ist Schicht. Jetzt darfst du abschalten.« Der Körper funktioniert wie auf Knopfdruck mit Entspannung und das Hirn wird benebelt, wir sind weniger streng zu uns und lachbereiter. Unsere Hemmschwellen sinken, der Mut, der uns über Tag manches Mal verlässt, kehrt zurück. Es lebe das Leben, mal ohne Druck und Verantwortung.

Sind wir tatsächlich abhängig vom Alkohol, um so ein Lebensgefühl zu spüren? Eine Frage, die man sich ehrlicherweise stellen sollte. Wie finde ich einen Ausweg daraus? Kann ich über einige Zeit abstinent sein? Fällt mir das schwer? Was kann man Leckeres statt Alkohol trinken, um diesen Feierabend-Belohnungseffekt zu spüren? Finden Sie es heraus! Dann wissen Sie mehr über sich. Dann wissen Sie, wo es hakt und was vielleicht stattdessen geht. Schwangere schaffen es – aus Liebe zu dem kleinen neuen Wesen. Aus Liebe zum eigenen Wesen darf es auch sein. Es gibt inzwischen eine Reihe wohlschmeckender alkoholfreier Getränke (Bier, Sekt, Wein), zudem weniger süße Limonaden, Bittergetränke oder köstliche Tafelwasser (kann man mal verkosten, warum nicht in einer Freundesrunde?) oder schmackhafte Teesorten. Wir bieten deshalb in diesem Buch auch schmackhafte alkoholfreie gesunde Getränke an.

Alkohol und Nikotin könnte man weglassen oder mindestens reduzieren. Schafft man das genauso bei **Transfetten**, raffiniertem **Zucker**

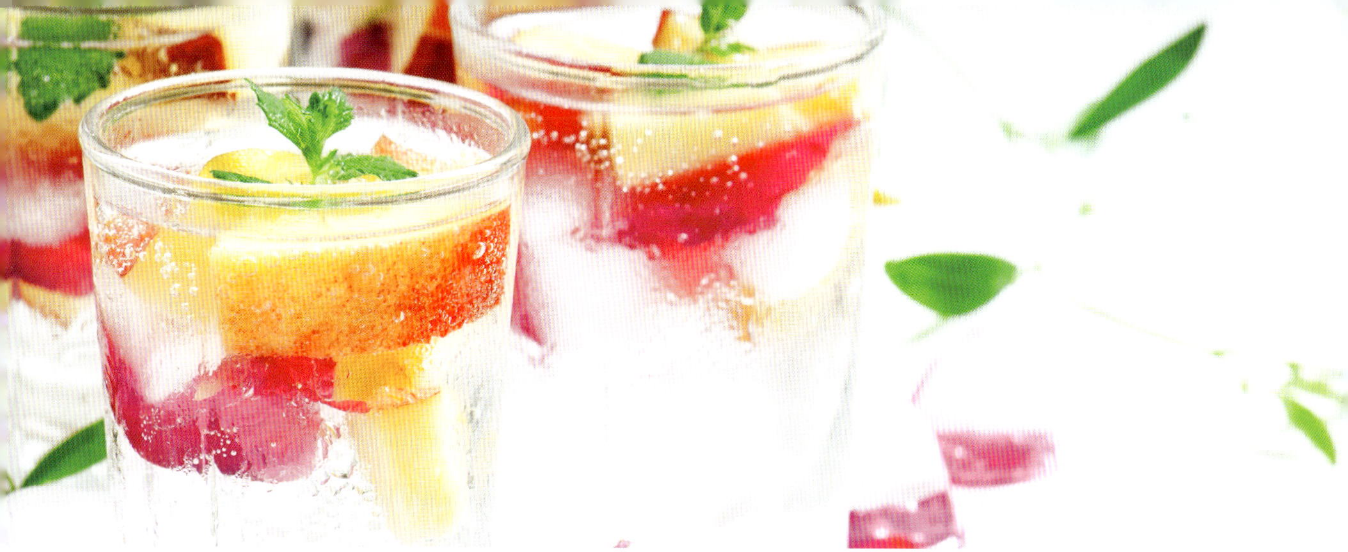

und **Weißmehl**, die ebenso eine den Krebs unterstützende Wirkung haben? Hier sollten wir genauer hinschauen. Fertigprodukte enthalten oft die industriellen, sehr verarbeiteten Fette, ebenso Weißmehl, weil es so schön tot ist und das Produkt damit ewig haltbar – genau wie Zucker, der es schafft, Geschmackloses attraktiv, sprich süß, einzufärben. Suchen Sie einmal Fertiglebensmittel ohne wenigstens einen dieser drei Stoffe! – es wird schwierig werden. Da hilft nur, auf Bioprodukte zurückzugreifen und die Aufdrucke über Inhaltsstoffe zu studieren. Oder besser: viel selbst zuzubereiten aus regionalen, saisonalen Bionahrungsmitteln – hierzu mehr in den Rezepten. Auch hier gilt: Der kritische Konsument hat mehr vom Leben und vom Lebensmittel!

Der Verzicht auf die ungesunden Kalorienpakete unterstützt das Halten des Wohlfühlgewichts. FDH (»Friss die Hälfte«), aber vom Besten. Dieses Maßhalten ist ein zentrales Thema beim Entwickeln einer gesunden Lebensführung. Denn man mag es schön oder schrecklich finden: Das Einfache ist hier das Schwerste. Kleine Ausrutscher tun nichts zur Sache, wenn der übliche Lebensstil gesund ist. Als einer der Risikofaktoren für Krebs gilt das Übergewicht.

Wer sein Leben mit den oben genannten Möglichkeiten in ein ausgewogenes Maß bringt, wird »automatisch« zu seinem individuellen Wohlfühlgewicht finden. Eine besondere, strenge Diät, die man sowieso nur für kurze Zeit »durchhält«, kann nicht der gesunde Weg dahin sein und er ist auch nicht auf Dauer ausgelegt.

Gute Krebsprävention fordert eine Stärkung aller Lebensbereiche und eine Umstellung der Ernährungsgewohnheiten hin zu einer Ausgewogenheit. Das ist nicht leichter, sondern ganzheitlicher und langfristiger. Und immer gilt: Auch kleine Schritte können in die richtige Richtung führen! Nur Mut und lassen Sie sich darauf ein – es lohnt sich – wirklich!

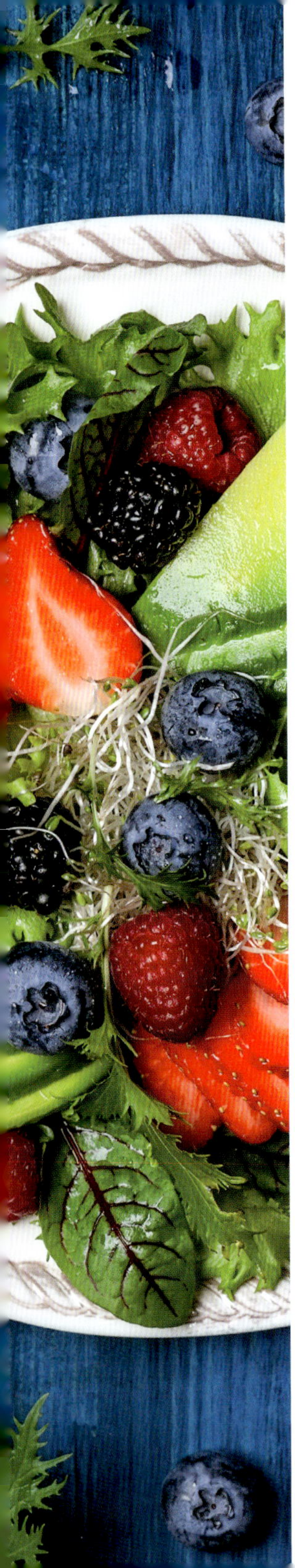

Ernährung – echt einflussreich

Dreimal täglich essen wir – mindestens – und nehmen mit unserer Nahrung Inhaltsstoffe auf, die im Körper erheblichen Einfluss auf die Entstehung oder das Vermeiden diverser Krankheiten, auch von Krebs haben. Jeden Tag. Kein Wunder also, dass wir mit unserer Ernährung diese Vorgänge entscheidend beeinflussen können. Interessant zu betrachten ist einerseits das Was, genauso aber auch das Wie. Und dann wäre da noch das Wann …

Bei unseren Recherchen in Bibliothek und Internet sind wir auf viele Formate gestoßen, in denen uns DIE Krebsdiät nahegebracht werden soll. Unterlegt mit Forschungsergebnissen aus aller Welt (jedoch manchmal mit nicht mehr als Experimenten mit Ratten, Mäusen und Co. untermauert), mit Statistiken und Annahmen, mehr oder weniger plausibel. In vielen Büchern stehen neben wirklich klugen Ratschlägen auch unseriöse Heilsversprechen und Wundermittel. Es ist schwer, sich in diesem Wust an Informationen zurechtzufinden. Diäten einzuhalten bedeutet oftmals Stress, ändert das »Normale« nur für kurze Zeit, meist fällt man danach in alte Gewohnheiten zurück.

Was wir empfehlen, ist eine **maßvolle Ernährung** mit möglichst vielen **regionalen, saisonalen, ökologischen Lebensmitteln,** mit **vielen pflanzlichen** und **wenig tierischen Produkten**. Mit diesem Konzept der **Synergie** werden wir wohl keinen schnellen Hype erleben, aber auch keinesfalls an Aktualität verlieren, und Sie können guten Gewissens von rundum gesunder Ernährung ausgehen. Diese Erkenntnisse haben wir unter anderem gewonnen, indem wir uns mit verschiedenen Konzepten von Krebsdiäten auseinandergesetzt haben.

Individuell angepasste Ernährung

Wir unterhielten uns mit einer befreundeten Ärztin über die gesundheitliche Wirkung besonders der Beeren im Sommer mit ihren sekundären Pflanzenstoffen, von ihrem Geschmack und den Einsatzmöglichkeiten ganz zu schweigen. Wir schwärmten von Rezepten und uns lief das Wasser im Munde zusammen, … bis wir unser Gegenüber genauer betrachteten: Bei ihr zeichnete sich keine Freude ins Gesicht. Sie sagte, dass

Ausflug: Die ketogene Diät

Eine durchaus einleuchtende Krebsdiät, die »ketogene« Ernährung, haben wir uns näher angesehen. Sie setzt auf möglichst wenig Kohlenhydrate (low carb) und ist bestrebt, diese durch Fette und Eiweiße zu ersetzen. Dahinter steckt die Idee, die glukoseliebenden und -abhängigen Krebszellen quasi auszuhungern. Die gesunde Leber ist in der Lage, selbst ohne Zufuhr von Kohlenhydraten mithilfe von Eiweiß die lebensnotwendigen Zuckermoleküle bereitzustellen, beispielsweise um das Gehirn, das darauf angewiesen ist, zu versorgen. Der ketogene Stoffwechsel wird in der Leber in Gang gesetzt, wenn die Kohlenhydrataufnahme gedrosselt wird. Der Ersatz von Kohlenhydraten zur Energiegewinnung funktioniert durch eine erhöhte Aufnahme von Fett, denn dieses kann die Leber nicht in Glukose umwandeln. Die Versorgung der Krebszellen soll auf diese Weise gestört werden und die von Geweben, Muskeln und Organen gewährleistet bleiben. So die Theorie. Wie es aber mit dem Konkurrenzverhalten zwischen Krebs- und Hirnzellen um die wenige vorhandene Glukose bestellt ist, scheint uns ungeklärt. Positiv ist, dass Fleisch- bzw. Aufnahme tierischer Produkte mit genügend Fett (z. B. Butter, Käse) leichter als nur mit Gemüse den Kaloriengehalt erhöhen können, ein Krebspatient soll ja nicht weiter abnehmen. Allerdings: Qualitativ gutes Fleisch kann nur aus Biotierhaltung stammen, diese Diät ist also richtig teuer. Auf die Aufnahme von genügend Ballaststoffen muss dabei unserer Meinung nach dringend geachtet werden, damit wir nicht die Selbstentgiftung des Körpers erschweren und unser Immunsystem im Darm überfordern. Abgesehen davon, dass wir mit einer fleischreichen Ernährung möglicherweise zu viel Harnsäure ins Blut befördern. In der Praxis bevorzugen viele Krebspatienten zudem eine leichtere und fleischärmere Ernährung.

Nach Rücksprache mit einer erfahrenen Ökotrophologin wurde uns bestätigt, dass die Durchführung einer solchen Diät unglaublich kraft- und zeitaufwändig ist (viel Rechnerei), teuer und in ihrer Wirksamkeit gegen Krebs noch nicht wissenschaftlich erwiesen. Mit dieser Diät gibt es tatsächlich gute Ergebnisse bei Epilepsie, speziell bei Kindern und Jugendlichen. Wir sind der Meinung, dass im präventiven Tumorbereich, der unser Thema ist, diese Ernährung zu extrem ist.

Zudem scheint es heute erwiesen, dass eine zu fleischlastige Ernährung zu Darmkrebs führen kann (fehlende Ballaststoffe). Für sinnvoll halten wir allerdings, dass man kritisch auf die Qualität der zu sich genommenen Kohlenhydrate schaut. Wie viel Kohlenhydrate besonders aus Zucker im Gegensatz zu Vollkorngetreide, man zu sich nimmt. Für einen höheren Eiweißanteil in der Ernährung setzen wir aber lieber auf eiweißhaltige Gemüsesorten wie Hülsenfrüchte, grüne Gemüse, Nüsse, Fleisch-Ersatz und Ballaststoffe, die uns sättigen und Antibiotika, Wachstumshormone und ähnliches aus Tierhaltung ersparen.

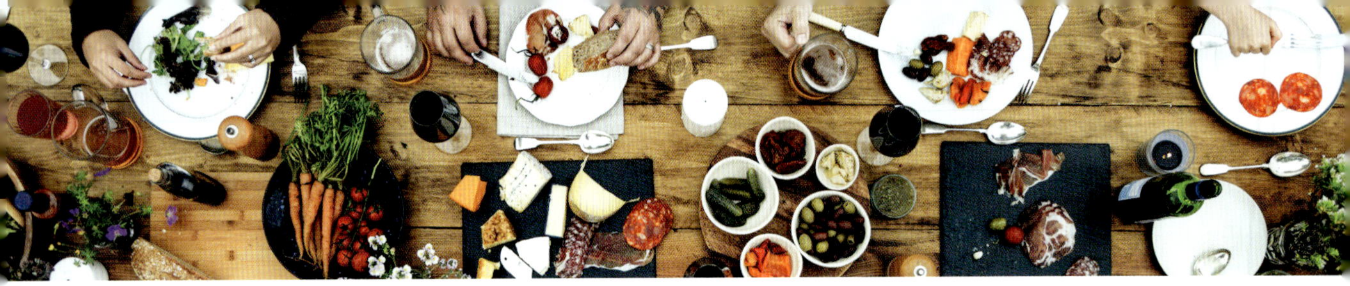

genau das bei ihr nicht zutreffe – der gesundheitliche Segen –, denn sie reagiere auf Beeren mit heftigem Durchfall und Unwohlsein.

Dazu passte das Zitat aus einem Bericht im Deutschlandfunk: »Jeder Mensch zeigt eine einzigartige Reaktion auf jede Form von Nahrung, die er zu sich nimmt. Das stellt die Ernährungslehre der vergangenen Jahrzehnte auf den Kopf. Anstatt Diätempfehlungen an starren Maßstäben wie beispielsweise dem glykämischen Index auszurichten, sollten wir die individuelle Wirkung des Essens auf die Menschen beachten. Das wäre ein fundamentaler Paradigmenwechsel.«[3] Auch die uralten Ernährungsempfehlungen der Traditionellen Chinesischen Medizin und im indischen Ayurveda gehen von individuellen Ernährungsempfehlungen aus.

Tatsächlich mehren sich die Hinweise, dass das, was vor ein paar Jahren noch als gesund galt, inzwischen differenzierter zu betrachten ist (z.B. Diät für Diabetiker, Ersatz von raffiniertem Zucker durch Fruchtzucker). Selbst Sojaprodukte fallen unter den Verdacht, nicht nur gesund zu sein: Die Asiaten, deren Krebsstatistiken niedrigere Erkrankungsraten aufweisen, nehmen im Unterschied zu uns Soja meistens in der bekömmlicheren fermentierten Form zu sich. Auch die individuellen Allergie-Empfindlichkeiten sollte man kennen und wichtig nehmen und im eigenen Ernährungsplan berücksichtigen.

Zu diesem **Was** stellt sich die Frage, **wann** wir essen, um es besonders gut zu verwerten. Der eine braucht ein sättigendes Frühstück für seinen morgendlichen Hunger, die andere begnügt sich mit einer guten Tasse Tee oder Kaffee und bemerkt das erste Magenknurren kurz vor zwölf. Hunger zu verspüren halten wir für ein wichtiges Signal für die Bereitschaft des Körpers, jetzt enzymatische Verdauungsarbeit leisten zu können. Die vorige Mahlzeit ist verdaut, die Zeit des Nichtessens, des Fastens, ist vorüber und ein „breakfast", das englische Wort für Frühstück, wörtlich übersetzt „Fastenbrechen", kann sich anschließen. Für das Abendbrot gilt dasselbe. Manch eine schläft mit vollem Magen schlecht, andere brauchen ein kräftiges beruhigendes Abendessen, im Ausgleich dazu verzichten sie gerne auf das Frühstück. Wichtig ist, dass wir mit dem Essen und den persönlichen körperlichen Eigenarten bewusst und achtsam umgehen.

Es lohnt sich, herauszufinden, **was** und **wann** der eigene Körper gut verdaut. Es lohnt sich unbedingt, entspannt zu bleiben und mit Freude und Neugier an ein authentisches Ernährungsverhalten heranzugehen. Aber zunächst einmal heißt es ganz schlicht:

Mahlzeit, alle miteinander!

In diesem kleinen Text wollen wir Sie einladen zu einem Ausflug in Ihre Fantasie. Vielleicht lässt sich auf diese Weise deutlich machen, was eine gute Mahlzeit an weiteren präventiven Werten für Leib und Seele mitbringt.

Es gehört zu den allerschönsten Dingen im Leben und ist doch etwas ganz Einfaches. So einfach, dass wir gar nicht bemerkt haben, wie es langsam immer seltener stattfindet: das gemeinsame, entspannte, selbst zubereitete Essen.

Jeder kennt es: Wenn schon bei der Vorbereitung der Duft aus der Küche in die Nase strömt. Mmmh, was gibt es Leckeres? Wenn endlich Teller und Besteck klappern. Und ja, die Vorfreude auf den schön gedeckten Tisch, vielleicht nur ganz einfach, der hölzerne Gartentisch, der Küchentisch am Fenster, mit Blumen eventuell, oder am Abend eine Kerze oder die festlich eingedeckte Tafel. Es bereitet schon im Vorfeld Wohlbehagen, eingeladen und bekocht zu werden, eine ganz grundlegende Form der Zuwendung. Man spricht sogar von Liebe, die durch den Magen geht. Diesen Mehrwert gibt es auch für die, die am Herd stehen: das »Zubereiten« von Freude über das Kulinarische hinaus. Und mit guten Nahrungsmitteln aus gesundem Anbau wird die Wertigkeit gesteigert. Wenn endlich die Ofentür aufgeht und der Auflauf dampfend auf dem Tisch in der Mitte platziert wird, macht die appetitliche Kruste Lust, … und wie es duftet! Auf dem Salat daneben strahlen uns ein paar hellblaue Borretschblüten und Gänseblümchen an. Schön auch die hungrigen Augen der Kinder wahrzunehmen und – aufgepasst – wer bedient sich zu reichlich vom Guten! Entspannte Gespräche erheitern die Runde, wir nehmen einander wahr, genießen gemeinsam. Für einen gelungenen Abschluss sorgt das frische Dessert, Blaubeeren im kühlen Quark, und oh, da ist sogar feiner feuchter Mohn drin! Und dann, alle zusammen, sind wir satt und zufrieden. Noch ein Espresso?

Es schmeckt, der Koch, die Köchin wird gelobt und damit für den Einsatz belohnt. In Indien sagt man, dass derjenige, der das Essen bringt, sein Karma verbessert, dass die dankbare Energie der anderen Pluspunkte für sein zukünftiges Leben bringen wird. Das Bild der großen ausgelassenen Tafel mit vergnügten Gesichtern, meist vor dem Hintergrund der schönen Natur, wird vielbeschworen in Werbung, Koch- und Lifestyle-Sendungen oder Zeitschriften. Es funktioniert, wir möchten dabei sein. Das ist Lebensqualität! Gemeinsames Erleben, sinnlich, entspannend, direkt. Das gemeinsame Speisen spendet mehr als nur Kalorien. Es sorgt für die Wärme unter den Menschen, die unabhängig ist von Kalorien. Es ist eine sorgsame Zubereitung wert. Es braucht seine Zeit für den Verzehr, für die Verdauung. Auch braucht es Achtsamkeit. Ein kulturelles Gut, das wir bewusst erhalten sollten. Und jetzt … wird es konkreter.

Nährstoffe – kleiner Überblick

Makro

Makronährstoffe sind die großen Nährstoffe, die mengenmäßig unsere hauptsächliche Ernährung ausmachen und die in den Tabellen der deutschen Gesellschaften für Ernährung (z. B. DGE) in Prozenten aufgelistet sind. Die als gesund geltende Verteilung lautete über Jahrzehnte: 30 % Fett, 15 % Eiweiß, 55 % Kohlenhydrate. Neuere Zahlen, die nicht mehr so exakt ausfallen, sind: 35 – 30 % Fett, bis 20 % Eiweiß, 45 – 55 % Kohlenhydrate. Diese doch sehr theoretischen Zahlen geben aus unserer Sicht keine gute Orientierung, denn sie sagen nichts über die Qualität eines Kohlenhydrats, Fettes oder Eiweißes aus. Für uns ist es aber ein exorbitanter Unterschied, ob ich Kohlenhydrate aus Weißmehl mit Zucker esse oder Kartoffeln mit Möhren. Ob ich als Eiweißlieferant ein ausgepowertes Huhn aus der Legebatterie am Ende seines arbeitsreichen Lebens esse oder einen Linseneintopf mit Kokosmilch. Die Diskussion um diese Prozente geht für uns an der praktischen gesunden Ernährung vorbei. Die wichtige Frage ist doch: Wie hochwertig und wie nachhaltig sind die Lebensmittel, die der Körper zu Makronährstoffen abbaut?

Kohlenhydrate und Ballaststoffe

Kohlenhydrate nutzt der Körper, um sie in Energie, sprich Glukose, für das Gehirn, Organe, Muskeln, Gewebe umzuwandeln. Sie sind unbedingt nach Qualität zu unterscheiden: Während kurzkettige Einfachzucker (z. B. Traubenzucker) der körpereigenen Glukose so ähnlich sind, dass sie schnell ins Blut »schießen« und auch sofort zu einer Erhöhung von Blutzuckerwerten und Insulinausschüttung führen, müssen langkettige Kohlenhydrate in Form von Stärke (z. B. Vollkornmehl) in Kleinarbeit sortiert und zu Glukose »runtergebrochen« werden. Durch den langwierigen Abbau sickert Glukose langsam ins Blut und die Blutzuckerwerte halten Maß. Die Bauchspeicheldrüse wird weniger ge- und überfordert. Hiermit vermeiden wir gefährliche Blutzuckerspitzen, die wiederum zum raschen Absturz des Blutzuckerspiegels führen und den nächsten Heißhunger auf Süßes provozieren. Eine ungesunde Schaukel, die auf Dauer zu Diabetes und Insulinresistenz führt. Diabetes gilt als Risikofaktor für Krebserkrankungen.

Zuckerersatzstoffe, die den Geschmack von Süße suggerieren, ohne vom Körper als Glukose verwertet zu werden, lösen das Problem nicht. Gemeint sind Stoffe wie Xylit, Mannit, Sorbit und weitere. Diese Stoffe wirken zwar nicht auf die Insulinausschüttung, greifen aber auf andere Weise in unseren Stoffwechsel ein, beispielsweise stören sie den Flüssigkeitshaushalt im Darm und können starke Durchfälle auslösen. Wir fragen uns, ob sich unser reales Bedürfnis nach Süßem mit dem Austausch von Zucker durch Süßstoffe befriedigen lässt? Besser gewöhnt man sich maßvollen reduzierten Umgang mit Zucker an, nutzt vollwertigen Zucker, möglichst wenig raffinierten, und verwendet ihn wie ein Gewürz. Das erleichtert einen achtsamen, bewussten Umgang mit dieser süßen Versuchung.

Fast alle **Ballaststoffe** sind übrigens auch pflanzliche Kohlenhydrate, deren Verzehr wir unbedingt empfehlen. Es gibt wasserlösliche (z. B. Pektin, Inulin) und wasserunlösliche (z. B. Zellulose). Sie passieren den Körper so gut wie ohne enzymatische Einflussnahme. Durch sie wird die Verweildauer des Speisebreis im Magen wegen der nötigen Was-

Ausflug: Säfte und Smoothies in Bezug auf Krebsrelevanz

Eine Modeerscheinung, die besonders unter jungen Leuten als supergesund und schnell konsumierbar (to go) gilt, ist das Saft- und Smoothie-Trinken. Ob nun gekauft oder selbst gemacht: Diese Getränke enthalten so viele Früchte und Gemüse, wie man sie unverarbeitet im Ganzen nicht essen könnte. Diese Quantität bringt viel Zucker, der dann ungebremst, mit wenig Ballaststoffen, direkt vom Körper absorbiert wird, Blutzuckerspitzen inklusive. Die Ballaststoffe bleiben im Entsafter zurück. Smoothies schneiden etwas besser ab, dennoch gilt das über die Mengen Gesagte. Zudem gilt: Nach der in der Wirtschaft gängigen Methode des »Outsourcing« verlagern wir die erste enzymatische Arbeit der Verdauung, das Kauen und Einspeicheln, nach außen in den Mixer – der aber die so wichtigen Enzyme unseres Speichels nicht mit einbringt. Durch den schnellen Durchgang von Saft und Smoothie in den Magen und dann auch rasch weiter, werden einige Verdauungsschritte einfach übergangen. Die körpereigene Verwertung der im Smoothie üppig vorhandenen Nährstoffe mithilfe von Enzymen gelingt nicht optimal. Unser Vorschlag: bei Durst Wasser trinken und wenn endlich der richtige Hunger da ist, sich genüsslich zum Essen mit Obst und Gemüse niederlassen.

Es gibt allerdings Argumente, die für einen Smoothiekonsum (in wohldosierter und überlegter Menge!) sprechen. Durch die konzentrierten Vitamine und Nährstoffe können Smoothies einen Mangel mindern, besonders bei älteren Menschen, bei Schluckbeschwerden, bei Unterernährung (Krebspatienten!), manchmal auch bei Kindern, die partout kein »sichtbares« Gemüse essen wollen. Zudem macht es Spaß, mit dem Mixer zu experimentieren mit zerkleinerten Kräutern und Gemüse, die man pur nicht essen würde.

Wenn Sie zu milchsauren Drinks (z. B. Bottermelk blue, S. 102) greifen, unterstützen Sie dabei Ihr Darmmilieu. Und last but not least: Eine schnelle Smoothiemahlzeit ist allemal besser als Fast-Food in der Mittagspause.

seraufnahme verlängert, und die Verweildauer im Darm verkürzt, weil die Peristaltik (Muskelarbeit) angeregt wird. Erst im letzten Abschnitt des Dünndarms und im Dickdarm werden sie von Bakterien gerne »verzehrt«, die dafür im Gegenzug im Darm heilend wirken.

Fette und ungesättigte Fettsäuren

Fett war lange als »böse« abgestempelt. Fakt ist aber, wir brauchen Fett genauso wie die anderen großen Nährstoffe Eiweiß und Kohlenhydrate. Wie bei allen Nährstoffen lohnt es, auf die Qualität zu achten. Fett ist ein Energielieferant, den der Körper als Cholesterin zum Teil selbst herstellen kann. Und es gibt die essentiellen ungesättigten Fettsäuren, die dem Körper von außen zugeführt werden müssen. Auf das Mengenverhältnis der verschiedenen Fettsäuren gehen wir im Kapitel »Die besten Lebensmittel gegen Krebs – Gewürze, Saaten, Nüsse und Öle« (S. 46) ein. Fette transportieren die fettlöslichen Vitamine A, D, E, K an die Verbrauchsstellen im Körper. Fett ist ein Energiespeicher. Fett polstert Organe und Haut auf. Fett ist auch ein vorzüglicher Geschmacksträger, der unsere Geschmackszellen zufriedenstellen kann, ein beachtenswertes Detail!

In den Fetten kommen in unterschiedlicher Verteilung gesättigte und einfach sowie mehrfach ungesättigte Fettsäuren[4] vor. Derzeit stehen im Fokus der Krebsdiskussion besonders die essentiellen mehrfach ungesättigten Fettsäuren, die wir von außen zuführen müssen. Das sind die **Omega-3-Fettsäuren**, die Entzündungen hemmen, und die **Omega-6-Fettsäuren**, die Entzündungen auslösen können. Da es unter anderem entzündungsabhängige Krebs-

Ausflug: Palmöl

Palmöl wird derzeit im industriellen Foodsektor wegen seiner langen Haltbarkeit und seiner Fähigkeit auszuhärten überall eingesetzt. Es ist ein billiges Produkt, leider nicht im Sinne von Nachhaltigkeit. Durch Brandrodung und Flächenverbrauch werden Sauerstoffressourcen für weitere Generationen rigoros zerstört. Hier ist der Endverbraucher gefragt, der konsequent Produkte mit Palmöl meidet (Etikett!) und ein deutliches Zeichen setzt. Da es relativ viele gesättigte Fettsäuren enthält, ist der gesundheitliche Nutzen obendrein fraglich.

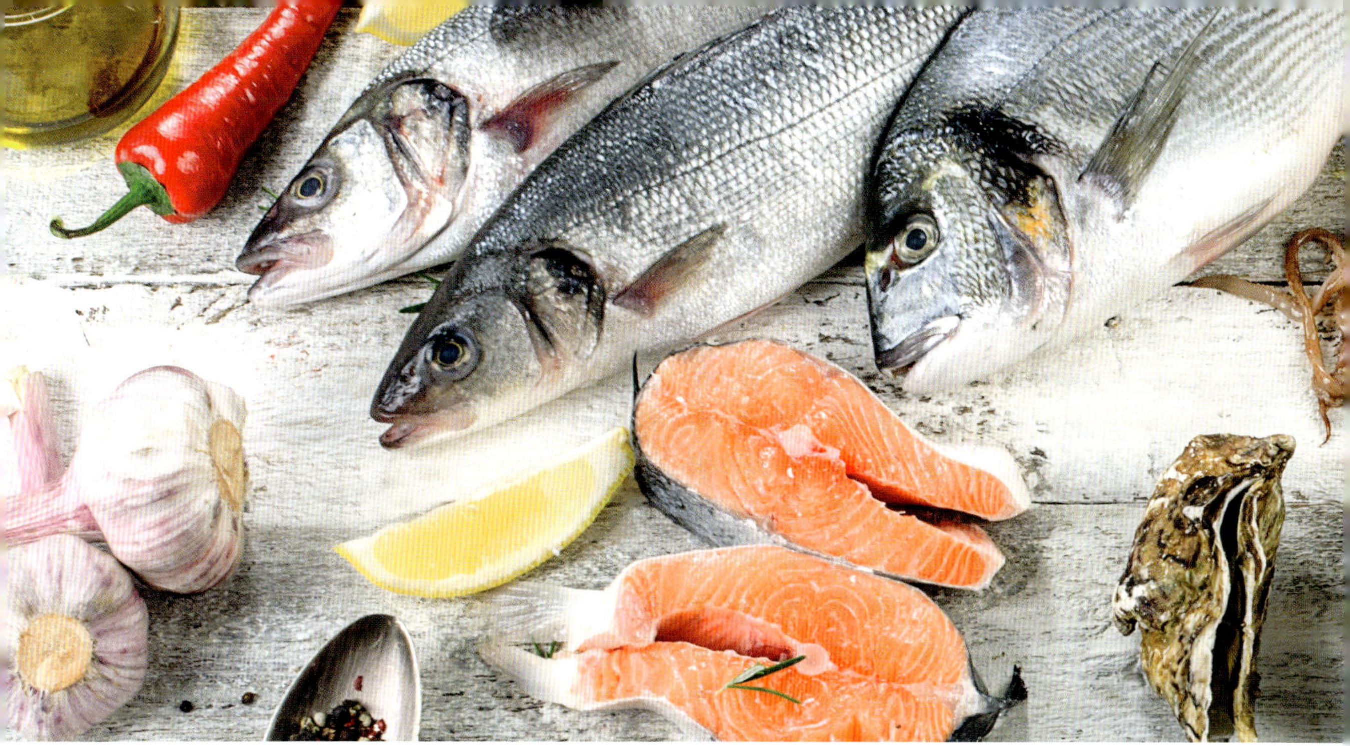

arten (Magen, Leber) gibt und chronische Entzündungen immer einen Risikofaktor für die Krebsentstehung darstellen, schauen wir uns unbedingt das Verhältnis der Omega-3- und -6-Fettsäuren bei unserer Ernährung an. Tatsache ist, dass wir uns heute bei einem Verhältnis 1:10 bis 20 (Omega-3 zu Omega-6-Fettsäuren) bei der Nahrungsaufnahme bewegen. Die DGE empfiehlt ein Verhältnis von etwa 1:5. Es ist günstig, sich dieser Empfehlung anzunähern, denn die beiden Säuren konkurrieren um das gleiche Enzymsystem. Unter dem Punkt »Die besten Lebensmittel gegen Krebs – Gewürze, Saaten, Nüsse und Öle« (S. 46) gibt es konkrete Tipps.

Eiweiß

Eiweiß, also Proteine, sind die Grundbausteine für die Stoffe, aus denen Körperzellen, Enzyme und Hormone hergestellt werden. Sie sind genauso wichtig wie die anderen Makronährstoffe. Wir können keinesfalls auf Dauer auf sie verzichten. Denn sie liefern essentielle Aminosäuren, die der Körper nicht selbst herstellen kann. Wo bekommen wir diese Bausteine her? Wir plädieren für eine breitgefächerte maßvolle Aufnahme von Hülsenfrüchten, Produkten aus Milch, weiter Bio-Eiern, Fisch (Apps zur maßvollen Beschaffung siehe »Die besten Lebensmittel – Tierische Produkte«, S. 47) und Fleisch. Wie immer sollte die Qualität der Produkte die höchstmögliche sein, damit es Pflanzen, Tieren und uns Menschen gutgeht.

Mikro und kleiner

Provitamine und Vitamine

Vitamine sind keine Energielieferanten, sondern essentielle Nährstoffe, ohne die der Organismus nicht existieren kann. Sie müssen über Nahrung zugeführt werden. Diese gliedern sich auf in Vitamine und Provitamine. Letztere, Vorstufen der Vitamine, baut der Körper zu vollständigen Vitaminen um. Dazu braucht er eine intakte Darmflora und beispielsweise für Vitamin D ausreichend Sonnenlicht. Pflanzen sind in der Lage, viele für uns essentielle Vitamine oder zumindest Provitamine herzustellen. Tiere verarbeiten für uns Pflanzennährstoffe zu Vitaminen. Bei Ernährung mit Fleisch oder tierischen Produkten essen wir also schon »aufbereitete« Vitamine. Vitamin B12 beispielsweise erhalten wir über den Verzehr von Fleisch, Fisch, Eiern und Milchprodukten. Vielleicht liegt hier das Geheimnis dafür, dass in Phasen der Rekonvaleszenz ein mäßiger Fleischgenuss Sinn macht.

Es gibt wasserlösliche und fettlösliche Vitamine, das Adjektiv weist auf das nötige Transportmittel zu den Körperzellen hin. Vitamine sind notwendig zur Herstellung von lebenswichtigen Enzymen. Die wissenschaftlichen Erkenntnisse zu den weitreichenden Folgen bei Mangel, aber auch Überdosierung ändern sich momentan rasch.

Um wissenschaftliche Forschung überhaupt statistisch verwertbar zu machen, wird bei Versuchen mit Vitamin-Ergänzungsmitteln gearbeitet. Jede Krebserkrankung scheint mit anderen Vitaminen oder sekundären Pflanzenstoffen gestört werden zu können. So hat man bei Rauchern bzw. Lungenkrebs über vermehrte Gabe von Beta-Carotin, das Provitamin A, gute Ergebnisse erzielt. Vitamin A gilt als Förderer des Immunsystems. Vitamin E wirkt als Zellschützer präventiv, verteidigt als Antioxidans auch Vitamin A und Fettsäuren vor freien Radikalen. Es spielt zudem eine wichtige Rolle bei der Bildung von Antikörpern. Vitamin D ist absolut wichtig fürs Immunsystem, eine Überdosierung bringt allerdings den Calciumhaushalt durcheinander und schädigt möglicherweise die Nieren. Vitamin K ist für Blutgerinnung verantwortlich und hindert Knochenabbau.

Weitgehend einig ist man sich jedoch heutzutage, dass Vitamine aus natürlichen Lebensmitteln den künstlichen überlegen seien. Eine abwechslungsreiche natürliche Ernährung stellt beim gesunden Menschen sämtliche Vitamine und Mineralien in geeigneten Mengen zur Verfügung, um Stoffwechsel und Immunsystem als Team zu unterstützen. Hier wird die positive Synergiewirkung einer vollwertigen vielseitigen Ernährung besonders deutlich. Deswegen arbeitet unser Kochbuch mit der bewussten Zusammenstellung sich ergänzender Lebensmittel. Die Vitamine kombinieren wir mit ihren liebsten Begleitern (z. B. Vitamin C mit Eisen, Provitamin A mit essentiellen Fettsäuren). Zu ihrem Erhalt Nahrung möglichst wenig erhitzen. Ausnahmen bestätigen die Regel: Es gibt einige Pflanzen, die nur gekocht gegessen werden dürfen. Sie enthalten dann andere wertvolle Nährstoffe, die uns zugutekommen. Bei Mangel oder erhöhtem Bedarf, auch von Mineralien, kann eine Supplementierung sinnvoll sein. In diesem Fall empfehlen wir, bei einem Arzt entsprechende Blutuntersuchungen vornehmen zu lassen, um Dauer und Dosis der fehlenden Nährstoffe bestimmen zu können.

Die sekundären Pflanzenstoffe

Sekundäre Pflanzenstoffe erhielten ihr Adjektiv, weil Forscher bei ihrer Entdeckung zunächst noch keinen primären Nutzen für uns erkennen konnten. So fand man beispielsweise Bitterstoffe, die Pflanzen vor Fraßfeinden bewahrten, Farbstoffe, deren Anziehung von Insekten für den Fortbestand der Pflanze wichtig war. Für Menschen schienen diese Pflanzenstoffe eher giftig oder nutzlos zu sein, also zu meiden. Allerdings wussten die weisen Heilenden (Hebammen, Ordensleute, Ärzte) aus langer Überlieferung sowohl über die wohltuende als auch die giftige Wirkung der Pflanzen. Wie immer im Leben ist eine Sache weder nur negativ noch allein positiv. Es ist das Maß, was zählt.

Mit dem Aufkommen der »Superfoods« haben die sekundären Pflanzenstoffe eine neue, sehr positive Bewertung in der Öffentlichkeit erlebt. Ein Anlass dafür war, dass sie als Antioxidantien freie Radikale bekämpfen, die als Zellschädlinge entlarvt worden waren. Inzwischen hat sich die Welt weitergedreht und selbst freien Radikalen wird auch eine positive Rolle zugedacht: Man fand heraus, dass sie erbgut-geschädigte Zellen zerstören und Zellmüll aus oxidierten Fetten und Proteinen beseitigen. Damit leisten sie eine wichtige Arbeit gegen Krebs. Für uns ein weiterer Grund, eine breite Vielfalt von Lebensmitteln einzusetzen, um alle Vorteile zu nutzen und Einseitigkeiten zu vermeiden.

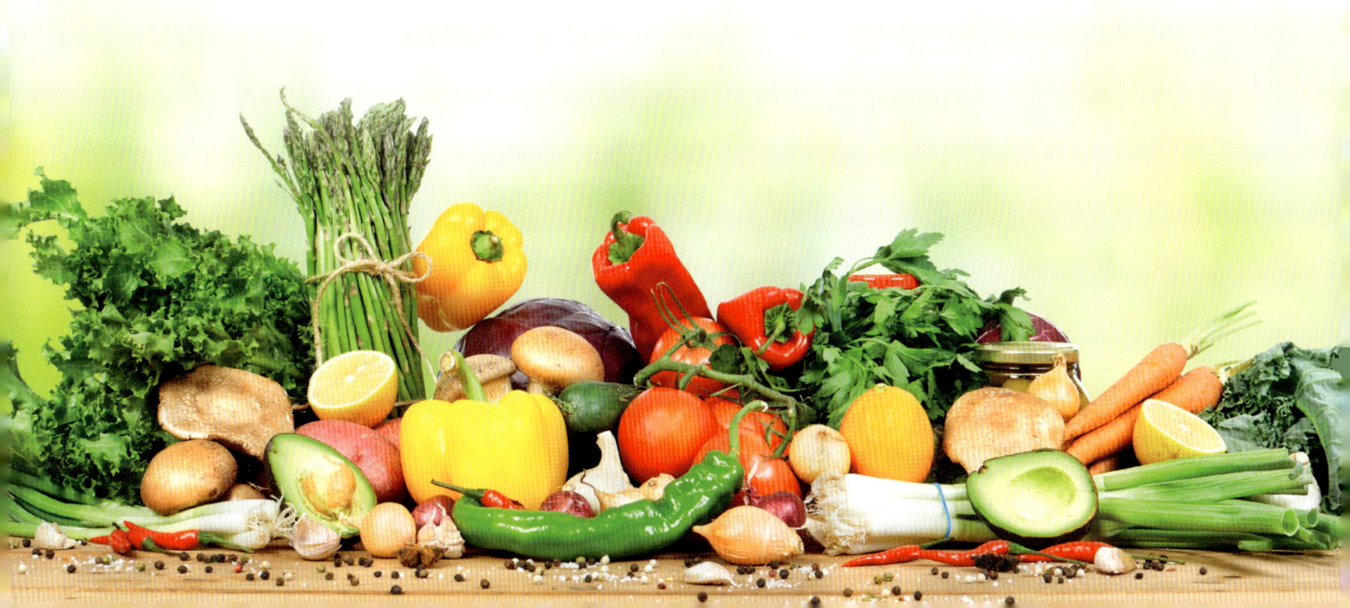

Clever haushalten gegen Krebs

Schon bevor wir mit dem Kochen beginnen, lässt sich krebspräventiv agieren.

Woher stammen meine Lebensmittel?

Bereits beim Einkauf entscheiden wir, wie gesund wir uns ernähren wollen. Es ist sinnvoll, dass wir uns um möglichst viele **frische Produkte** aus **Bioanbau** und am besten sogar von **Demeterbauern** bemühen. Unter anderem reduzieren wir damit die Aufnahme von Stickstoffverbindungen, die im konventionellen Anbau über die Düngung ins Gemüse gelangen. Aus Eiweißverbindungen und Nitriten können im Körper krebsfördernde Nitrosamine gebildet werden. Es ist ein Fakt, dass der Gehalt von Vitaminen und sekundären Pflanzenstoffen nach der Ernte abnimmt. Je mehr Gemüse und Obst ich **regional**, aus der Nähe erstehe, desto mehr kann ich mit einem hohen Nährstoffgehalt rechnen. **Saisonales** Gemüse ist dann selbstverständlich. Wenn ich Gemüse mit Blattwerk kaufe, sehe ich auch auf einen Blick, wie frisch beispielsweise der Kohlrabi oder die Radieschen sind. Bauern aus dem Umland ernten am Tag vorher, manchmal sogar am selben Tag ihre Produkte. Schneller geht es nur aus dem eigenen Garten. Auch bei tierischen Produkten gibt es Qualität. Sie setzt sich aus dem Tierwohl und seiner gesunden Lebensweise zusammen (keine Antibiotika, Weidegang, keine Käfig- oder Anbindehaltung). Und auch hier spielen Transportwege und Schlachtmethoden eine Rolle.

Welche Konservierungsmethode wähle ich?

Für die Haltbarmachung hat sich das **Tiefgefrieren** von Gemüse, aber auch Fisch und anderen Produkten als praktisch erwiesen. Bei größeren Mengen ist Schockgefrieren zu Beginn sinnvoll. So kann man stets auf erntefrische küchenfertige Lebensmittel zurückgreifen. Die Idee ist gut. Leider sind mit dieser wie mit fast jeder anderen Konservierungsmethode Verluste bei Aroma und Konsistenz hinzunehmen. Der Vitamin- und Nährstoffverlust ist beim Tiefgefrieren aber deutlich geringer als beim normalen Lagern, vorausgesetzt die Kühlkette wurde nicht unterbrochen. Nur **milchsauer Eingelegtes, Fermentiertes,** kann mit mehr Vitaminen und guten Bakterien punkten.

Dörren und **Trocknen** können Aromen oft besser bewahren als das Einfrieren. Wir vermuten, dass die kräftigeren Aromen auf erhaltene Nährwerte hinweisen. Wer nicht selbst konser-

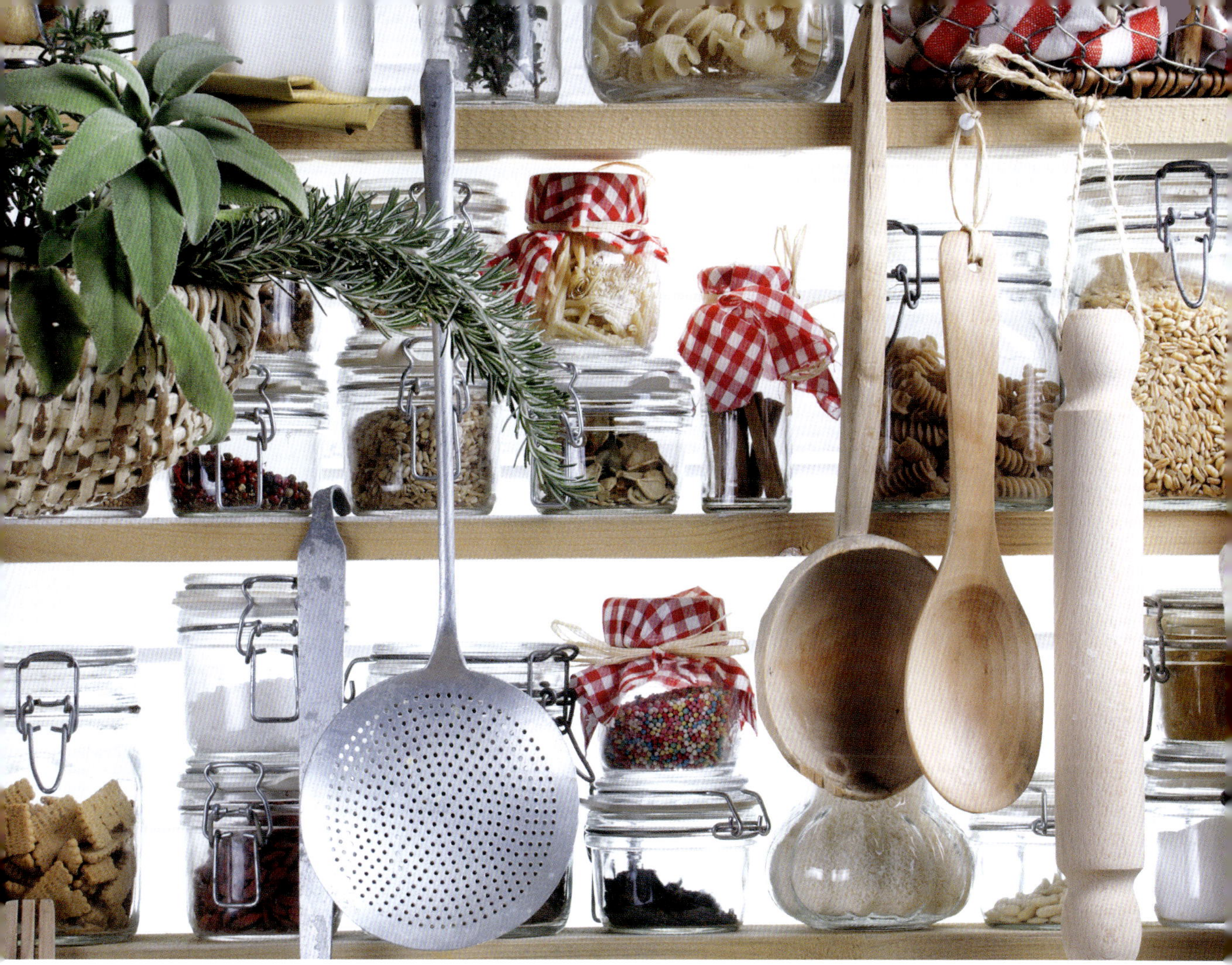

vieren möchte, findet ein breites Angebot im Biobereich (siehe »Einkaufsmöglichkeiten« S. 163). Hier wird auf Zusätze wie Schwefel bei Trockenfrüchten oder Eisengluconat bei Oliven, die nur der Farberhaltung dienen, verzichtet. Ebenso werden die Produkte nicht radioaktiv bestrahlt.

Wie lagere ich meine Lebensmittel?

Neben den frischen Produkten gibt es die von Natur aus **lagerfähigen Lebensmittel**, die größtenteils Samen sind wie Hülsenfrüchte und Getreide (siehe Tabelle S. 50). Diese können wiederum aus fairem, ökologischem Anbau stammen, oder eben nicht. Und von näher oder weiter her kommen. Sie entscheiden das.

Hier gilt, möglichst **naturbelassene, unzerkleinerte Ware** zu lagern: Körner (noch) nicht geflockt, geschrotet oder zu Mehl gemahlen, genauso wenn möglich bei Gewürzen. Nüsse bleiben in ihrer natürlichen Schutzhülle, sprich Schale (ausgenommen Mandeln, zu hart!). Am besten schlüsselt man die von Natur aus gut Verpackten erst kurz vor Verzehr auf. Und kaufen Sie auch Saaten wie Senf, Kardamom oder Kümmel als Ganzes und in nicht zu großen Mengen und mörsern diese frisch. Damit bewahren Sie ihre Nährstoffe aufs Beste. Wenn das Gewürz nur noch wie Heu schmeckt, ist es zu alt und kann den Geschmack einer Speise stören.

Alternativen zu Plastik

Sollte man Produkte in Plastiktüten oder -behältern kaufen, dann möglichst bald in ein **Glas mit Schraubdeckel** umfüllen. Gläser kommen so häufig im Alltag vor (Marmelade, saure Gurken, Senf), dass daran in keinem Haushalt Mangel herrscht. Statt sie im Glascontainer zu entsorgen, leisten sie gute Dienste im dunklen Schrank, in der kühlen Speisekammer oder im Kühlschrank. Oder Sie statten sich mit den inzwischen überall angebotenen stylischen **Weckgläsern** aus, die es in diversen Größen gibt. So vermeiden Sie Kunststoff, der unter Verdacht steht, in Verbindung mit Fett kanzerogene Stoffe an die Lebensmittel abzugeben. Bisphenol beispielsweise ist ein Bestandteil von Plastik und scheint unfruchtbar zu machen. Nach dem Einkauf von Fleisch, Wurst, Fisch gehören diese Waren auf **Porzellan** oder **Glas**, abgedeckt in den Kühlschrank. Wenn Sie Essen in der Mikrowelle aufwärmen, bitte nicht in Plastikgeschirr.

Weitere ökologisch und gesundheitlich sinnvolle Antikunststoff-Maßnahmen: **Holzbrettchen** statt Kunststoff-Schneidbretter, **feuchtes Backpapier** statt Frischhalte- und Alufolie, **Römertopf** oder **Tajine** (ohne Bleiglasur!) statt Bratschlauch, **Emailbeschichtung** statt Teflon bei Pfannen. **Glasflaschen** statt PET-Flaschen.

Nützliche Geräte für gut Gelagertes

Um optimal Gelagertes schnell küchenfertig zu machen, dient eine **Gewürzmühle** bzw. Pfeffermühle oder **Mörser und Stößel**. Als elektrische »Saatmühle« kann man eine günstige, leicht zu reinigende **Kaffeemühle** kaufen, ideal für kleinere Mengen zum Schroten und Mahlen. Eine elektrische **Getreidemühle** verhilft zu frischen, äußerst aromatischen Getreidemehlen.

Pürieren und passieren ist per **Flotte Lotte**, **Mixer** oder **Pürierstab** leicht gemacht.

Schraubgläser lassen sich auch so praktisch weiterverwenden: für Cupcakes, Deckel-Kuchen, zum Anschütteln von Marinaden, als geruchsdichter Verschluss, z. B. für die halbe Zwiebel im Kühlschrank. Ebenso für frische, leicht feuchte Kräuter.

Trickssereien für eine Endlos-Konservierung

Manches Mal ist detektivischer Spürsinn erforderlich. Doch es lohnt sich, Zusatzstoffe in Lebensmitteln zu umgehen, wenn Alternativen zu finden sind. Zugegeben, Lebensmittel ohne die vielen kleinen Trickssereien der Lebensmittelindustrie wie Stabilisatoren, Emulgatoren, Farbstoffe, Gelier-, Verdickungs- und Trennmittel sind manchmal schwieriger zu handhaben. Ein Beispiel: Es gibt tatsächlich Schlagsahne ohne Carrageen. Und das ist gut so, denn Carrageen steht im Verdacht, krebserregend zu sein. Ohne diesen Stabilisator setzt sich allerdings das Fett der Sahne ab, so wie bei nichthomogenisierter Milch. Das erfordert einen zusätzlichen Arbeitsgang des Verbrauchers: Durch kräftiges Schütteln vor dem Öffnen wird der Becherinhalt wieder vermischt und Carrageen wird überflüssig. Ergo schon beim Einkaufen so wenig Zusatzstoffe wie möglich erstehen. Viele, leider nicht alle Bioprodukte sind frei von Carrageen.

Stark verarbeitete Nahrungsmittel aus der Fabrik, die auch mit Zusätzen nicht sparen, sollten wir ganz meiden. So beispielsweise gepökeltes Fleisch mit Nitritpökelsalz. Die Umwandlung in krebsfördernde Nitrosamine ist nicht auszuschließen.

Welche Kochmethode bevorzuge ich?

Wir bevorzugen alle Garmethoden, die eher nährstofferhaltend und giftstoffvermeidend sind. So kurz wie möglich, so lang wie nötig. Deshalb lieben wir das kurze Dämpfen: Aromen, Nährstoffe und Farbe bleiben erhalten, es geht schnell und lässt sich leicht steuern. Hohe Temperaturen im Backofen vermeiden wir möglichst, da hier krebsrelevante Acrylamide entstehen können. Auch Nitrosamine gelten als krebsfördernd. Man findet sie in gepökelten Fleisch- und Wurstwaren, ferner entstehen sie beim unsachgemäßen Grillen und starken Erhitzen. Wenn es ums Braten geht, beachten wir den »Rauchpunkt«, ab dem verwendetes Fett und Öle verdorben sind.

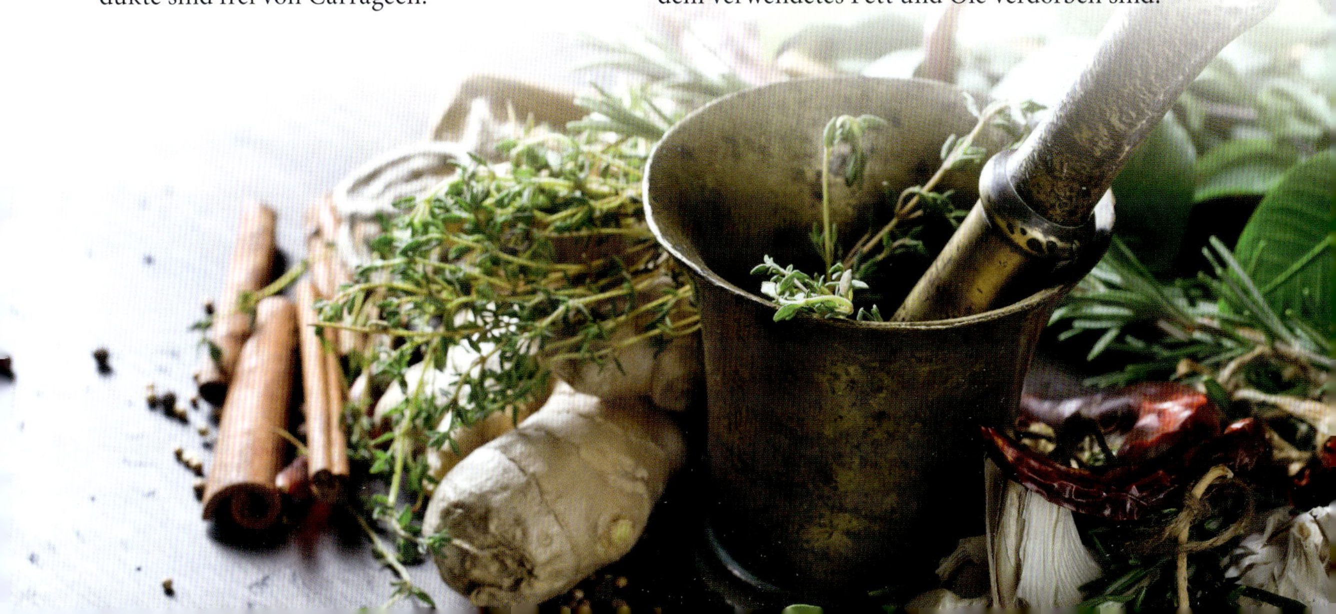

Die besten Lebensmittel gegen Krebs

»Die Kombination, nicht das einzelne Verabreichen [von bestimmten Nährstoffen; Anm. der Autorinnen], scheint eine ganz wichtige Rolle zu spielen. […] Echte Lebensmittel sind demnach viel wirksamer als Extrakte, und in der Kombination sind sie wirksamer als jedes für sich allein,«[5] sagt David Servan-Schreiber.

Dieses Zitat möchten wir als Leitgedanken der von uns favorisierten krebspräventiven Ernährungsweise voranstellen. Immer wieder haben wir diesen Gedanken der Synergie bei unseren Recherchen bestätigt gefunden. Wir stellen Gemüse, Obst und Kräuter vor aus den Familien der Kreuz-, Lippen- und Doldenblütler und einige andere. Zu unserem Ansatz, regionale Produkte zu bevorzugen, passt, dass selbst Spitzenköche gern die Gemüse und Kräuter verwenden, die in der Natur miteinander besonders gut gedeihen. Wir haben uns eher an klassische Kombinationen gehalten wie beispielsweise Gurke mit Dill oder Spinat und Tomate. Außerdem ist es uns ein Anliegen, nicht nur wenige Gemüsesorten zu verarbeiten, sondern immer wieder verschiedene auf den Teller zu bringen. Jede Jahreszeit hat ihre Bestseller bzw. »Bestgrower«. Ab und zu tierische Produkte runden das Nährstoffangebot ab. Wer damit ethische Probleme hat, wird sich um Ausgleich aus dem Pflanzenreich bemühen und findet bei unseren Rezepten Alternativen.

Gemüse und Kräuter

Kohl und Kreuzblütler, diese sortenreiche Familie bietet in jeder Saison, auch im Winter, wohlschmeckende Vertreter: **Blumenkohl,**

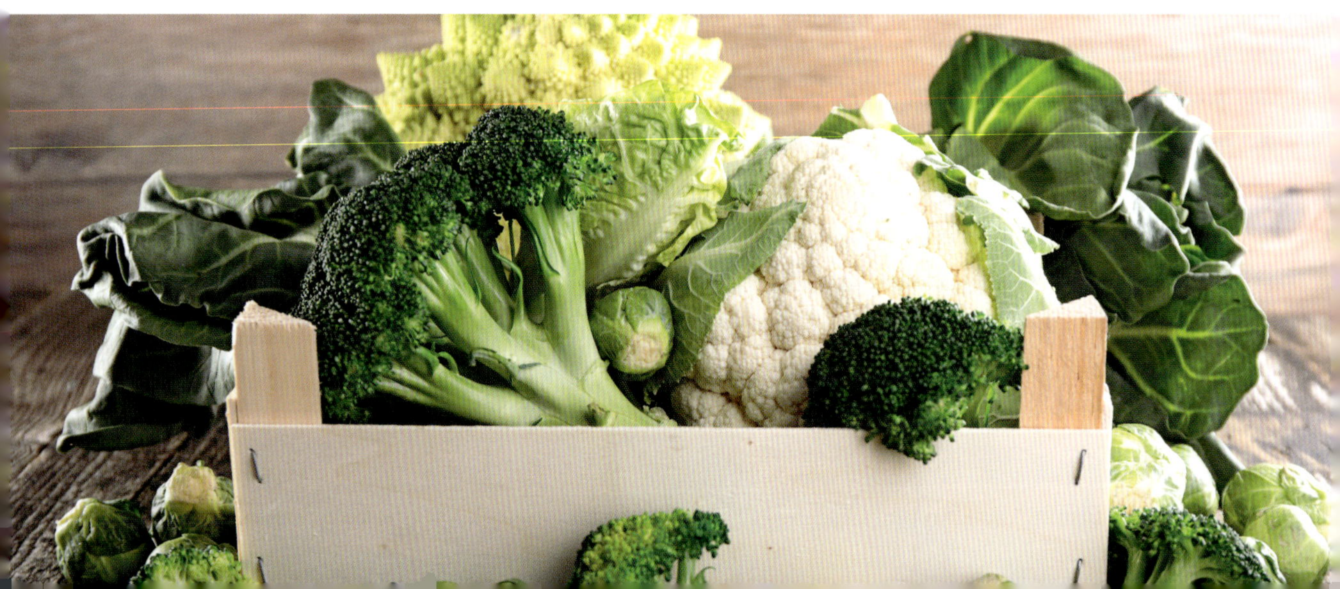

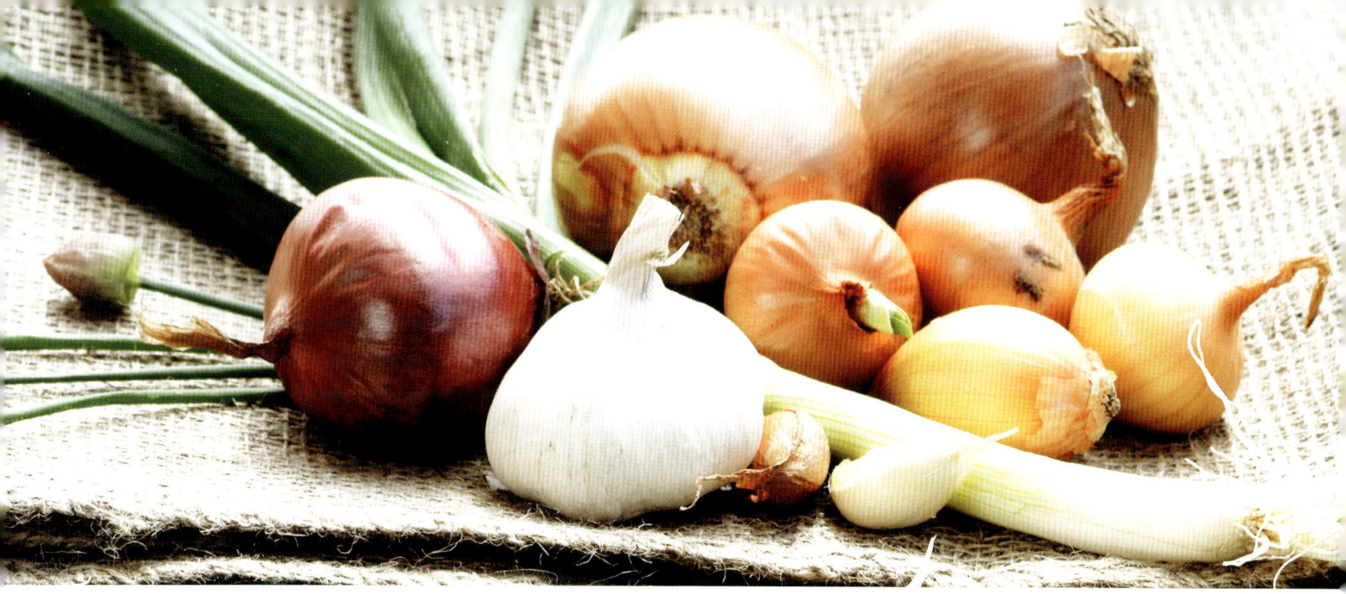

Brokkoli, Grünkohl, Kohlrabi, Mairübchen, Rosenkohl, Rotkohl, Spitzkohl, Weißkohl; dazu gehören auch: diverse **Asiasalate, Brunnenkresse, Radieschen, Meer-/Rettich, Rucola, Senf, Stielmus** (auch Rübstiel, das ist das Grün der Mairübchen). Dass Kohl, besonders Grünkohl, krebshemmend sei, hat sich weitläufig herumgesprochen. Gingras und Béliveau, die kanadischen Mediziner und Forscher, haben herausgefunden, dass diese Eigenschaften mehr oder weniger auf alle Kreuzblütler zutreffen. In den Zellen dieser Pflanzen sind verschiedene Glucosinolate gelagert, die beim Zerkauen im Mund aufgebrochen werden. Dadurch kann ein hochwirksames Antikrebs-Molekül freigesetzt werden, das für die Zellfunktion absolut wichtig ist. Also immer auf gutes Kauen achten! Beim Kochprozess sollte bedacht werden, dass Glucosinolate gut wasserlöslich sind und eine schonende Zubereitungsart die meisten Vorteile bringt. Rohkost ist nicht jedermanns Sache, deshalb empfehlen wir oft das kurze Dämpfgaren. Übrigens gehört auch Raps in diese Familie, den wir beim Öl wieder antreffen, und Senf, den wir als Gewürz benutzen. Durch die Sortenvielfalt dieser Familie können wir immer zu frischen Produkten greifen, denn leider geht bei den tiefgefrorenen ein Gutteil dieser Werte verloren.

Zwiebelartige Gemüse mit ihren Schwefelverbindungen sind für ihre antibakterielle Wirkung bekannt. Interessant ist, dass sie andererseits die gesunden Darmbakterien fördern. Durch beide Effekte hemmen sie Entzündungen. **Rote, gelbe, weiße Zwiebeln, Schalotten, Lauchzwiebeln, Lauch**, sie sind zu jeder Jahreszeit erhältlich und alle leicht unterzubringen in unseren Gerichten, geben sie doch immer eine herzhafte Würze. **Knoblauch** ist sozusagen der König in dieser Runde, frisch zerdrückt betört er mit seinem Allicin

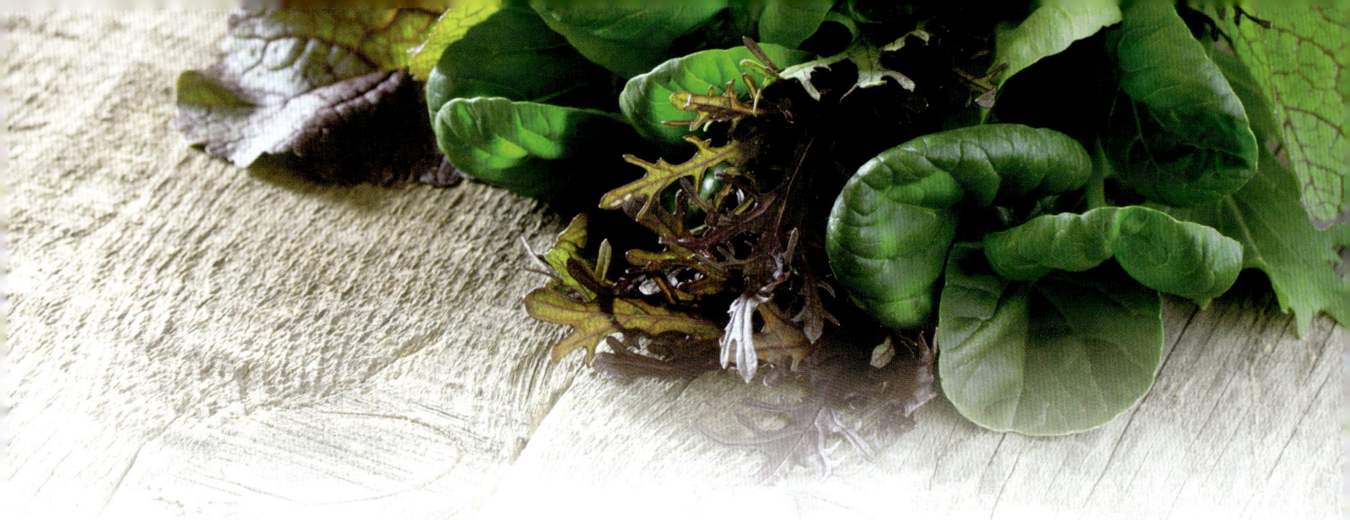

und liefert besonders viele krebshemmende Stoffe. Sozusagen in ihrer »light version« kommen die Zwiebelartigen als Kräuter vor: **Schnittlauch, Bärlauch, Schnittknoblauch** und passen als Garnitur oder in jeden herzhaften Aufstrich.

Doldenblütler sind allesamt entzündungshemmend, eine wichtige Eigenschaft, denn Entzündungen gelten als Risiko für die Entstehung von Krebs. Wir finden sie in verschiedensten Versionen. Als Wurzelgemüse lieben wir **Möhren, Pastinaken, Petersilienwurzel, Fenchel, Sellerie**, letzteren bietet die Natur zusätzlich als grüne Knabberstange. Zu den Gartenkräutern unter ihnen gehören **Petersilie, Dill, Kerbel, Koriander, Liebstöckel**. Als Gewürze nutzen wir **Kümmel, Anis, Fenchel**. Insbesondere die Karotte gilt als natürliches Antibiotikum – ohne schlechte Nebenwirkungen. Von ihrem reichlich vorhandenen Beta-Carotin erzählt schon ihr Name. Überhaupt ist die Vitaminlage bei allen Doldenblütlern hoch. Und die ätherischen Öle sind schon im Mittelalter zu Heilzwecken verwendet worden.

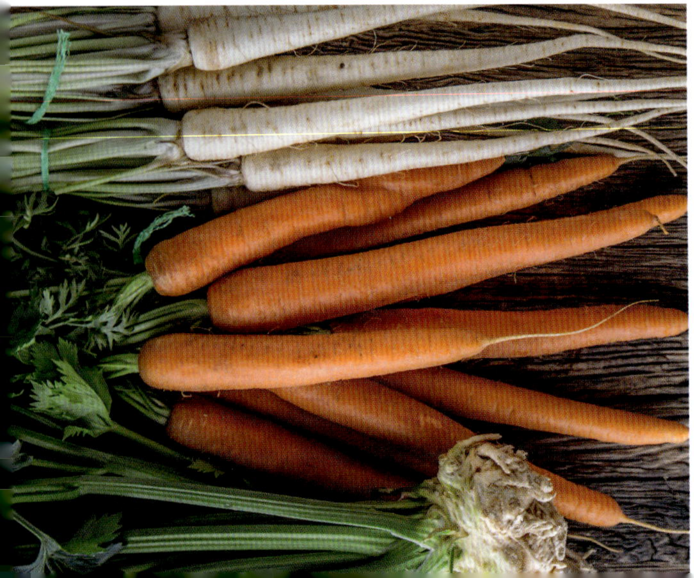

Grüne Blattpflanzen/Salate bringen einen hohen Chlorophyll-Gehalt auf den Teller, diesem werden blutreinigende, antioxidative und auch antikanzerogene Wirkung nachgesagt. Da die Blätter ebenso mit Vitamin C und Bitterstoffen punkten, gehören sie oft auf unserem Speiseplan. Sie stehen früh im Jahr und bis in den Winter hinein aus regionalem Anbau zur Verfügung: **Endivie (oder Chicorée), Friséesalat, Kopfsalate, Pflücksalate, Portulak, Wildkräuter wie Brennnessel, Giersch und Sauerampfer**, …

Mangold und **Spinat**, ebenso die verwandte **Rote Bete**, die es inzwischen in Gelb und Gestreift gibt, gehören zu den **Fuchsschwanzgewächsen**. Ihr Farbstoff Betalain gilt als entzündungshemmend und die Ballaststoffe helfen Darmkrebs vermeiden. Auch die Antikrebsvitamine A und C finden sich reichhaltig. Aus der gleichen Familie stammen übrigens Amaranth und Quinoa, die aufgrund ihrer weiten Reise bei den Rezepten in diesem Buch nicht zum Einsatz kommen.

Hülsenfrüchte sorgen besonders bei Teilzeit- oder Vollzeitvegetariern für das lebenswichtige Eiweiß. Sie bringen sättigende Grundlage in Gerichte und liefern zum Teil Phytoöstrogene. **Soja** soll ein Absterben von Krebszellen möglich machen. Inzwischen gibt es hier sogar eine Sorte, »Edamame«, die »unreif« wie grüne Bohnen und Erbsen gegessen wird und deren Ernte damit zu kurzen Vegetationsperioden in unseren Breitengraden passt. Soja verwenden wir auch als Tofu oder Würzsauce. Hülsenfrüchte wie **Linsen, Erbsen** und **Kichererbsen** kann man auch als glutenfreies Mehl verwenden. Sie sind ballaststoffreich und pflegen den Darm.

Die mediterranen Kräuter, **Lippenblütler**, wie **Basilikum, Bohnenkraut, Lavendel, Majoran, Minze, Oregano, Rosmarin, Salbei, Thymian**, wirken einerseits durch ihre ätherischen Öle, Terpene, gegen Krebs, andererseits stoppen sie die Vermehrung der Krebszellen und die Blutzufuhr bei der Tumorentstehung.

In loser, nicht familienbezogener Folge haben wir noch weitere gute **Antikrebsgemüse** ausfindig gemacht. Dazu gehören die **Artischocke** mit Bitterstoffen und Antikrebsvitaminen, **Tomate** und **Paprika** mit ihren Farbstoffen. Auch die **Kartoffel**, die in vielen Rezepten mit dabei ist, gilt als entzündungshemmend und antioxidativ durch ihr B6-Vitamin. **Topinambur, Spargel** und **Schwarzwurzel** mit ihrem Ballaststoff Inulin sind den Präbiotika zuzuordnen. **Avocado** punktet mit gesättigten und ungesättigten Fettsäuren und Vitamin E, das Prostatakrebs verhindern soll.

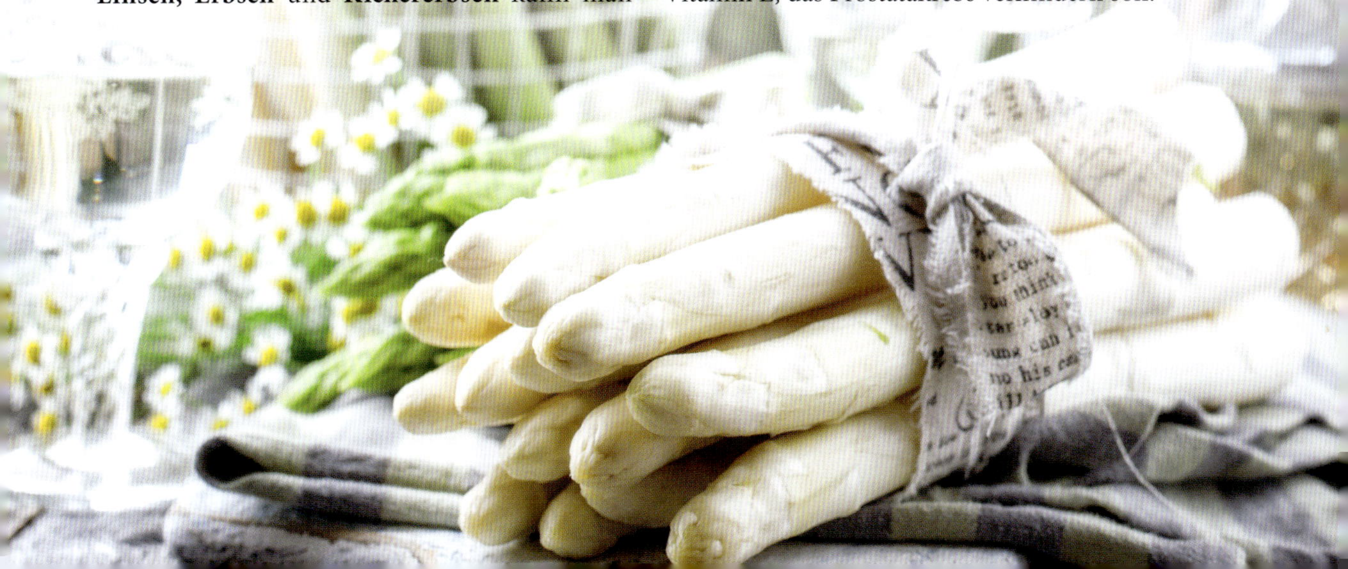

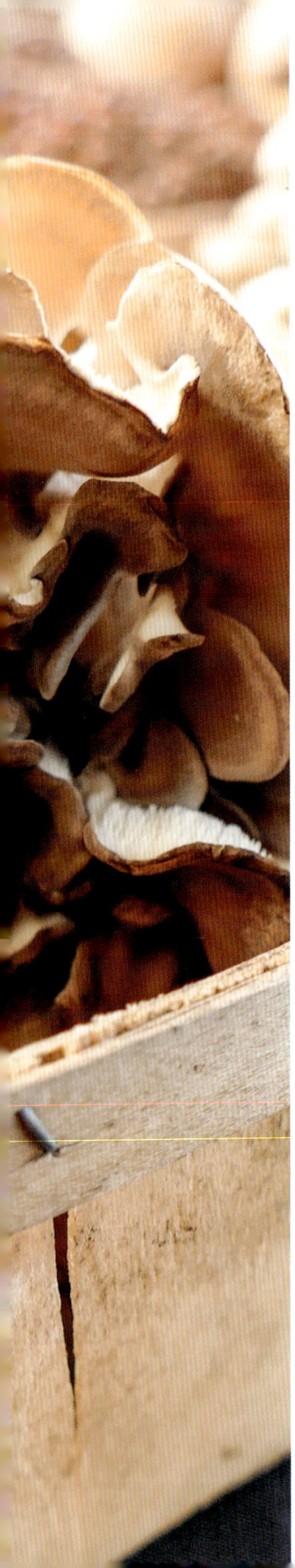

Pilze: Japan ist bekannt für seine Forschung über die Meriten von **Pilzen**. Gerade in einem Land, in dem AKWs den Hauptanteil der Energieversorgung decken und es bereits furchtbare Atomkatastrophen gegeben hat, sucht man nach wissenschaftlichen Beweisen, wie man krebsfördernde Radioaktivität über Ernährung unschädlich machen kann. Deshalb gibt es Forschungsergebnisse für die japanischen Pilzsorten **Shiitake, Maitake** und **Enokitake**: Sie sollen antikanzerogene Wirkung haben. Bei uns hat man die dafür verantwortlichen Lentinane in den **Zuchtchampignons** gefunden. Das in vielen Pilzen enthaltene Selen (z. B. Steinpilz) spielt ebenso eine Rolle bei der Krebsvorsorge. Allerdings warnt die Verbraucherzentrale Hamburg vor dem Verzehr von Pilzen aus dem Bayrischen Wald wegen möglicher Radioaktivität, selbst Jahrzehnte nach dem Reaktorunfall von Tschernobyl. Da sind Zuchtpilze die Alternative.

Fermentierte Gemüse werden sozusagen außerhalb der Körpers »vorverdaut«. So wird den fleißigen Bakterien innerhalb unseres Körpers die Verdauungsarbeit erleichtert. Und Vitamin C entsteht bzw. wird erhalten. Die Seefahrer von damals, die auf ihren langen Fahrten von Skorbut bedroht waren, erkrankten nicht mehr an dieser Vitamin-C-Mangelkrankheit, wenn sie manches Fässchen Sauerkraut an Bord hatten. Heute nutzen wir das für unsere Vorratshaltung für Herbst und Winter. Außer Gurken und Weißkohl kann man auch Rotkohl, Möhren, grüne Tomaten, Sellerie, Blumenkohl, Gurken usw. in Salzlake einlegen.[6]

Sauerkraut beispielsweise macht sich fast von selbst: Einen Weißkohlkopf vierteln, Strunk herausschneiden und fein hobeln. Mit 1 EL Salz und gut gewaschenen Händen das Kraut in einer Schüssel gründlich kneten, so dass die Fasern brechen und Gemüsesaft austritt. In Einmachgläser füllen und so lange pressen, bis alles Kraut von dem eigenen Saft überdeckt ist. Sollte nicht genug Saft austreten, mit 5-prozentiger Salzlake auffüllen. Fermentieren ist ein anaerober Prozess. Deshalb mit einem kleineren Teller, einem Glas mit Wasser oder einem gekochtem Stein das Kraut so beschweren, dass es bedeckt ist und nicht auftreibt. 2 – 3 Tage bei Zimmertemperatur aufstellen, danach kühl und dunkel lagern. Nach etwa einer Woche den Saft probieren. Wenn er sauer schmeckt, ist das Kraut fertig.

Früchte

Obst deckt unseren Bedarf nach Süße und Frische. In jeder Jahreszeit finden sich Vertreter. **Äpfel** sind das hier am häufigsten verzehrte Obst, ihr Pektin finden wir auch in **Birne, Quitte, Weintraube, Johannisbeere** usw. Im Sommer kann man sich der Vielfalt der **Beeren** bedienen mit ihren Farbstoffen, die als antikanzerogen (Ellagsäure, Anthocyane) gelten, die Himbeere wurde in diesem Zusammenhang berühmt. Auch das **Steinobst**, besonders die **Sauerkirsche** und **Aprikose** werden wegen ihrer Antioxidantien geschätzt. Beim Tiefgefrieren der Früchte gehen weniger die Vitamine verloren als Aroma und Struktur. Da könnten Trockenfrüchte dann einmal deutlich überlegen sein.

Zitrusfrüchte bereichern die Ernährung über den Winter und das frühe Frühjahr. Hier sind es die Flavonoide, die krebsmindernd und kapillarschützend wirken, und des Weiteren bilden sie gerne Synergien mit anderen Obst- und Gemüsesorten. Die weiße Haut darf gerne mitverzehrt werden, laut Recherche enthalten sie mindestens die gleiche Menge an Flavonoiden, dazu Ballaststoffe. Die ungespritzte Schale punktet in unseren Rezepten unter anderem als Zitronenzesten oder im Kumquat als Salatbeilage mit ihren Polyphenolen und Terpenen.

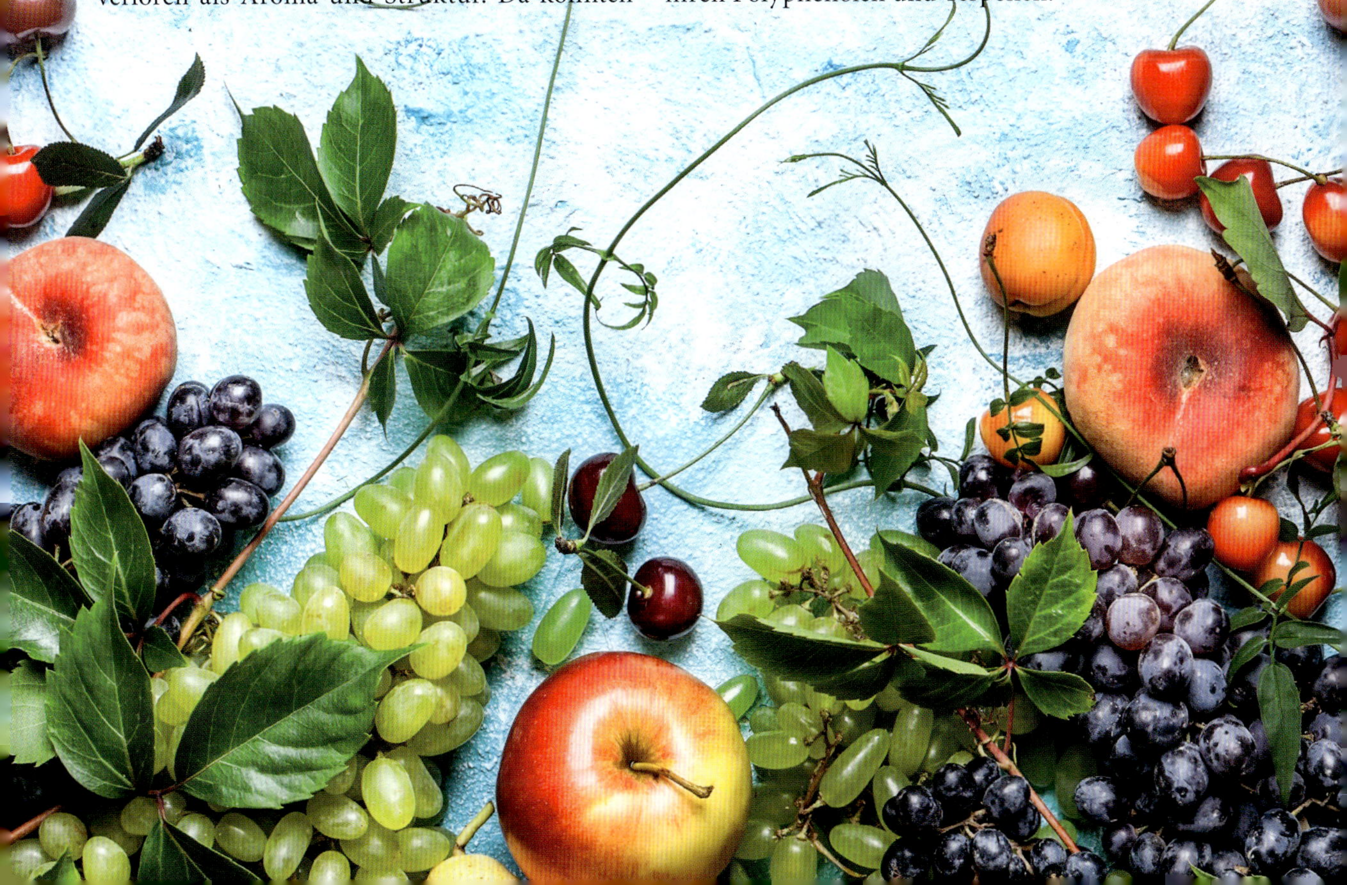

Gewürze, Saaten, Nüsse und Öle

Viele **Gewürze** wie **Kurkuma**, dessen Bioverfügbarkeit mit **Pfeffer** und **Ingwer** verbessert wird, wirken der Krebsentstehung entgegen und können wohl auch das Zellwachstum im Tumor hemmen. **Muskatnuss, Zimt** und **Kakao** (Schokolade), **Saaten** wie geschroteter **Leinsamen**, geschälte **Hanfsamen, Cayennepfeffer, Pfeffer, Kümmel, Kardamom, Piment**, um nur einige der großen Gruppe der Gewürze zu nennen, haben wir im Rezeptteil unter *WissensWerte* mit vielen ihrer Verdienste porträtiert. Als Salz empfehlen wir grundsätzlich **Meersalz**, das von Natur aus mehr Mineralien, auch Jod, enthält als reines Kochsalz, deshalb schmeckt es deutlich aromatischer.

Beim Verwenden von **Ölen und Nüssen** achten wir darauf, mehr Omega-3-Fettsäuren zu uns zu nehmen, um dem von der DGE empfohlenen Verhältnis von Omega-3- zu Omega-6-Fettsäuren von 1:5 näher zu kommen. Ein gutes Verhältnis der Fettsäuren weisen der Reihenfolge nach auf: **Leinöl** (sagenhafte 4:1), **Rapsöl** (1:2,4) **Hanföl** (1:2,9), **Walnussöl** (1:4,3), **Weizenkeimöl** (1:7).[7] **Olivenöl** verhält sich durch seinen hohen Anteil an einfach ungesättigten Fettsäuren »neutral«. Vielleicht liegt hier eines der Geheimnisse der mediterranen gesunden Kost.

Wenn die Öle solche Werte aufweisen, gehen wir davon aus, dass auch die Saaten es tun – und dazu gibt es noch Ballaststoffe: also morgens den

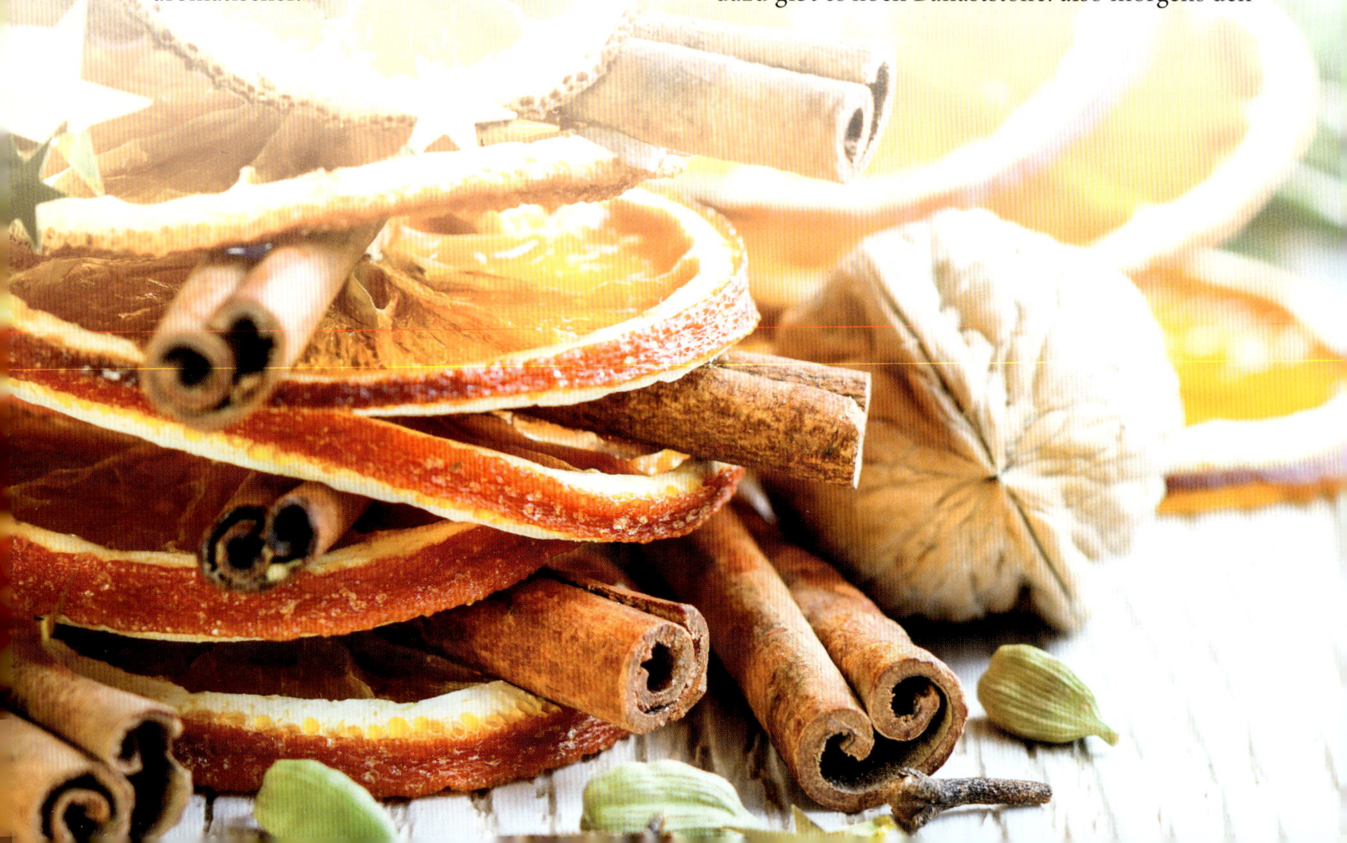

Löffel geschroteten **Leinsamen** aufs Müsli, **Walnüsse** auf den Salat, **volles Korn** im Brot und als Beilage und **Mandeln** immer wieder.

Welche Öle und Nüsse beinhalten eher mehr **Omega-6-Fettsäuren** und sollten seltener auf dem Speiseplan stehen? Sonnenblumenkerne und -öl, Pinienkerne, Cashewkerne, Erdnüsse, Distelöl, Kürbiskerne und -öl, Maiskeimöl. Diese Öle und Saaten nun zum Tabu zu erklären wäre wieder zu einseitig und würde die mannigfaltigen, ebenso wichtigen Mineralien, die in ihnen stecken, außer Acht lassen. Deshalb werden Sie einige dieser »Omega-6-Zutaten« ab und zu in unseren Rezepten finden.

Behalten Sie das ungefähre Verhältnis im Auge. Und wissen Sie, dass Aminosäuren aus Molkereiprodukten die Aufnahme von Omega-3-Fettsäuren begünstigen. Wieder ein gutes Beispiel für gelungene Synergie.

Getreide, genaugenommen auch Samen, war für lange Zeit unser täglich Brot. Doch inzwischen ist besonders der Weizen mit seinem reichen Glutenvorkommen in Verruf geraten. Einen Teil der Schuld trägt die Lebensmittelindustrie, die der Versuchung nicht widerstehen kann, das bindende extrahierte Klebereiweiß häufig gezielt zuzusetzen. Fettarme Light-Produkte und Feinmehlbackwerke werden damit »geschönt«. Allergien und Empfindlichkeiten sind die mögliche Folge. Getreide nun aber gänzlich vom Speisezettel zu verbannen, halten wir für überzogen. Denn Eiweiß und Ballaststoffe gegen Darmkrebs und für Synergiebildung sind eine Bereicherung, für die wir keinen Ersatz gefunden haben. Halten Sie sich an die weniger glutenhaltigen Getreide wie **Dinkel, Emmer, Einkorn** oder **Gerste** und **Hafer** und essen Sie abwechslungsreich, in Form von Vollkorn oder Thermo-Getreide. Wichtig ist der Umgang mit Getreide (Quell- und Ruhezeiten), damit es bekömmlich und nährstoffhaltig rüberkommt. Getreide wie **Hirse, Reis** und das Knöterichgewächs **Buchweizen** liefern Mineralien und Nährstoffe ohne Gluten, eignen sich aber nicht so gut zum Backen.

Tierische Produkte

Tierische Produkte liefern uns schon »vorbereitete« Vitamine und Vitalstoffe. Allem voran sorgt **fetter Seefisch** für Omega-3-Fettsäuren, je frischer Lachs, Hering oder Makrele auf den Tisch kommen, desto besser. Welchen Fisch kann ich heutzutage guten Gewissens kaufen? Zwei kostenlose Apps helfen, sich

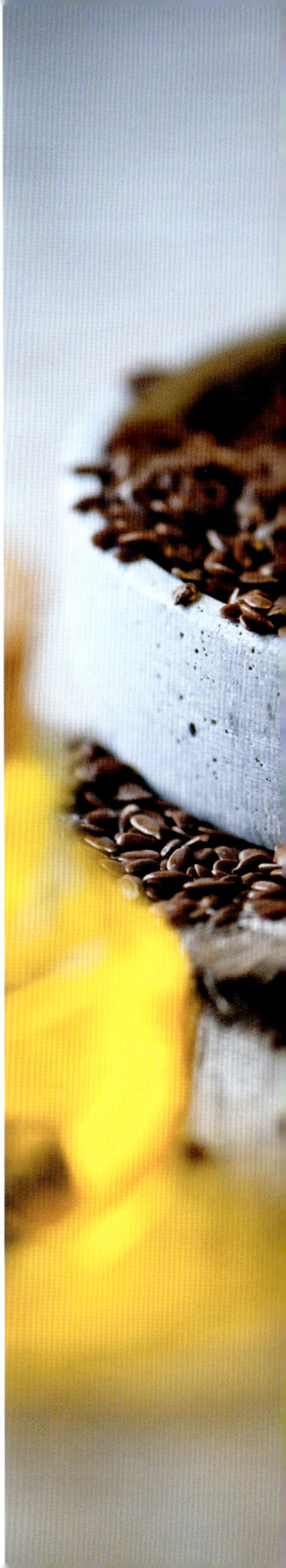

auf dem Markt zu orientieren: der Fischratgeber von Greenpeace und der Fisch-Einkaufsratgeber vom World Wide Fund For Nature (WWF). Hier heißt es: »Kaufen Sie Fischprodukte mit den Siegeln von MSC, ASC (bei Verwendung gentechnikfreier Futtermittel) oder Bio-Produkte.«

Eier und **Milchprodukte** können nur so hochwertig sein, wie das Tier lebt, das die Produkte liefert. Also Freilandhaltung für alle: ein Huhn, im Sonnenlicht aufgewachsen, mit Kraut und Gras und so manchem Regenwurm ernährt, legt ein Ei mit mehr Vitaminen, z. B. Vitamin D, und gesünderen Fetten. Beachten Sie bei Milchprodukten, dass sich die Verträglichkeit durch Fermentieren erhöht wie bei **Joghurt** und **Sauermilchprodukten**. Essen Sie gern auch den leckeren **Käse**. Je länger er lagert, desto leichter verdaulich ist er.

Fleisch ist ein wichtiger Lieferant für Vitamin B12, Vitamin D, Selen, Omega-3-Fettsäuren. Wie beim Hühnerei gilt hier, das Tierwohl ebenso zu unserem eigenen Wohl zu beachten. Wenn wir Fleisch in den Rezepten verwenden, dann Geflügel, Lamm und Rind, gerne von ganzjährig draußen lebenden Tieren. In der Literatur ist uns besonders in Hinblick auf Krebs eine kritische Betrachtung von Schweinefleisch begegnet, sodass wir auf dieses schlichtweg verzichten.

Getränke

Wenn wir über Getränke nachdenken, fällt uns **Wasser** als Erstes ein. Das ist es, was der Körper wirklich braucht. Weiteres ist Geschmacksache. Wir haben beobachtet, dass sich Leitungswasser in manchen Gegenden durch Abkochen ge-

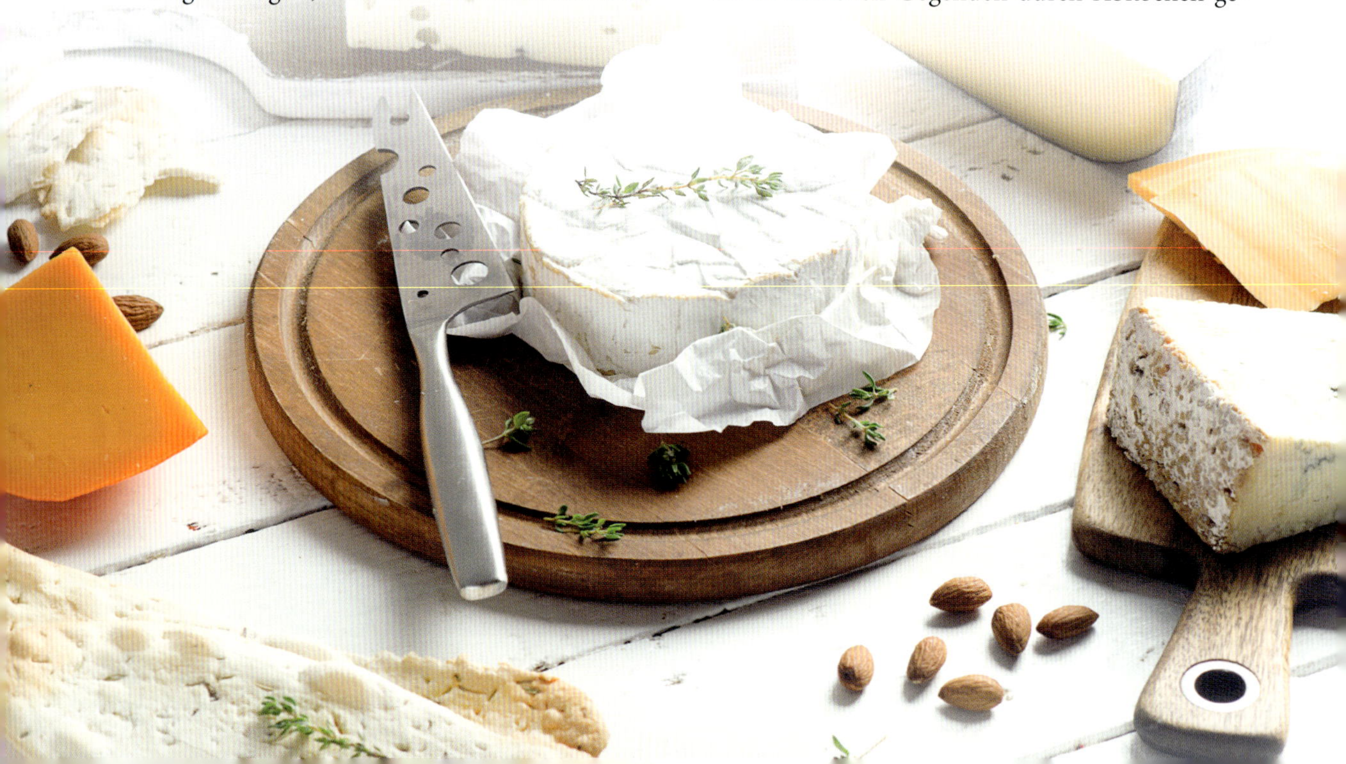

schmacklich verbessern lässt. Allerdings wird Wasser im Allgemeinen nicht als krebspräventives Mittel genannt. Können wir mit Zusätzen zum Wasser vielleicht aber Gewinne in der Krebsprävention erreichen?

Béliveau und Gingras haben in ihrem vielbeachteten Buch zur Antikrebsernährung viel Gutes über grünen Tee und seine Wirkstoffe geschrieben. Besonders dem Catechin Epigallocatechin-gallat EGCG werden außergewöhnliche krebshemmende Eigenschaften nachgesagt. Diese Aussagen stammen allerdings aus der Zeit vor dem Reaktorunglück von Fukushima.[8]

Grüntee, lose Blätter oder als Matchapulver, stammt weitgehend aus Japan und China, letzterer laut ÖkoTest-Zeitschrift von Februar 2012 leider oft pestizidbelastet. Er ist ein Millionenumsatz-Produkt der Japaner, auch nach dem Reaktorunglück im März 2011. Ständige Kontrollen von Tee zur Radioaktivität würde Japan inzwischen selbst durchführen, heißt es in verschiedenen Pressemitteilungen. Verpflichtend sind derzeit 5 % Untersuchungen des ausgeführten Tees. Richtig überzeugt hat uns das nicht. Die Verbraucherzentrale in Hamburg warnt bis heute vor dem Verzehr von Pfifferlingen im Bayrischen Wald, 30 Jahre nach dem Fall-Out in Tschernobyl, bei dem sehr viel weniger Radioaktivität 1600 km entfernt austrat. Die Teeanbaugebiete in Japan liegen 360 bis 1600 km entfernt von Fukushima! Diese Zweifel begründen, dass wir grünen Tee nicht als krebshemmend empfehlen mögen, wir schließen uns damit der Meinung des Bundesamts für Risikobewertung an, dass wenig grüner Tee wohl keinen Schaden anrichtet. Unser Tipp: Trinken Sie Tee – gerne manchmal grünen, aber auch die vielen Kräuter- oder anderen Auszugtees – und das mit derselben achtsamen Andacht wie bei einer japanischen Teezeremonie.

Grüner Tee enthält EGCG, den sekundären Pflanzenstoff aus der Familie der Catechine. Wir stellten uns also die Frage: Welche Pflanzen weisen bei uns Catechine auf und was können wir als Tee trinken? Und siehe da, es gibt Alternativen: In Apfel, Quitte und viel Obst und Beeren (Aprikosen, Birnen, Brombeeren, Erdbeeren, Himbeeren, schwarze Johannisbeeren, Pfirsiche, Pflaumen, Sauerkirschen, Stachelbeeren, Süßkirschen und Weintrauben, Hibiskus) finden sich diese sekundären Pflanzenstoffe. Warum nicht Apfelschalentee, Quittentee aus getrockneten Früchten oder Beerenauszüge trinken. Auch Schorlen könnten uns diesen Nutzen bringen. Gerne mit gutem Wasser (Ihrer Stadtwerke, erkundigen Sie sich nach der Wasserqualität) oder mit Mineralwässern. Übrigens auch im Kaffee und Kakao finden wir Catechine.

Alkohol wird zu den krebsfördernden Mitteln gezählt. In Form von **einem Gläschen Rotwein** nach Art der mediterranen Kost wird er aber selbst von den kanadischen Medizinern nicht »verboten«. Das liegt am Resveratrol, einem Anthocyan, das in roten Trauben und auch noch im Weinerzeugnis vorkommt, und ganz sicher an der entspannenden Atmosphäre, in Verbindung mit gemütlichem Beisammensein am Feierabend.

Liste für die Vorratskammer und besondere Zutaten

Seltenere Produkte findet man oft in Bioläden, Asia-, Afrikamärkten, speziellen Kräuterdrogerien oder in der Apotheke und beim Gewürzhändler auf dem Markt. Einige Vorschläge mit Adressen zur Beschaffung von Bioprodukten gibt es im Anhang unter »Einkaufsmöglichkeiten«, S. 163.

lagerfähige Vorräte	**Besonderheiten in kleinen Mengen**
Getreide: Mehl: Dinkel 630, Einkorn, Emmer grober: Maisgrieß, zarte Haferflocken, Thermo-Gerste glutenfrei: Hirse, Vollkornreis Stärke: Kartoffelstärke	Pfeilwurzelstärke
Hülsenfrüchte: Linsen, getrocknet, Kichererbsen, getrocknet oder Dose ohne Zusätze	Edamame (TK) = Sojabohnensorte
Lagergemüse: Kartoffeln, Zwiebeln, rot, gelb, Knoblauch	Ingwer
Konserviertes Gemüse: Tomatenmark, getrocknete Tomaten in Öl oder in der Tüte	Artischockenherzen in Öl
Lagerobst: Äpfel	
Getrocknetes Obst: Aprikose, Feige, Rosine	Sauerkirschen, Berberitzenfrüchtchen, Apfelschalen, Hibiskusblüten
Gewürze und Saaten: Anis, Bourbonvanille, Cayennepfeffer, Ceylonzimtpulver, Currypulver, Fenchel, Kardamom, Koriander, Kreuzkümmel, Kümmel, Kurkumapulver, Leinsamen, Lorbeerblatt, Muskatnuss, Nelke, Pfeffer (schwarz), Schwarzkümmel, Senfsaat (gelb + schwarz), Sesam, Sternanis	Ceylonzimt (Rinde), Chiliflocken, -fäden, Curryblätter, Hanf, Ras el Hanout (Gewürzmischung), rosa Pfefferbeeren, Sumach, Räuchersalz (z. B. smoked sea salt von Maldon)
Nüsse: ungeschälte Mandelkerne, Walnüsse, Kokos (-milch aus der Dose)	Haselnüsse, Kürbiskerne, Pinienkerne
Öle: Biobratöl, Olivenöl, Rapsöl, Walnussöl; Leinöl (kleine Mengen)	Kokosfett, Sesamöl (geröstet), Hanföl, Haselnussöl
Würzsaucen: Apfelessig, Balsamico bianco und rosso, Weißweinessig, Kräuteressig, Biosojasauce, Senf	Himbeeressig
Zucker: Apfeldicksaft, Agavendicksaft, brauner Vollrohrzucker, Datteln, Rosinen, (siehe auch Trockenfrüchte)	

Frische Knabbereien

Als Alternative zu den gekochten Rezepten folgt mit dieser Liste ein Ideengeber für frische Knabbereien. Diese können helfen, einen kleinen Hunger zu überbrücken oder gar eine Mahlzeit zu ersetzen. Übertreiben Sie nicht mit Rohkost, und schauen Sie, was und wieviel Ihnen bekommt. Das übt in der Selbstbeobachtung. Verwenden Sie gern unsere Pestos und Gremolatas aus dem Rezeptteil zum Dippen der Gemüsesticks. Obst und Nüsse finden weiter beste Verwendung im Frühstücksmüsli. Variieren Sie möglichst für die gesunde Vielfalt.

	Obst	**Gemüse**
Frühjahr	Orangen, Grapefruits, Kumquats, Kiwis, Lager-Äpfel, -Birnen	Radieschen, Topinambur, Mairübchen, Frühlingszwiebeln, Lager-Möhren
Sommer	Erd-, Him-, Blaubeeren, Johannis-, Brom-, Stachelbeeren, Aprikosen, Kirschen, Sauerkirschen, Pfirsiche, frühe Pflaumen, Mirabellen, frühe Äpfel, Melonen	Radieschen, Kirschtomaten, Gurken, Frühmöhren, Paprika, Zuckererbsen/ Zuckerschoten, Kohlrabi, Stangensellerie
Herbst	Äpfel, Birnen, Weintrauben, Renekloden, Pflaumen, Brombeeren	Möhren, Paprika, junge Zucchini, Gemüsefenchel
Winter	Orangen, Grapefruits, Mandarinen, Kumquats, Kiwis, Bananen, Papayas, Mangos, Lager-Äpfel, -Birnen, Ananas, Nüsse (von hier: Hasel- und Walnuss), Cashew, Pekan, Mandel, Kokos	Topinambur, Lager-Möhren, Gemüsefenchel
Immer als Knabberei	getrocknete Früchte: Blaubeeren, Aprikosen, Feigen, Äpfel, Pflaumen, Sauerkirschen, Aroniabeeren	eingelegte Oliven (ohne Farbstoffe E 579 od. 585), gedörrte Gemüsechips, dunkle Schokolade (mind. 70 % Kakaoanteil), Kräuter-Kräcker von S. 85

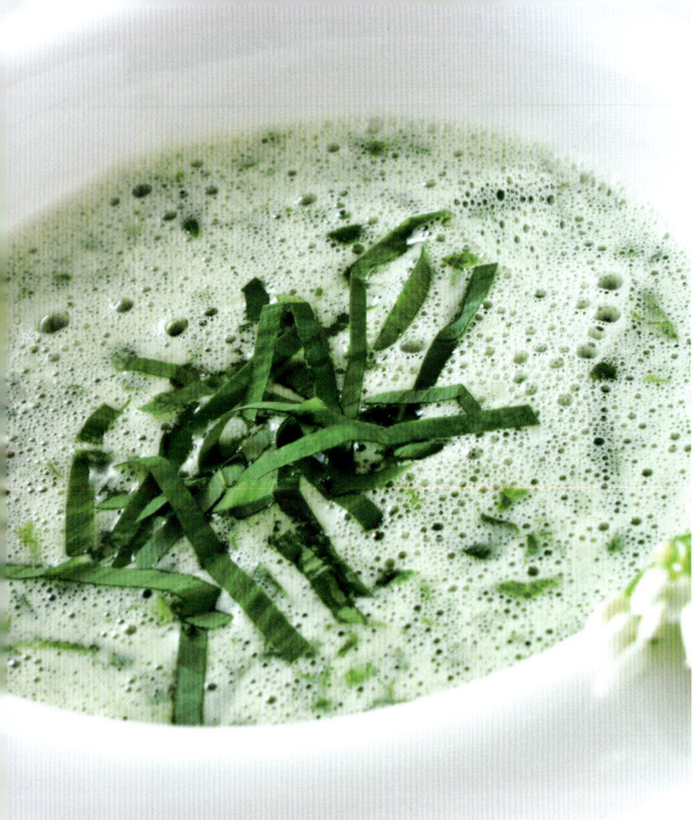
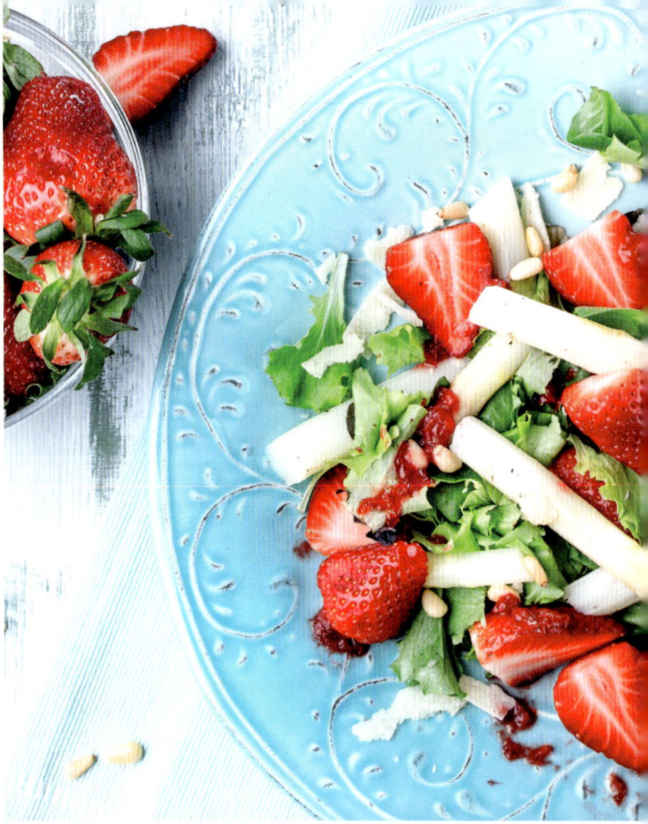
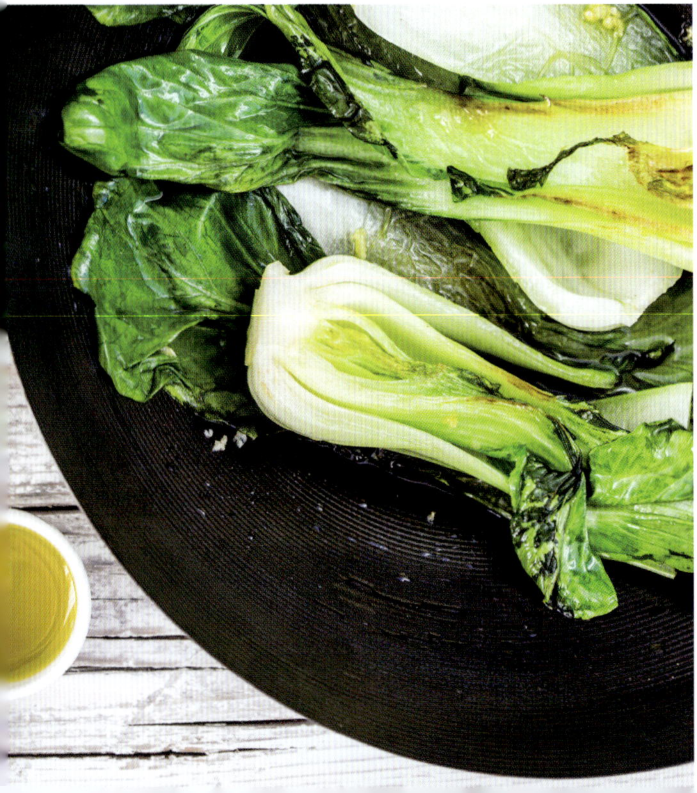
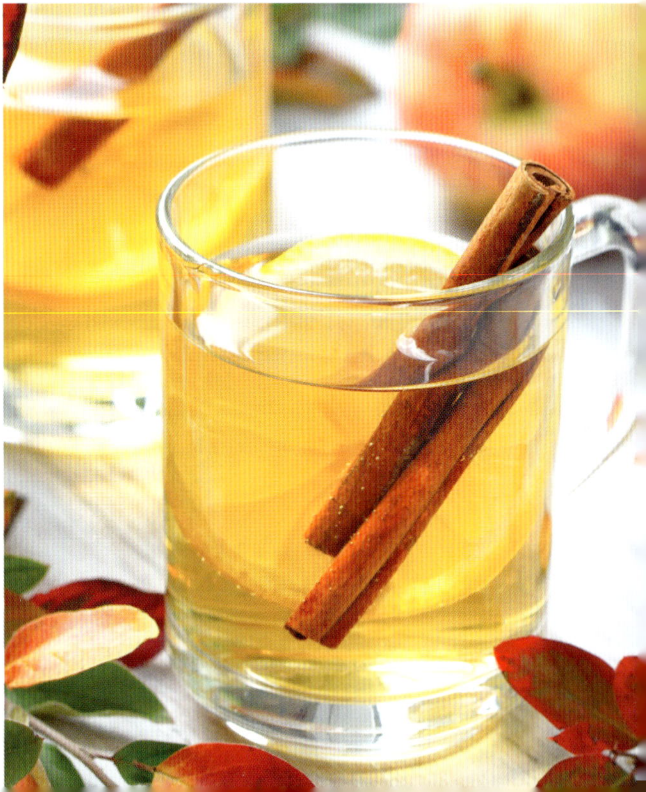

Die Rezepte

» Sie gelten, wenn nicht anders angegeben, **für 4 Personen**.

» Sie sind so weit wie möglich **jahreszeitlich geordnet**. An der Schriftfarbe und der Fußzeile erkennen Sie die Zuordnung.
Für jede Jahreszeit haben wir **4 Pesto und Co.** plus **1 Backwerk, 2 Suppen, 2 Salate, 4 Hauptgerichte, 1 Dessert** und **1 Getränk** aus vielen heimischen Zutaten für Sie zusammengestellt.

» Alle Vorspeisen und Hauptgerichte können **unterschiedlich eingesetzt** werden. Man kann sie leicht durch Veränderung der Mengen zu dem einen oder anderen machen. Frei nach Ihrer Lust und Ihrem Appetit.

» **Pesto und Co.** lassen sich gut vorbereiten. So reicht ihr Einsatz vom Proviantpaket fürs Büro bis zur Beilage bei einem Hauptgericht oder zur leckeren Brotzeit am Abend. Die Nährstoffe und ihre schonende Zubereitung sind spezifisch krebspräventiv aufeinander abgestimmt. Das **Backwerk** dazu lässt Pesto und Co. zu einer kleinen sättigenden Mahlzeit werden.
Tipp: Pesto und Co. vor dem Verzehr noch einmal abschmecken.

» Die **Zubereitungszeit** ist ein geschätztes Mittelmaß, manche Kochbegeisterte sind schnell beim Waschen, andere schnippeln rasant. Wieder andere Personen kneten in Windeseile einen Teig. Wir sind uns selbst Beispiel gewesen, aber es kann bei Ihnen ganz anders sein.

» Wenn wir den **Backofen** anstellen, ist von Ober-/Unterhitze die Rede. Sollte Umluft nötig sein, wird das extra erwähnt. Die Temperatur halten wir in diesem Buch bei höchstens 200 °C, um hitzerelevante Krebsauslöser so gering wie möglich zu halten.

» Als Salz verwenden wir **Meersalz**. Wenn wir keine Mengenangabe gemacht haben, möchten wir es Ihnen gerne freistellen, wie viel Sie beim Abschmecken verwenden. Das Gleiche gilt für alle scharfen Gewürze.

» Alle **Rezepte im Überblick** gibt es auf S. 158.

» Im **Stichwortverzeichnis** auf S. 159 finden Sie schnell und übersichtlich unsere krebspräventiven Lebensmittel.

Frühlingskräuter-Creme

Es grünt so grün

2 Gläser Kräutercreme

300 g gemischte Frühlingskräuter
2 Knoblauchzehen
250 g Joghurt od. 100 g Schmand + 150 g saure Sahne
200 g cremiger Schafskäse (z. B. Manouri)
Meersalz, Pfeffer
Biozitronensaft zum Abschmecken

Küchenzeit 15 Min.

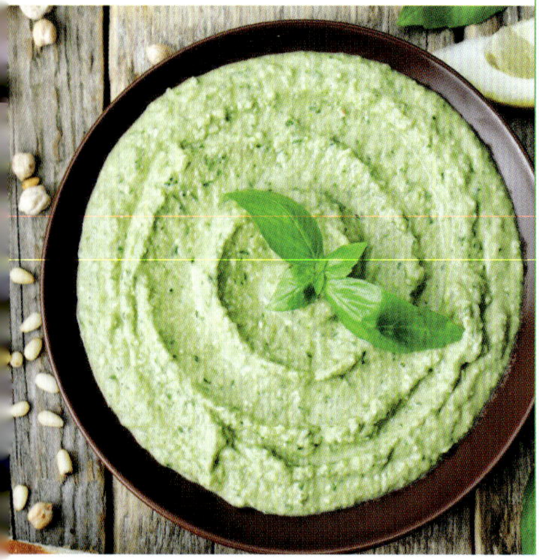

Pesto **Kräuter** waschen und trocken schütteln, die groben Stiele entfernen und die Blätter fein hacken. **Knoblauch** schälen und pressen (wenn nicht Bärlauch als Kraut verwendet wird). Mit 2 EL **Joghurt** die Kräuter mit dem Mixer pürieren. Den **Schafskäse** mit dem restlichen Joghurt glattrühren, zu der Joghurtkräutermasse geben und zu einer glatten Creme verrühren. Mit **Salz, Pfeffer** und ggf. **Zitronensaft** abschmecken.
Bitte beachten: Schafskäse ist bereits gesalzen, Sauerampfer sauer.

Frühlingskräuter Kerbel, Koriander, Petersilie (=Doldenblütler), Bärlauch, Frühlingszwiebel, Schnittlauch (=Zwiebelgewächse); Borretsch, Brunnenkresse, Pimpinelle, Sauerampfer, Winterportulak, Zitronenmelisse …

Wildkräuter Brennnessel, Giersch, Löwenzahn, Schafgarbe (wenig), Scharbockskraut (vor der Blüte) …

WissensWerte Den wunderbaren FRÜHEN KRÄUTERN wurde mit der Frankfurter »Grünen Soße« ein Denkmal gesetzt. Dieses Rezept ist eine Variante des Klassikers. Einige der Frühlingskräuter gehören zu den DOLDENBLÜTLERN, andere zu den ZWIEBELGEWÄCHSEN, denen besonders krebsrelevante Verdienste zugeschrieben werden. Alle FRÜHLINGSKRÄUTER zeichnen sich durch viel Vitamin C aus, zudem haben sie oft entwässernde und entsäuernde Wirkung. Insofern erledigen sie für uns den leidigen »Frühjahrsputz«. Die calciumhungrige Oxalsäure der sauren Kräuter befriedigen wir mit der Zugabe von calciumhaltigen MOLKEREIPRODUKTEN.

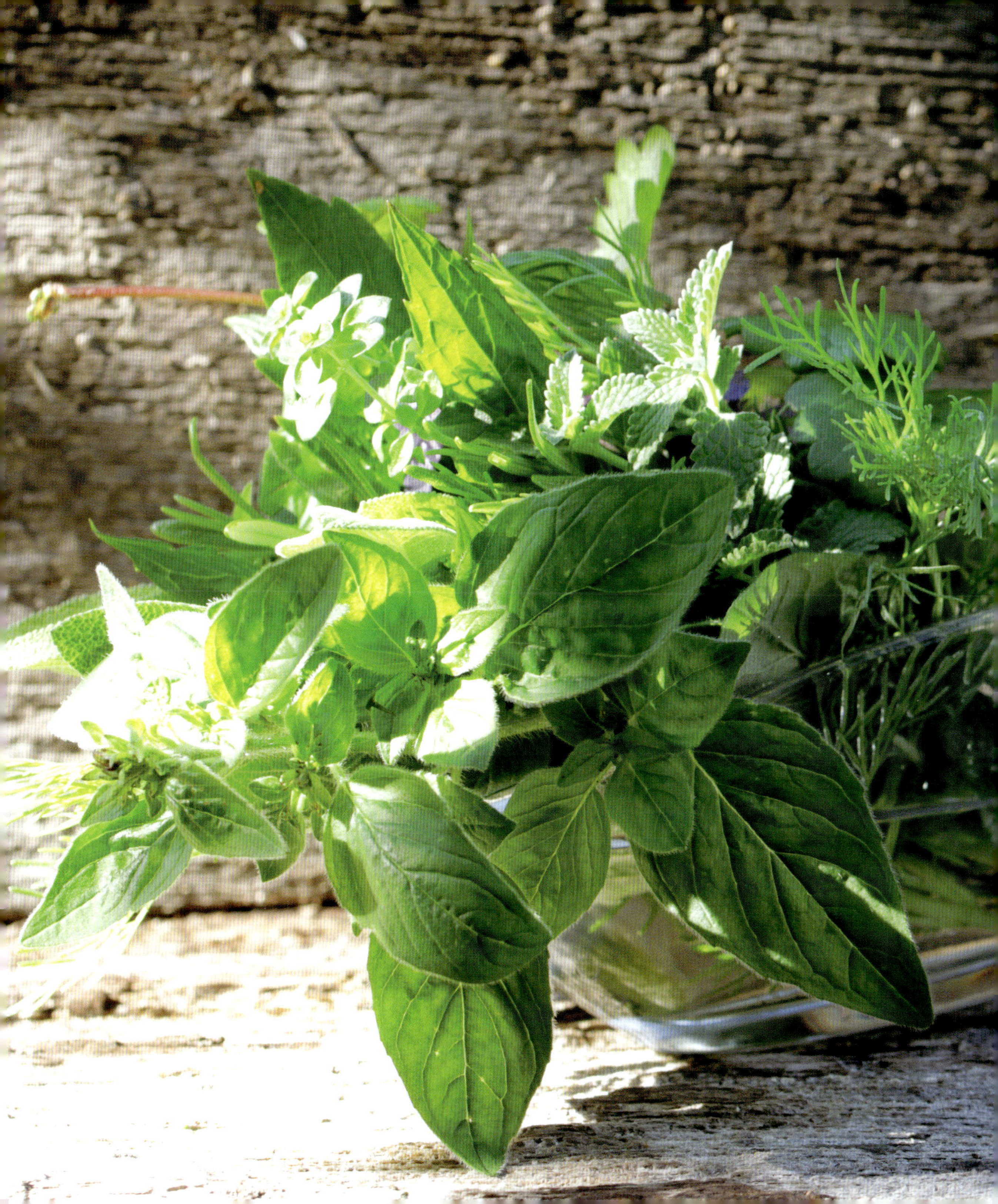

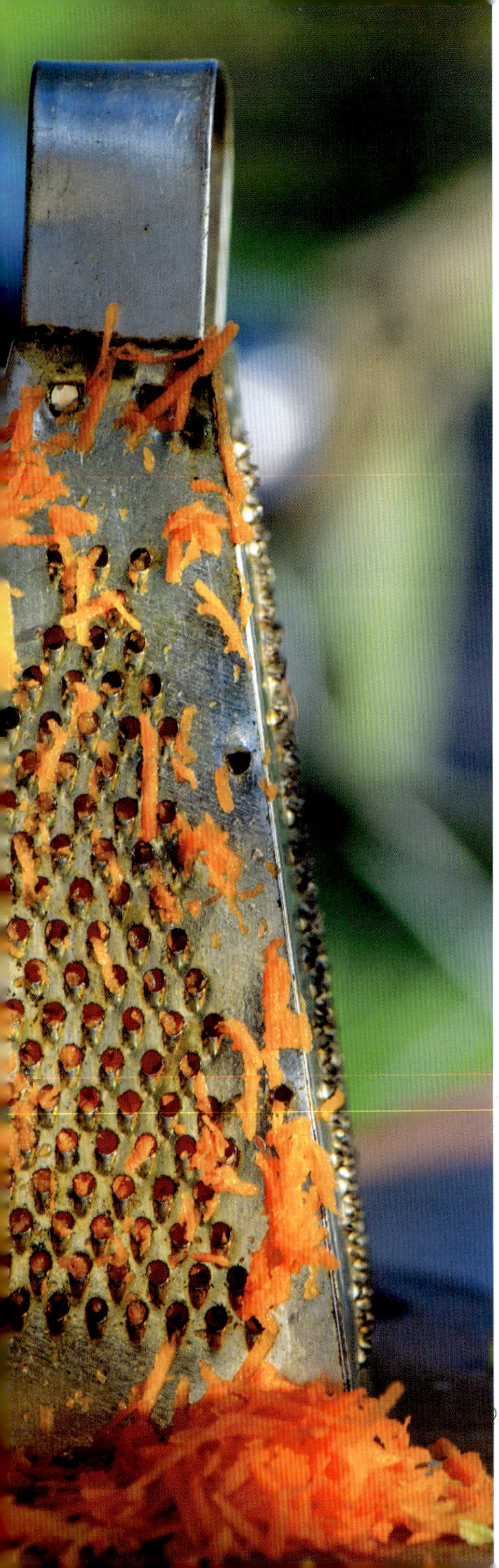

Möhren-Joghurt-Dip

Ein Buffet-Bestseller

8 Portionen Vorspeise
200 g Möhren
2 – 3 EL Olivenöl
1 Knoblauchzehe
200 g Joghurt (3,5 %)
Meersalz, Pfeffer
Biozitronensaft zum Abschmecken
optional 3 EL Dill, gehackt

Küchenzeit 15 Min.

Dip **Möhren** schälen und fein raspeln. In der Pfanne mit **Öl** bei kleiner Hitze glasig dünsten. **Knoblauch** schälen und durch die Presse geben, zufügen und unterrühren. Vom Herd nehmen. **Joghurt** untermischen. Mit **Salz, Pfeffer** und evtl. **Zitronensaft** abschmecken. Kann, wie gerne auf dem Balkan, mit **Dill** serviert werden.

WissensWerte Die MÖHREN gelten als natürliches Antibiotikum. Ergänzt mit MILCHSÄUREBAKTERIEN (Probiotika) und KNOBLAUCH (Präbiotikum) wird dieser Dip zu einem leckeren Highlight für alle braven Bakterien im Darm und zum Störenfried für die unguten. Die Vitaminverluste halten wir gering durch extrem kurzes Dünsten. Die Kombination der Zutaten kann ein Feuerwerk von Synergien entfachen. Serviert mit gehacktem DILL setzen Sie das grüne i-Tüpfelchen.

Avocado-Gremolatas

»Ölfrucht« trifft Vitamine

4 Portionen Gremolata
1 Avocado
Meersalz, Pfeffer

1. Variante
½ kleine Fenchelknolle mit Grün
1 TL Biolimettensaft

2. Variante
5 Radieschen
1 TL Biozitronensaft

Küchenzeit 15 Min.

WissensWerte

AVOCADO bringt uns sowohl gesättigte als auch ungesättigte Fettsäuren. Mit Vitamin C im Rezept (ZITRONE, LIMETTE) werden ihre Vitamine A, K und E besser bioverfügbar und die frische grüne Farbe bleibt länger erhalten. Die knackigen Gemüsefreunde in dieser Gremolata laden zum Kauen ein. Damit können die Nährstoffe im Mund direkt mit Enzymen gespalten und optimal zur Aufnahme in den Stoffwechsel vorbereitet werden.

Avocado entkernen und das Fruchtfleisch mit einer Gabel zu Mus verarbeiten. Zügig in 2 Schälchen aufteilen. In einem Schälchen den **Limettensaft** unterrühren, im anderen den **Zitronensaft**.

1. Variante Den **Fenchel** waschen, Grün abschneiden, kleinhacken und zur Seite stellen. Die Fenchelknolle halbieren, die Knollen-»Blätter« ablösen und in sehr kleine Stückchen schneiden. Anschließend in das Avocadomus mit Limettensaft rühren und mit **Salz** und **Pfeffer** abschmecken. Das gehackte Grün vor dem Servieren als Deko darüber streuen.

2. Variante Die **Radieschen** waschen und in sehr kleine Stückchen schneiden. 1 TL davon beiseite stellen für die Dekoration. Die anderen Radieschenstückchen unter das Avocadomus mit Zitronensaft rühren. Abschmecken mit **Salz** und **Pfeffer**. Die Deko darüber streuen.

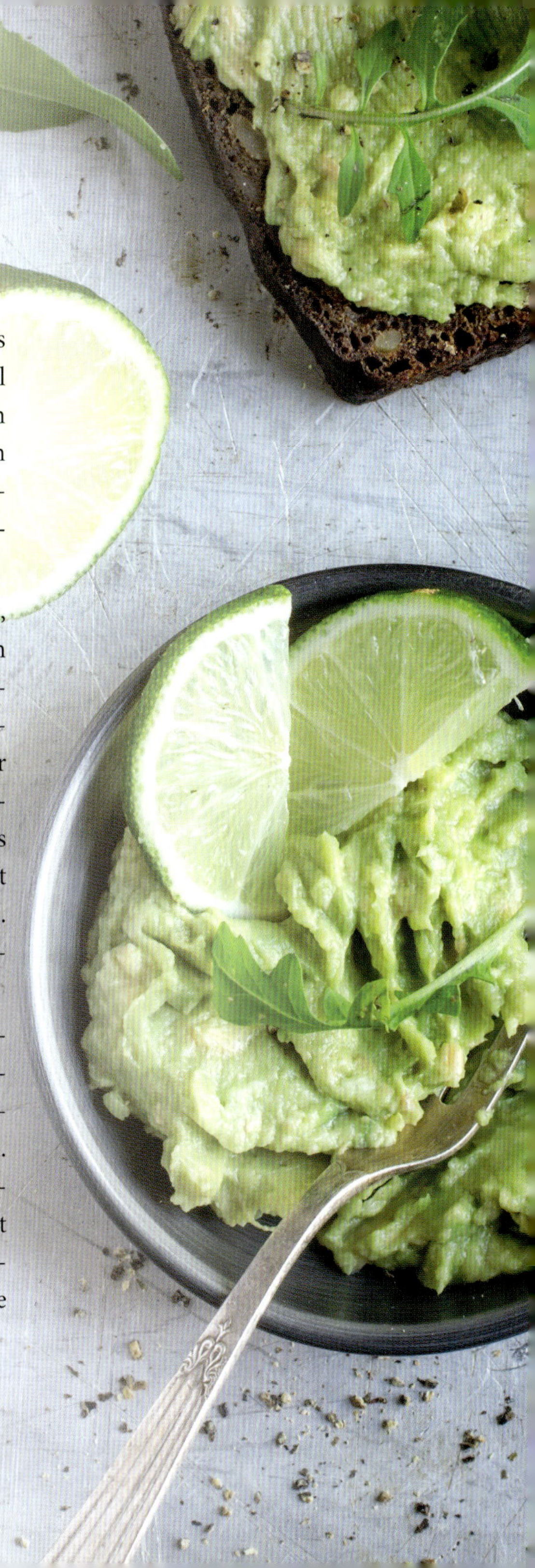

Rhabarber-Top, senfscharf

auf Ziegenrolle

1 Glas Rharbarber-Top
200 g roter Rhabarber, geputzt
3 gestr. TL Zucker (15 g)
½ rote Peperoni
1 Msp. Zimt
½ – 1 TL körniger Senf
2 – 3 EL Wasser
1 Rolle Ziegenkäse

Küchenzeit 30 Min.
Zubereitung 10 Min.
Ziehen lassen 20 Min.

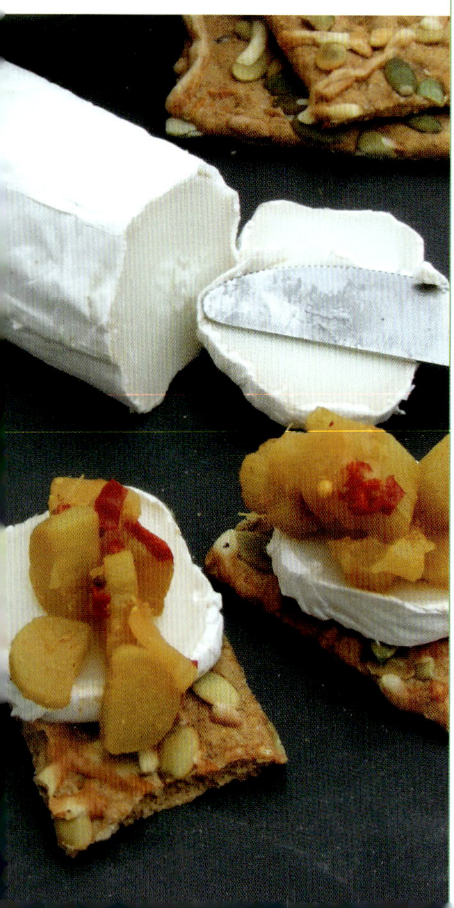

Rharbarber-Top **Rhabarber** abziehen und klein stückeln. Mit dem **Zucker** mischen und in einem kleinen Topf ca. 20 Minuten Saft ziehen lassen. **Peperoni** inzwischen entkernen und klein würfeln, evtl. mit Handschuhen arbeiten, und mit dem **Zimt** und **Senf** zum Rhabarber geben. Alles verrühren und kurz aufkochen, dann 3 – 4 Minuten köcheln. Es sollte etwas Flüssigkeit im Topf sein. Wenn der Saft nicht ausreicht, ein wenig **Wasser** zufügen. Achtung! Der Rhabarber soll gar sein, aber nicht zerfallen. Das ist von einer zur anderen Sekunde passiert. Bleiben Sie also am Herd.

Servieren Sie den stilvoll-puristischen Rhabarber-Top mit **Ziegencamembert** von der Rolle auf Kräcker als Fingerfood oder als besonderes Käsedessert.

WissensWerte Wer die frühe Ernte und die rote Sorte von RHABARBER verarbeitet, handelt sich wenig Oxalsäure, aber umso mehr Vitamin C ein. Der calciumreiche ZIEGENKÄSE verhindert zudem, dass die Oxalsäure sich unseres Knochencalciums bedient.
Hier wird ausnahmsweise raffinierter »toter« Zucker in Gewürzmenge verwendet, denn der karamellige Geschmack des Vollrohrzuckers würde den zarten frischfruchtigen des Rhabarbers übertünchen. Die Zuckerkristalle brauchen wir zum Saftziehen.
Interessant am Rezept ist, dass es ohne Salz und Pfeffer auskommt. Kaum zu glauben.

- 5 g schwarze Senfsaat
- 20 g gelbe Senfsaat
- 15 ml Weinessig (5 %)
- 1 TL Apfelessig
- 1 TL Agavendicksaft
- 25 ml Wasser, evtl. plus 1 TL Wasser
- Meersalz nach Geschmack

Selbst gemachter körniger Senf Senfsaat feiner oder grober mörsern, dann zu einer Paste mit den anderen Zutaten verarbeiten. Abschmecken und 12 Stunden ziehen lassen. Hält sich mindestens 4 Wochen im Kühlschrank.

Je höher der Anteil an schwarzer Senfsaat ist, desto schärfer wird der Senf.

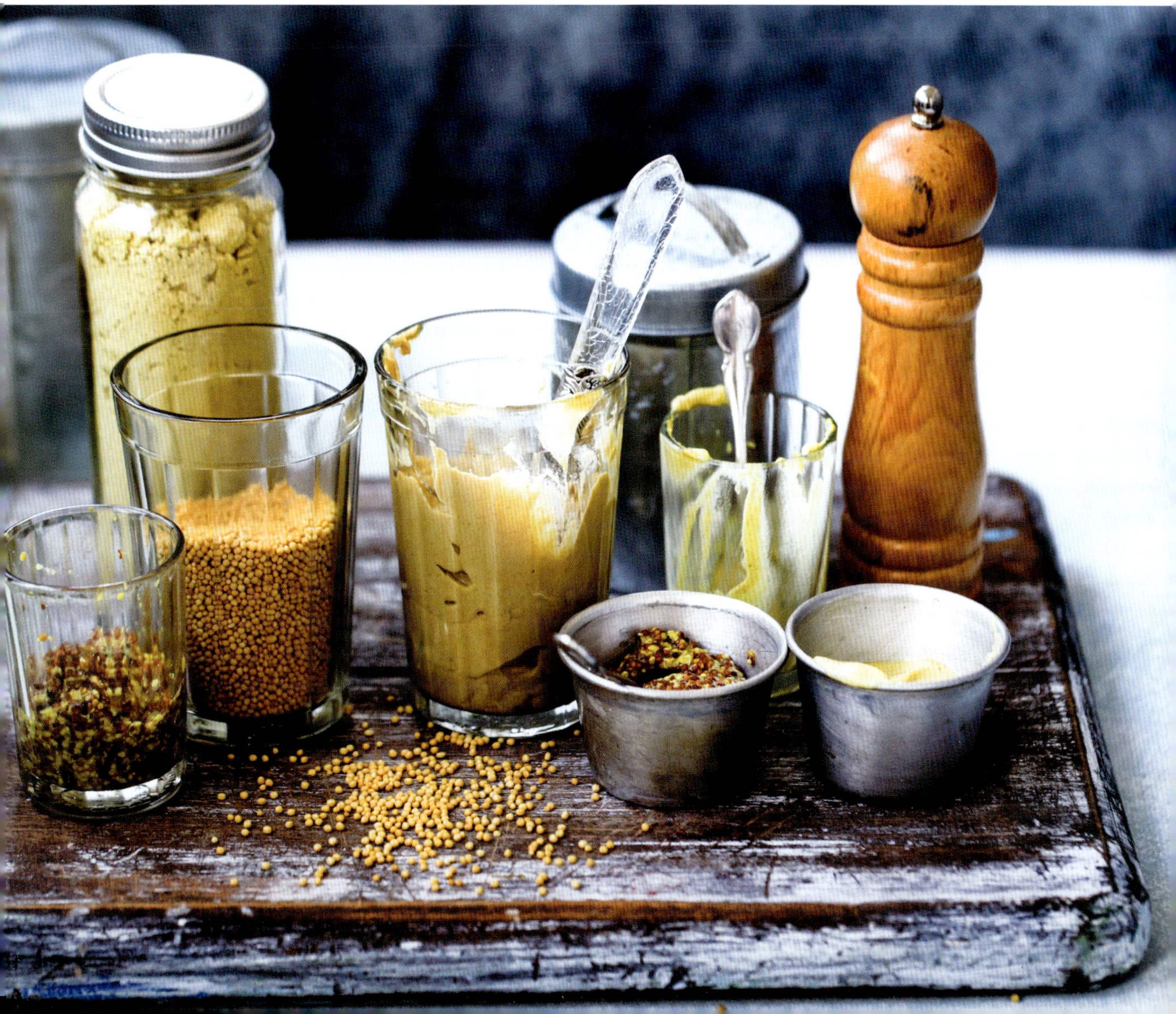

Gersten-Nussecken

herzhaft abgeschmeckt

½ Backblech Nussecken

200 g Thermo-Gerste (z. B. von Bauck)
400 ml Wasser
etwas Meersalz
2 Msp. Cayennepfeffer
40 g Mandeln
1 EL Mandelmus
2 gestr. EL Dinkelmehl
2 TL Sojasauce
1 gestr. TL Brotgewürz (S. 136)
Pfeffer nach Geschmack

Küchenzeit 50 Min.
Zubereitung 10 Min.
Quellen und Backen 40 Min.

Nussecken Die **Thermo-Gerste** im **Wasser** mit **Salz** und **Cayennepfeffer** unter Rühren kurz aufkochen und mindestens 20 Minuten bei geringer Hitze quellen lassen.
Den Ofen auf 180 °C vorheizen.
Mandeln klein hacken und mit dem **Mandelmus, Dinkelmehl, Sojasauce, Brotgewürz** und **Pfeffer** unter den Getreidebrei mischen. Ggf. 1 EL Wasser zufügen, damit ein streichfähiger Teig entsteht.
Den Teig etwa 1 cm dick auf ein mit Backpapier ausgelegtes Backblech streichen und leicht andrücken. Etwa 20 Minuten backen. Zum Ende unter Beobachtung auf der obersten Schiene bei 200 °C bräunen lassen (2 – 3 Minuten).
Dann in Quadrate schneiden und zu einem oder mehreren der Dips reichen. Schmeckt warm oder kalt.

WissensWerte Die glutenarme würzige GERSTE wurde durch »Thermo«-Behandlung schonend gedarrt. Durch das Darren und die kurze Kochzeit bei der Zubereitung werden Inhaltsstoffe aufgeschlüsselt und bleiben maximal erhalten. Das spart unsere Zeit und fördert die Bekömmlichkeit. Gerste pflegt mit Ballaststoffen unseren Darm und unterstützt damit das Immunsystem. Bei einer gesunden Darmflora können die im Getreidekorn enthaltenen Phytoöstroge gegen hormonell beeinflusste Krebsprozesse wirken.
Als Unterlage zu den Pestos und Aufstrichen kann die Getreideschnitte dem jeweiligen Begleiter gut angepasst werden. Ob mit oder ohne Brotgewürz, ob mit Thymian, Rosmarin, ob mit Schwarzkümmel oder glasig gedünsteten Zwiebeln: Sie stellt sich auf unsere und Ihre Dip-Kombinationen ein.

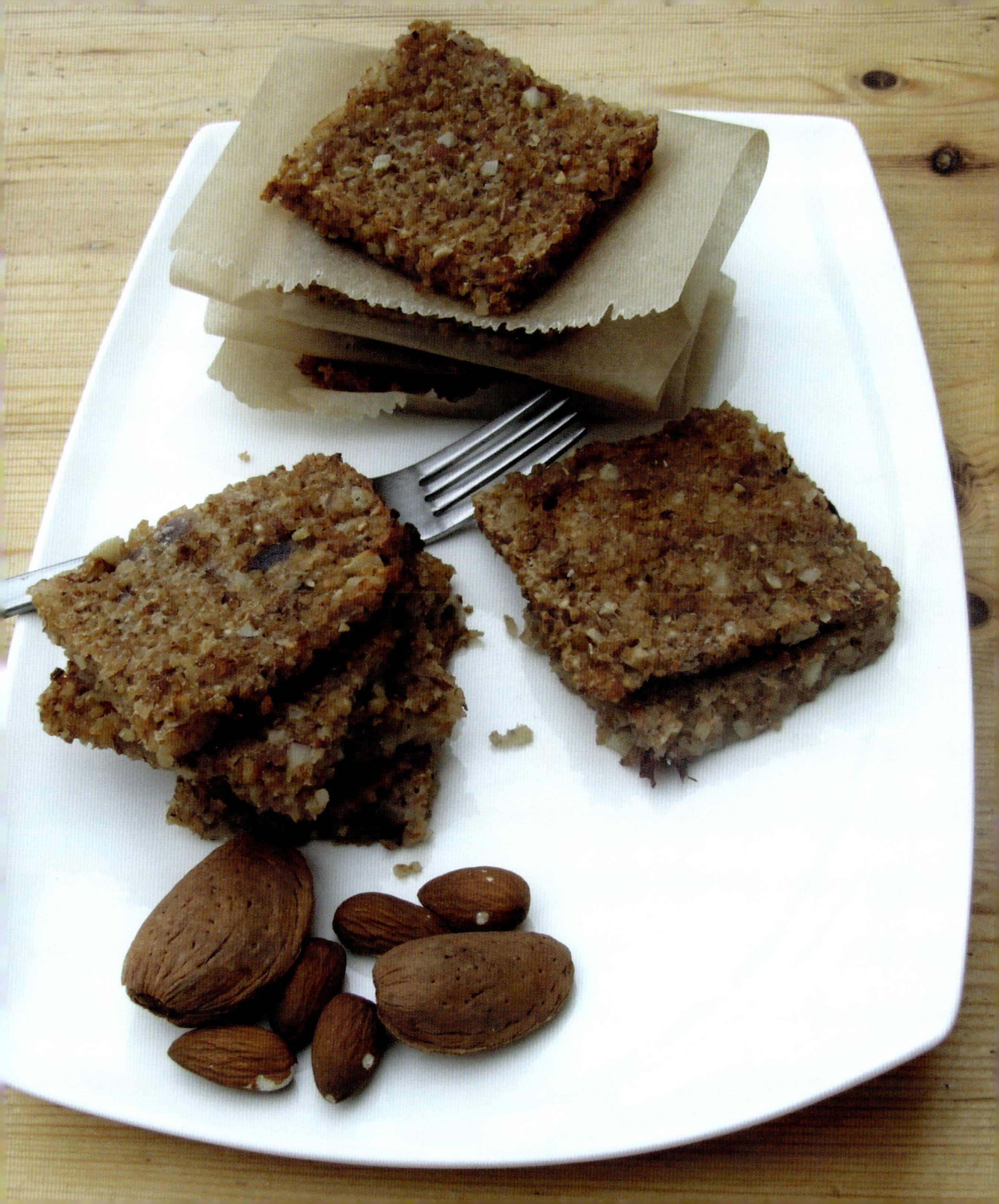

Glückliche-Hühner-Suppe

Eine asiatische Variante

4 Portionen Suppe

Hühnersuppe
1 kleines Biosuppenhuhn
1 Bund Suppengemüse
1 Zwiebel
20 g Ingwer
1 TL Meersalz
½ Biolimette, Schale
2 Lorbeerblätter
2 Stängel Liebstöckel
1 Stück Ceylon-Zimtrinde
1 Sternanis
ca. 2 l Wasser

Gemüse-Einlage
2 Möhren
1 Stück weißer od. schwarzer Rettich
1 Handvoll Zuckererbsen
½ – 1 rote Chilischote
4 Stiele Koriander
400 ml Kokosmilch
Meersalz, Pfeffer
Sojasauce zum Abschmecken
etwas Biolimettensaft
ggf. geröstetes Sesamöl

Küchenzeit 2 Std.

Hühnersuppe Das **Suppenhuhn** innen und außen waschen, evtl. Innereien entfernen, für weniger Fett den Bürzel abschneiden. **Suppengemüse** putzen, waschen, grob würfeln. **Zwiebel** vierteln, nicht schälen. **Ingwer** schälen, grob würfeln. Huhn, Suppengemüse, Zwiebel, Ingwer, **Salz,** gewaschene **Limettenschale, Lorbeerblätter, Liebstöckel, Zimt** und **Sternanis** in einen Topf geben.
Etwa 2 l **Wasser** zufügen, dass alles knapp bedeckt ist, aufkochen. Ca. 1 Stunde köcheln. Wenn sich das Fleisch leicht vom Knochen trennen lässt, das Suppenhuhn herausnehmen. Das Fleisch ablösen und beiseite stellen, die Knochen weitere 30 Minuten köcheln.

Gemüse-Einlage **Möhren** und **Rettich** schälen, in mundgerechte Streifen schneiden. **Zuckererbsen** waschen und putzen, evtl. halbieren. **Chilischote** längs halbieren, entkernen und fein schneiden. **Koriander** waschen, Stiele fein hacken, die Blätter für die Dekoration beiseite stellen.

Fertigstellung Brühe durch ein Sieb in einen neuen Topf abgießen. **Kokosmilch** unterrühren. Möhren, Rettich, Zuckererbsen und Korianderstiele zugeben, aufkochen und das Gemüse bissfest köcheln lassen.
Die Haut vom Suppenfleisch entfernen und dieses klein schneiden. Hühnerfleisch zur Suppe geben und erhitzen. Mit **Salz, Pfeffer, Sojasauce** und etwas **Limettensaft** abschmecken.
Korianderblätter hacken, darüber streuen. Nach Wunsch mit etwas **Sesamöl** beträufeln.

WissensWerte HÜHNERSUPPE gehört bis heute zu den bewährten Hausmitteln bei Erkältung und in der Rekonvaleszenz. Sie passt auch in die Zeit der Frühjahrsmüdigkeit. Wir haben die kräftigende Suppe um eine asiatische Note ergänzt, die den wärmenden Charakter durch Zugabe von CHILI und INGWER und auch RETTICH noch verstärkt. Der LIEBSTÖCKEL steuert das Antioxidans Quercetin bei, das zum Zellsterben bestimmter Tumore führen soll.

Uns ist dabei wichtig, dass das HUHN artgerecht gelebt hat, auch um ein hochwertiges Fleisch inklusive Vitamin B12 bieten zu können. Nur ein Huhn, das genügend Sonnenlicht hatte, kann z. B. Vitamin D liefern.

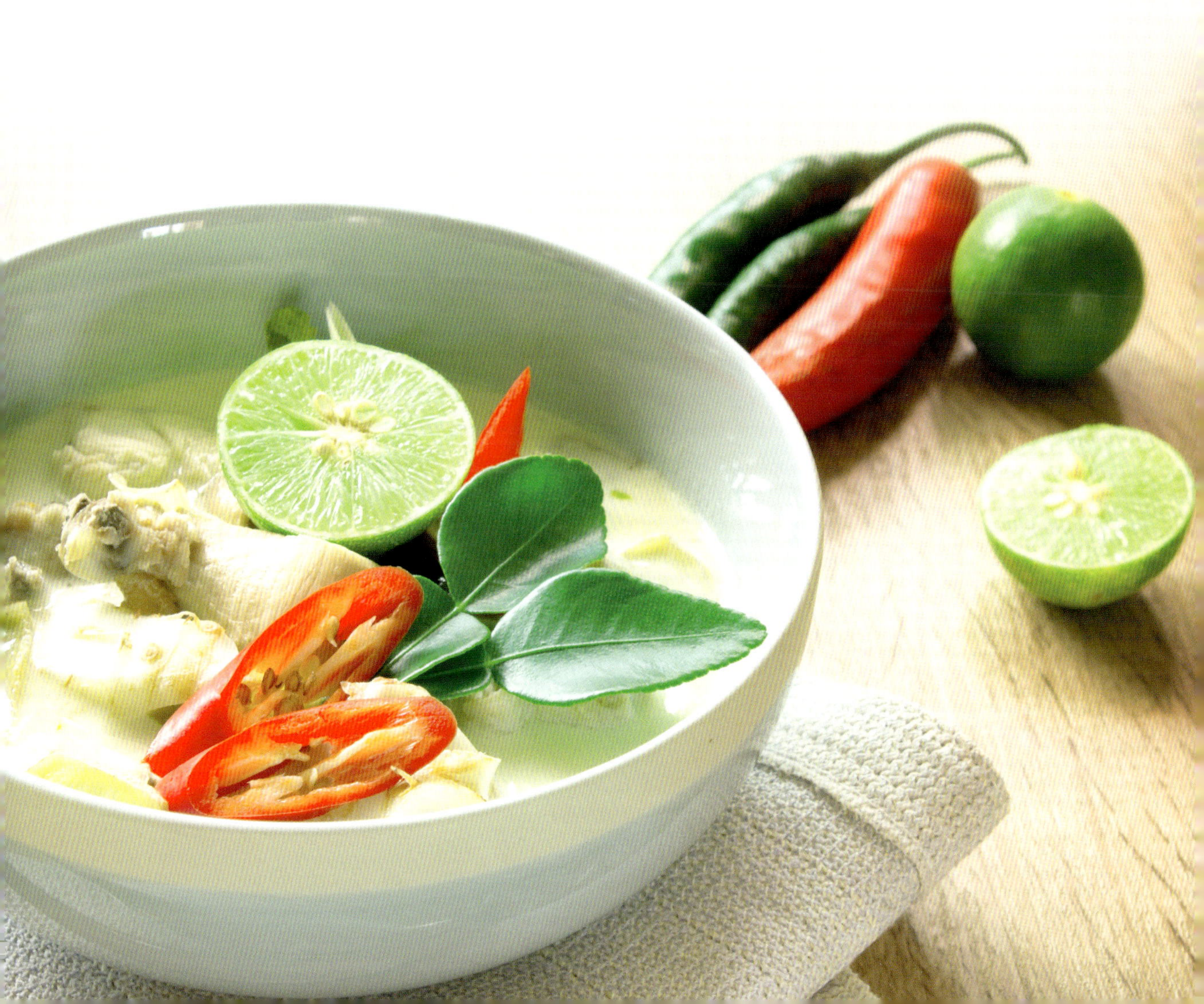

Bärlauchsüppchen

Die »Schaumgeborene«

4 Portionen Suppe
½ kleine Zwiebel
40 g Butter
300 g Kartoffeln
300 ml Weißwein od. Gemüsebrühe
500 ml Wasser
100 g Bärlauch
150 ml Sahne
Meersalz, Pfeffer
1 Hauch Muskat
1 – 2 TL Biozitronensaft zum Abschmecken
4 EL Milch

Küchenzeit 30 Min.

Süppchen **Zwiebel** fein würfeln und in einem Topf in der geschmolzenen **Butter** glasig dünsten. **Kartoffeln** schälen, waschen und würfeln und dazugeben. Mit **Weißwein/Gemüsebrühe** ablöschen. Dann das **Wasser** zufügen und köcheln, bis die Kartoffeln gar sind. Mit dem Mixer fein pürieren. Den **Bärlauch** in feine Streifen schneiden, 2 EL zur Seite legen. Den Rest fein hacken und mit der **Sahne** zur Suppe geben. Mit **Salz, Pfeffer, Muskat** und **Zitronensaft** abschmecken. Die Suppe nochmals erwärmen, aber nicht kochen. Die **Milch** zufügen und mit dem Pürierstab halb in der Luft, halb eingetaucht, schräg gegen den Topfrand (vorsichtig, damit es nicht spritzt!) die Oberfläche aufschäumen.

Anrichten Mit einer Kelle Suppe mit Schaum in Tellern anrichten, mit den restlichen **Bärlauchstreifen** garnieren und sofort servieren.

WissensWerte Die Schwefelverbindungen in ZWIEBELGEWÄCHSEN und dem frühlingsfrischen BÄRLAUCH haben sich als wirkungsvoll gegen krebserregende Nitrosamine erwiesen. Die entstehen gerne, wo geräucherte Fleisch- und Wurstwaren bei hoher Hitze gebraten oder gegrillt werden. Besonders Krebs der Nahrungswege (Speiseröhre, Magen, Darm) scheint auf die Schwefelverbindungen anzusprechen. Zudem soll die Wirkung der Chemotherapie unterstützt werden.
Zusätzlich kann das in den ZWIEBELGEWÄCHSEN enthaltene Polyphenol Quercetin das Wachstum von Krebszellen anscheinend hemmen bzw. deren Zelltod herbeiführen (Apoptose). Frisch zerdrückter Knoblauch gilt als der beste Lieferant der krebshemmenden Stoffe.

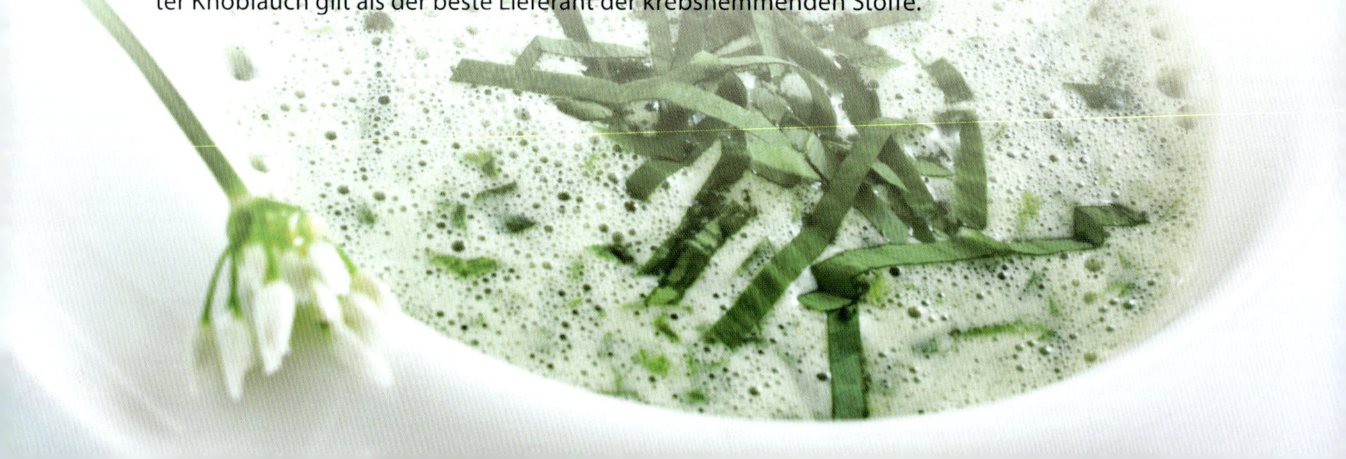

Mairübchensalat

ganzheitlich dabei

4 Portionen Salat
3 Mairübchen inkl. Blätter
5 EL Walnussöl
½ Biozitrone, Saft und Zesten
1 TL Schwarzkümmel
1 TL Meersalz
Cayennepfeffer nach Geschmack

Küchenzeit 20 Min.

Salat Das Grün der **Rübchen** abschneiden, waschen und mit den Stielen feinhacken. Die Rübchen schälen und feinhobeln.
In einem Schraubglas für die Marinade **Walnussöl, Zitronensaft,** die Hälfte der kleingeschnittenen **Zitronenzesten, Schwarzkümmel, Salz** und **ein Drittel des Blattgrüns** anschütteln. Mit **Cayennepfeffer** abschmecken. Rübchenhobel und etwas Grün in einer Schüssel mit der Marinade übergießen, gut vermengen und den Salat auf Tellern anrichten. Garnieren mit dem Rest des Blattgrüns und den verbliebenen Zitronenzesten.

WissensWerte MAIRÜBCHEN sind auch Sommer- und Herbstrübchen – ja nachdem, wann sie angebaut werden. Der Salat kann also das ganze Jahr immer mal wieder auf den Speiseplan. Als Kreuzblütler sind sie mit Kohl und Rettich nah verwandt. Der zarte unaufdringliche Geschmack macht sie zu idealen Begleitern. Das GRÜN und die STIELE bringen zusätzliche Würze mit ihrem etwas kräftigeren Aroma. In Westfalen isst man das Grün als Gemüse. Sogenanntes Stielmus oder Rübstiel wird dort gerne in der Art wie der Endiviensalat in unserem Kartoffelstampf-Rezept von S. 148 genossen. WALNUSSÖL wertet als feine Edelzutat mit Omega-3-Fettsäuren den einfachen Salat auf. Sein leichtes nussiges Aroma passt gut mit Zitrone zu diesem besonderen Frühlingsgemüse.

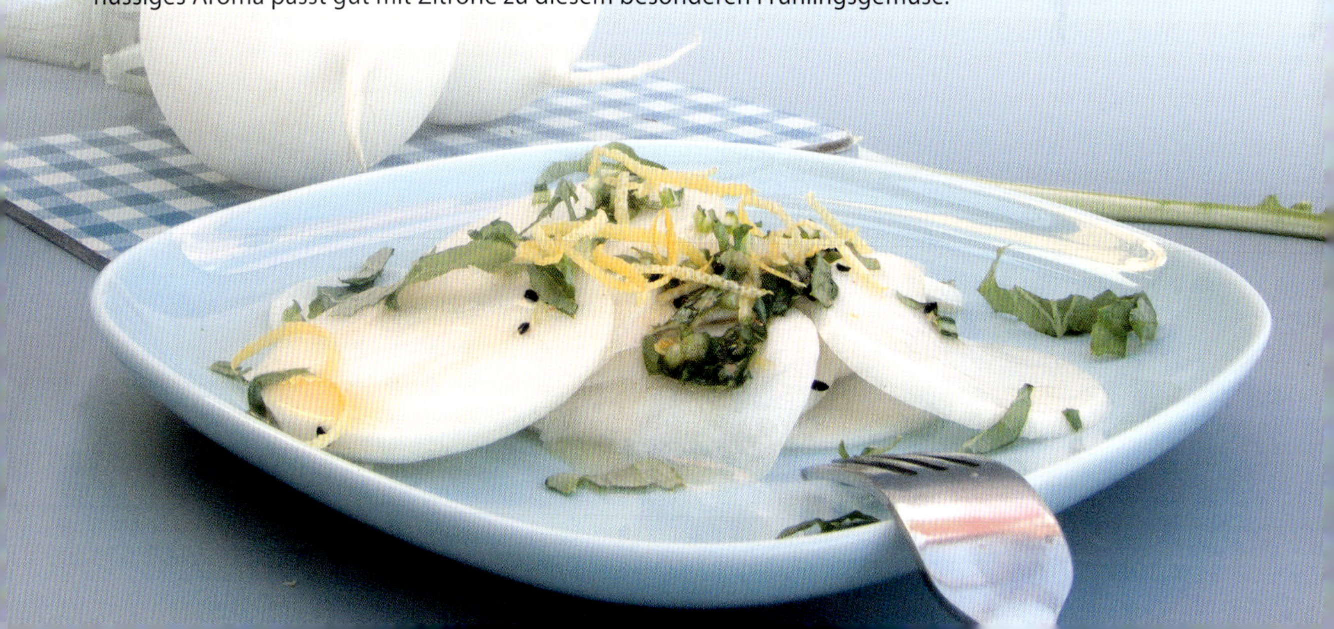

Weißkohltürmchen mit süßsaurer Sauce

Ein scharfer Hochstapler

4 Portionen

Süßsaure Sauce für ca. 2 Gläser

1 Chilischote
2 Frühlingszwiebeln – nur das weiße Ende
1 Knoblauchzehe
¼ rote Paprika
ca. 250 ml Wasser
8 EL Balsamico bianco (5 %)
6 EL Apfeldicksaft
1 gestr. TL Salz
2 – 3 TL Pfeilwurzelstärke
2 EL kaltes Wasser
2 – 3 TL geriebener Ingwer
optional 2 EL Sesam, weiß
etwas Sojasauce zum Abschmecken

Weißkohltürmchen

½ Weißkohlkopf

Küchenzeit 45 Min.

Sauce 25 Min.
Türmchen 20 Min.

Süßsaure Sauce **Chili** mit scharfem Messer und Handschuhen in kleine Stückchen schneiden. Wer es schön scharf haben will, entfernt die Kerne nicht, wer es milder mag, tut es besser. Das Weiß der **Frühlingszwiebeln** klein stückeln, die **Knoblauchzehe** schälen und miniklein schneiden, ebenso ca. ¼ **Paprika**. **100 ml Wasser** mit dem **Essig**, **Apfeldicksaft**, den **Gemüsestückchen** und dem **Salz** in einem Topf kurz aufkochen. 3 – 4 Minuten köcheln. Die **Pfeilwurzelstärke** mit **2 EL kaltem Wasser** anrühren, **150 ml Wasser** und die Stärke in den Topf geben, noch einmal aufkochen und leise köcheln lassen, bis die Sauce eindickt. Inzwischen den **Ingwer** schälen und fein reiben. Zugeben und die Sauce abkühlen lassen, ab und zu rühren. Jetzt **Sesam** zufügen, wenn Sie wollen. Mit **Sojasauce** abschmecken und in 2 Gläser abfüllen.

Aufbewahrung Die Sauce hält mindestens 3 Wochen im Kühlschrank.

Weißkohltürmchen Den halben **Weißkohlkopf** vierteln, den Strunk keilförmig ausschneiden. Blätter ablösen und in stapelbare Drei- und Vierecke schneiden. Diese dann in einem Topf mit Dämpfeinsatz weich, aber bissfest dünsten. Kalt abschrecken und zu Türmchen aufrichten. Mit der süßsauren Sauce dressen. Schmeckt lauwarm und kalt.

Selbst gemachtes Chiliöl Wer beim Türken Chili einkauft, bekommt meistens eine unüberschaubare Menge für einen recht günstigen Preis. Aus der Not kann man eine Tugend machen, indem man die Chilis trocknet (im Ofen bei 50 °C oder in einem trockenen Raum), zerkleinert und dann in einem guten Olivenöl einlegt. Richtig scharf wird das Öl, wenn Sie die Kerne mit einlegen. Es reicht – je nach Schärfegrad der Chilis – nur einen Löffel einzutauchen und dann das Gericht damit umzurühren.

WissensWerte Ein großes Lob gebührt hier dem DÄMPFEINSATZ. Denn er bewahrt weit mehr der wertvollen Nähr- und Aromastoffe als alle anderen Formen des Garens. Viele Menschen bevorzugen gegarte Gemüse wegen der höheren Bekömmlichkeit und profitieren von dieser schonenden Garmethode: Krebshemmende Glucosinolate und andere Schwefelverbindungen des Kohls bleiben durch Dämpfen in hohem Maße erhalten, auch bemerkbar daran, dass der typische Kohlgeruch ausbleibt.

Die CHILISAUCE gibt ihre Schärfe dazu und eine eindeutig asiatische Richtung. Mit ihrem Capsaicin wirken die scharfen Schoten entzündungshemmend und keimtötend und bringen rote Farbe mit sekundären Pflanzenstoffen, die antioxidativ wirken, ins Essen.

INGWER gehört zu den besonders wirksamen Würzwurzeln. Mit Gingerol können sie auf zweifache Weise gegen Krebs vorgehen. Sie aktivieren das Immunsystem gegen Entzündungen und hemmen das Wachstum von Krebszellen. Zudem bringt Ingwer eine Frischenote in die Speisen und dient damit auch noch dem Genuss.

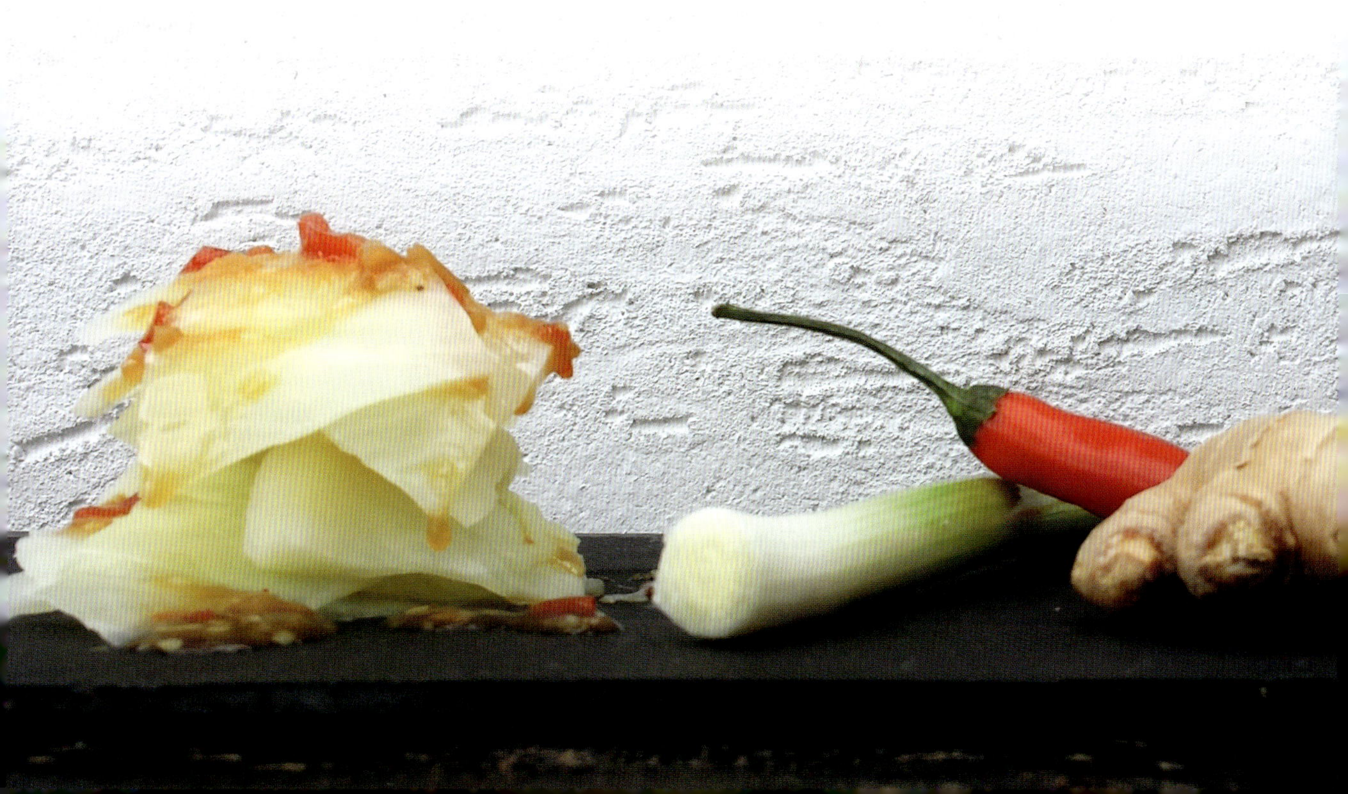

Chicorée aus dem Ofen

Verlaufene Köstlichkeit

4 Portionen Chicorée
4 frische Chicorées
2 EL Sahne
2 EL trockener Weißwein od. 2 EL Milch
Meersalz, Pfeffer
150 g junger milder Weichkäse (z. B. Weinbergkäse)
4 Scheiben Schinken vom Robustrind od. Bündnerfleisch
1 EL Berberitzenfrüchtchen

Küchenzeit 20 Min.

Chicorée Den **Chicorée** halbieren, Strunk keilförmig ausschneiden und entfernen. Die Hälften im Topf mit Dämpfeinsatz ca. 5 Minuten bissfest dämpfen. Dämpfwasser abgießen.
Den Backofen auf 190 °C aufheizen.

Gratin Chicorée in eine Auflaufform geben und mit **Sahne** und **Weißwein** angießen. Mit **Salz** und **Pfeffer** würzen. **Weichkäse** in Scheiben, den **Schinken,** in Stücke gezupft, darauf verteilen. Im Backofen 2 Minuten unter den Grill stellen, bis der Käse zerlaufen ist.

Vor dem Servieren mit **Berberitzenfrüchtchen** garnieren.

WissensWerte Unser erster Kochversuch dieses Rezeptes war geschmacklich noch nicht überzeugend. Wir hatten den Chicorée im Ofen garen lassen, in seiner eigenen Sauce, und irgendeinen Brie verwendet. Das Ergebnis schmeckte unangenehm bitter. Wir haben nachgedacht und noch einmal gekocht und können Ihnen nun ein wunderbar köstliches, leichtes Gericht vorstellen. Wichtig ist, dass man den CHICORÉE vorher dämpft. So lässt sich die Knackigkeit besser kontrollieren und das bittere Kochwasser entfernen. Und es lohnt sich, cremig frischen, noch jungen WEICHKÄSE zu verwenden. Den Backofengrill höchstens auf 190 bis 200 °C aufheizen, um die Bildung kanzerogener Stoffe zu vermeiden. Der zart zerlaufene CAMEMBERT ist übrigens eine feine Vitamin-E-Quelle.
In Schleswig-Holstein haben wir eine Bewegung, die »Wilde Weiden« heißt. Auf deren Flächen, oft in feuchten Niederungen, leben kleine Herden von Robustrindern das ganze Jahr über draußen. Der Besatz ist niedrig, damit das Beifüttern im Winter fast ausbleiben kann. Auf dem Markt haben wir solch edles Fleisch direkt vom Erzeuger erstanden, zu unserem Erstaunen preisgünstiger als das konventionelle Bündnerfleisch, und damit unseren Chicorée enorm bereichert.
Die Bitterstoffe aus dem CHICORÉE und sein Inulin bekommen uns nun wirklich gut, regen die Verdauung an und schmecken auch noch. FLEISCH und KÄSE aus nachhaltiger Biolandwirtschaft sorgen für VITAMIN B12 und D. Mit einer so geringen Menge in dieser Qualität (auch Lebensqualität für das Tier) wie in diesem Rezept kann man guten Gewissens seine Nährstoffreserven auffüllen.

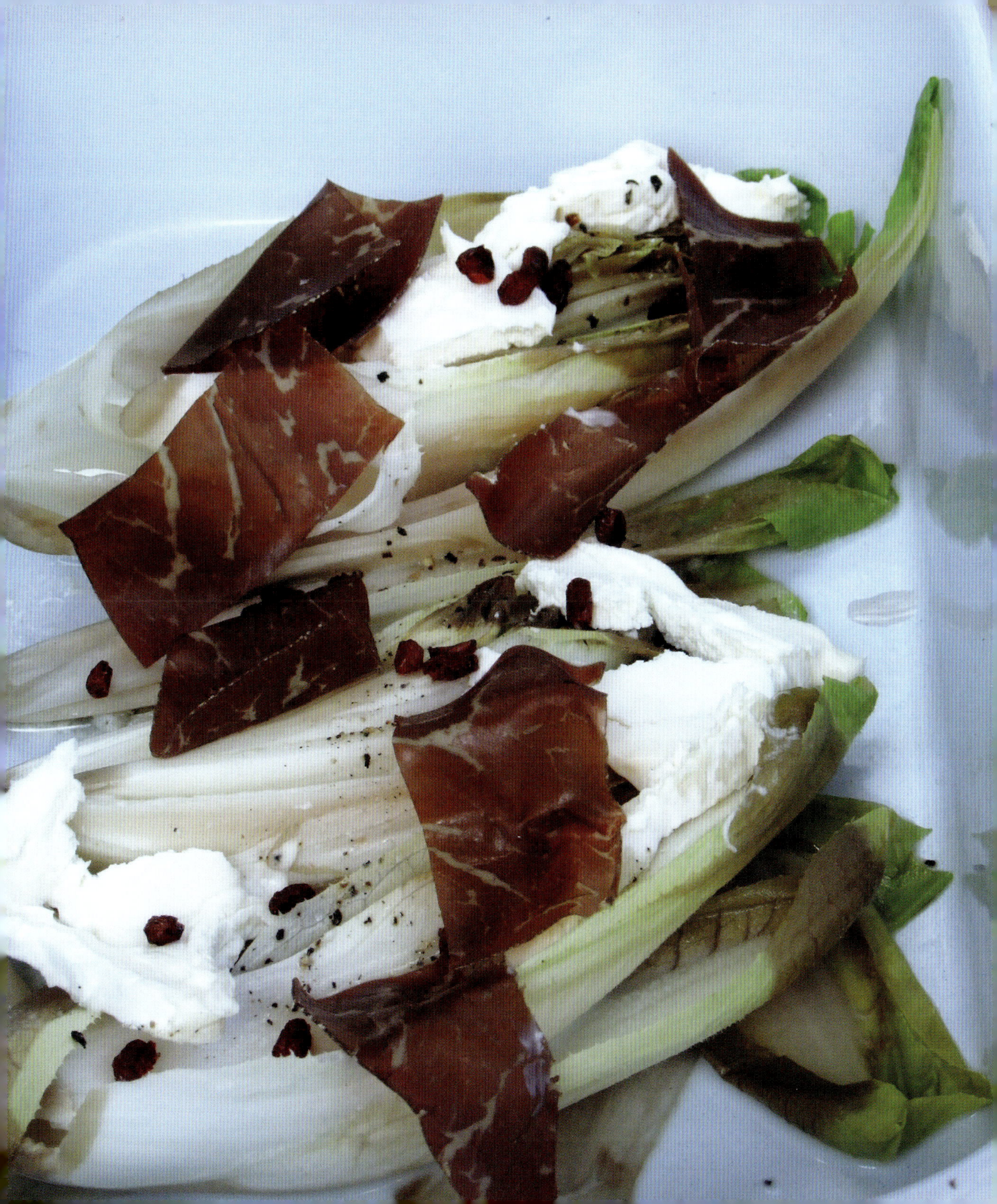

Hirse-Risotto aux fines herbes

mit Gran-Capra-Käse

4 Portionen Risotto
3 Schalotten
1 TL Thymian
1 TL Rosmarin
Cayennepfeffer nach Geschmack
4 EL Olivenbratöl
250 g Hirse
½ Biozitrone, Zesten und Saft
4 Stängel Petersilie od. Kerbel
300 ml Weißwein
600 ml Gemüsebrühe
50 g Gran Capra od. Pecorino
Meersalz, Pfeffer
10 g Gran Capra für Deko

Küchenzeit 45 Min.

Risotto **Schalotten** schälen, fein würfeln, **Thymian** und **Rosmarin** fein hacken. Zusammen mit **Cayennepfeffer** in **Olivenöl** anbraten. **Hirse** gründlich waschen, zufügen und weiter braten.
Inzwischen **Zitronenzesten** abziehen und fein hacken. Für das Abschmecken Zitrone entsaften, **Petersilie** bzw. **Kerbel** einschließlich der Stiele fein hacken.
Kurz vor dem Braunwerden der Zwiebeln mit **Weißwein** ablöschen, Zitronenzesten zugeben und alles rühren, bis die Flüssigkeit fast verdampft ist. Nach und nach die **Gemüsebrühe** angießen, dabei stetig weiterrühren. Jeweils nur so viel angießen, dass das Risotto fast bedeckt ist, und so die gesamte Gemüsebrühe verbrauchen. Weiterköcheln lassen und gelegentlich umrühren, bis eine sämige Konsistenz erreicht ist. 50 g **Gran-Capra-Hartkäse** fein reiben und zugeben. Petersilie bzw. Kerbel zugeben. Einen Rest für die Deko zurückbehalten. Abschmecken mit **Salz, Pfeffer** und **Zitronensaft**. Mit dem restlichen Käse, in Flöckchen geschabt, und den frischen Kräutern bestreut servieren.

Tipp Sollte ein Rest des Hirse-Risottos übrig bleiben, haben Sie am nächsten Tag eine köstliche feste Masse, die sich aufbraten oder backen lässt.

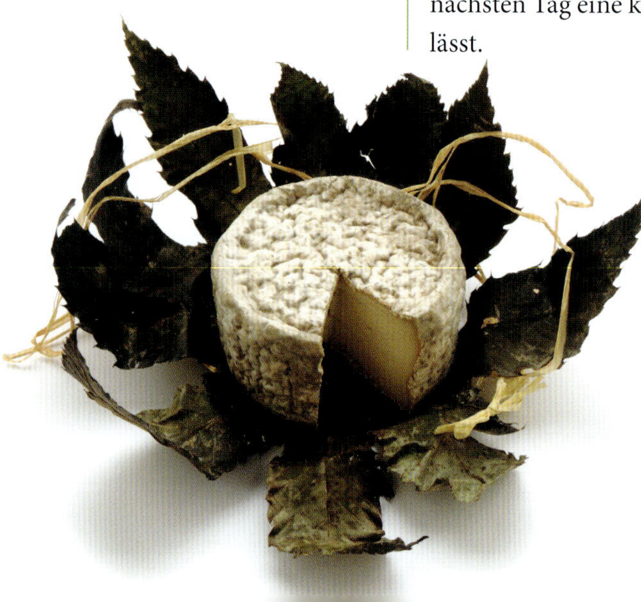

WissensWerte HIRSE ist ein glutenfreies Getreide, das auch in unseren Breiten wächst, und sie ist das eisenhaltigste. Wer kennt nicht die deutschen Märchen, in denen der sättigende Hirsebrei zur täglichen Mahlzeit, wenn es denn eine gab, zählte – aus gutem Grund. Auch mit Magnesium geizt Hirse nicht. Das Spurenelement ist an der Verdauung von Kohlenhydraten, Eiweiß und Fetten beteiligt. Dabei schränken viel Fleisch, Alkohol und Weißmehlprodukte seine Absorption ein. Wir reichen dazu ZIEGEN- oder anderen HARTKÄSE und geben dem Risotto damit eine besonders würzige Note.

Aromareiche mediterrane KRÄUTER aus der Familie der LIPPENBLÜTLER gelten allesamt als krebspräventiv und machen das Gericht bekömmlich. Sie bringen sekundäre Pflanzenstoffe mit ihren ätherischen Auszügen ein, so auch die ZITRONE. Wenn Sie noch einen halbtrockenen Weißwein im Kühlschrank haben, gibt er der kräftigen Hirse beim Kochen sein Aroma ab und der Alkohol löst sich in Luft auf. Ein feines Risotto mit herzhaften Anteilen.

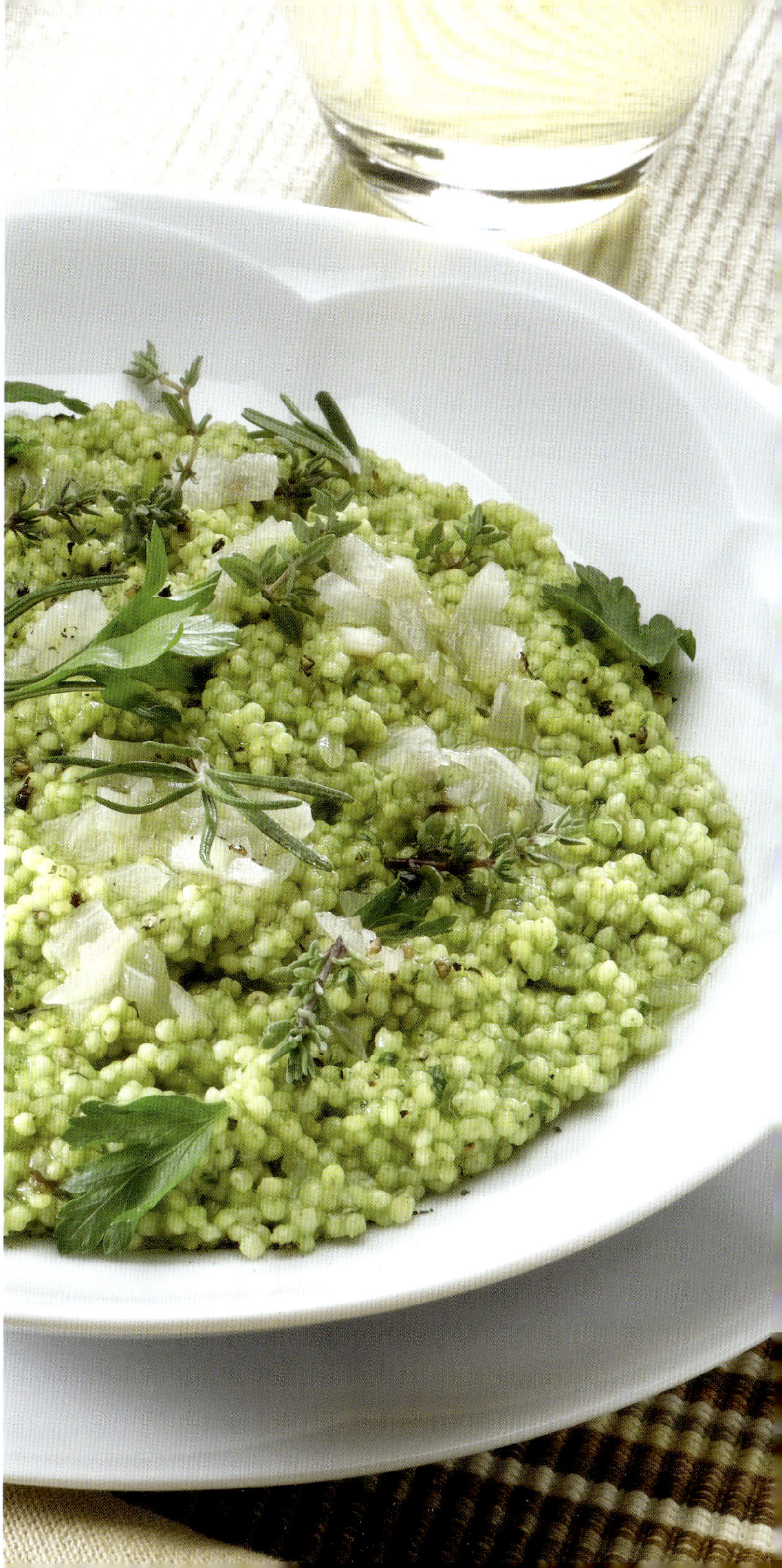

Wildkräuter-Spinat-Lasagne

mit Tomaten

1 Auflaufform

Tomatensauce
1 Zwiebel
1 EL Olivenbratöl
½ TL mediterrane Kräuter
optional 1 Schuss Rotwein
250 g gehackte Tomaten
1 Lorbeerblatt
1 Knoblauchzehe
Meersalz, Pfeffer

Spinatmischung
125 g Champignons
3 – 4 EL Olivenbratöl
1 Zwiebel
100 g Brennnesselspitzen, Giersch od. noch 100 g Spinat
300 g Spinat
2 Stängel Liebstöckel
Meersalz, Pfeffer
1 – 2 TL Biozitronensaft
60 g weißer Schafskäse

Weiße Sauce
ca. 30 g Butter
1 geh. EL Dinkelmehl
125 ml Milch od. Sahne
125 ml Gemüsebrühe
Meersalz, Pfeffer
1 Msp. Muskat
1 – 2 EL Balsamico bianco

250 g Bio-Lasagne-Nudeln
30 g Parmesan, frisch gerieben

Küchenzeit 75 Min.
Zubereitung 45 Min.
Backen 30 Min.

Zunächst werden die verschiedenen Saucen und die Spinatmischung hergestellt, um sie später mit den Nudelplatten zu schichten.

Tomatensauce Die **Zwiebel** schälen, klein würfeln und in einem Topf mit **Öl** glasig braten, die **Kräuter** zufügen und kurz verrühren. Evtl. mit einem Schuss **Rotwein** ablöschen, Alkohol verdunsten lassen. **Dosentomaten** und **Lorbeer** zufügen. Den **Knoblauch** schälen, pressen und dazugeben. Die Sauce bei geringer Hitze etwas eindicken lassen. Mit **Salz** und **Pfeffer** abschmecken. Lorbeerblatt entfernen.

Spinatmischung Inzwischen die **Champignons** mit einem Küchentuch reinigen, in Scheiben schneiden und mit etwas **Öl** in der Pfanne rösten, bis sie sich leicht bräunen. Beiseite stellen. Die **Zwiebel** schälen und klein würfeln. Die **Wildkräuter,** die wir per Handschuh gepflückt haben, verlesen und beim Waschen leicht kneten, damit die Nesseln brechen. Den **Spinat** waschen, verlesen und alle Blätter trocken schütteln. In einer Pfanne mit **Öl** die gewürfelte **Zwiebel** anbraten. Dann – evtl. in zwei Portionen – Spinat und Wildkräuter und gehackten **Liebstöckel** zufügen, dünsten, bis sie zusammenfallen, ab und zu umschichten. Abschmecken mit **Salz, Pfeffer** und **Zitronensaft**. Die Champignons und den gewürfelten **Schafskäse** zufügen.
Ofen vorheizen auf 200 °C.

Weiße Sauce **Butter** in einem Topf schmelzen, **Mehl** zugeben und unter ständigem Rühren eine Schwitze herstellen. Vom Herd nehmen, mit der **Milch** auffüllen und mit dem Schneebesen eine homogene Sauce schlagen. Wieder auf die Herdplatte stellen und unter ständigem Rühren erhitzen. Die **Gemüsebrühe** zugeben und einmal aufkochen. Abschmecken mit **Salz, Pfeffer, Muskat** und **Balsamico**.

Lasagne Auf den Boden der Auflaufform eine Schicht weiße Sauce geben, darauf eine Lage **Lasagneplatten,** evtl. brechen, um sie an die Form anzupassen. Diese wiederum mit weißer Sauce bestreichen. Dann Tomatensauce darauf geben und eine Lage Spinatmischung. Wieder Lasagneplatten, mit weißer Sauce bestreichen und so fortfahren, bis die Saucen verbraucht sind. Als oberste Lage Lasagnenudeln mit weißer Sauce bedecken und darauf **Parmesan** streuen.
Die Lasagne im Ofen ca. 30 Minuten backen.

WissensWerte In diesem Gericht vereinen sich beste Lebensmittel mit vor Krebs schützenden Inhalten: ZWIEBELARTIGE, BLATTGEMÜSE, LIEBSTÖCKEL, TOMATEN, PILZE, MEDITERRANE KRÄUTER … Und Sie können mit einer Geschmacksexplosion rechnen. Der Aufwand lohnt sich.
Für Menschen mit Garten ist es ein besonderes Glücksgefühl, BRENNNESSEL und GIERSCH, zu denen man das Jahr über ein eher gespaltenes Verhältnis hat, zu so einer gesunden Köstlichkeit zu verarbeiten. Es versöhnt mit den wilden Kräutern.

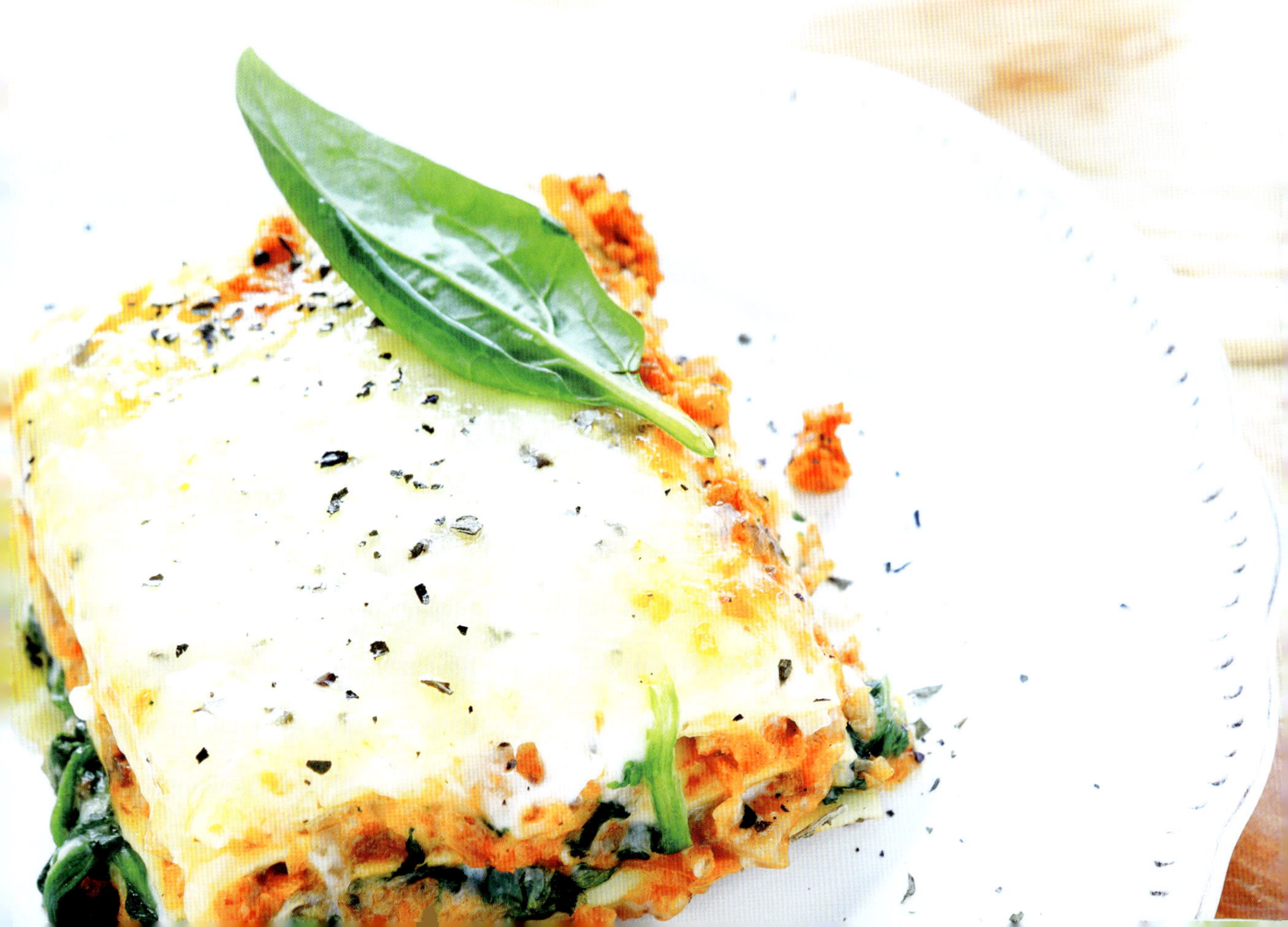

Grüne-Spargel-Quiche

Das Auge isst mit

Für 1 eckige Spring- oder Auflaufform ca. 20 x 30 cm

Teig
100 g Dinkelmehl 630
100 g Einkornmehl
½ TL Meersalz
100 g kalte Butter
1 Eigelb
75 ml kaltes Wasser
Butter für die Form
Mehl zum Ausrollen
Backpapier
trockene Hülsenfrüchte zum Blindbacken

25 Stangen grüner Spargel

Eiermilch
3 – 4 Eier
100 ml Schlagsahne
100 ml Milch
Salz, Pfeffer
1 Prise Muskat
etwas Kurkuma
optional 1 Handvoll Rucola

Küchenzeit 1 Std. 20 Min.
Zubereitung 40 Min.
Kühlen 40 Min.

Teig **Mehl** und **Salz** in einer Schüssel mischen. Die **kalte Butter** in Flöckchen darauf geben und zügig mit einer Gabel zu einem krümeligen Teig »reiben«. Die Butterflöckchen bleiben als Fettkrümel erhalten. Ein **Eigelb** und das **Wasser,** zunächst 50 ml, dazugeben, bis ein homogener Teig entsteht. Zu einer Kugel geformt für 40 Minuten abgedeckt in den Kühlschrank stellen.
Backofen auf 180 °C Umluft vorheizen.
Den Teig in einer **gebutterten** Form mit etwas **Mehl** ausrollen, den Rand 2 – 3 cm hochziehen, die Mitte mit Backpapier abdecken und die **Hülsenfrüchte** zum Blindbacken einfüllen. Ca. 20 Minuten backen.

Belag mit Eiermilch **Grünen Spargel** waschen und je nach Frische trockene oder holzige Teile am Ende entfernen. Aus **Eiern, Sahne, Milch, Salz, Pfeffer, Muskat** und etwas **Kurkuma** eine Eiermilch rühren.

Quiche Teig aus dem Ofen nehmen, Hülsenfrüchte vorsichtig mit dem Backpapier entfernen. Die Spargel auf dem Teig schön anordnen. Die Eiermilch darüber gießen. Ca. weitere 20 Minuten in den Ofen geben, bis die Eiermasse gestockt ist. Ofen ausschalten und die Quiche noch kurz ruhen lassen. Kurz vor dem Servieren mit Rucolablättern garnieren. Sie sind allerdings hitzeempfindlich.

Tipp Wer keine eigene Körnermühle hat, kann sich das Einkornmehl im Bioladen mahlen lassen.

WissensWerte Die Farben dieses Gerichts springen ins Auge. So ein Gelb der Eiersahne ist nur von freilaufenden, Gras und Kräuter pickenden Hühnern zu bekommen. Wer trotz BIO-EIERN mogeln will, kann KURKUMA, auch als Antikrebsgewürz, einsetzen. Der GRÜNE SPARGEL bietet mit dem eingelagerten Chlorophyll mehr Nährstoffe als der blasse Vorläufer, der nie das Sonnenlicht erblickte. Zudem haben Sie bei der Vorbereitung weniger Abfall und eine kürzere Garzeit, die wiederum die Mehr-Nährstoffe schont. Frisch sollte der Spargel sein. Es lohnt sich zu einem (am besten Bio-) Spargelhof zu fahren. Die Stangen, die Sie dort kaufen können, quietschen vor Frische. Die kurze Erntezeit von Mai bis Juni – heutzutage zwar künstlich mit Folientunneln verfrüht – lehren uns das Maßhalten. Man kann Spargel als wohltuendes temporäres Diät-Lebensmittel einsetzen. Er entwässert und entgiftet und bringt uns wie die frühen Kräuter mit hoher Vitamin-C-Gabe und Folsäure auf Sommermodus.

Da wir den Teig vorbacken und das Gemüse nur relativ kurze Zeit der Hitze ausgesetzt ist, bleiben die Vitamine bestmöglich erhalten.

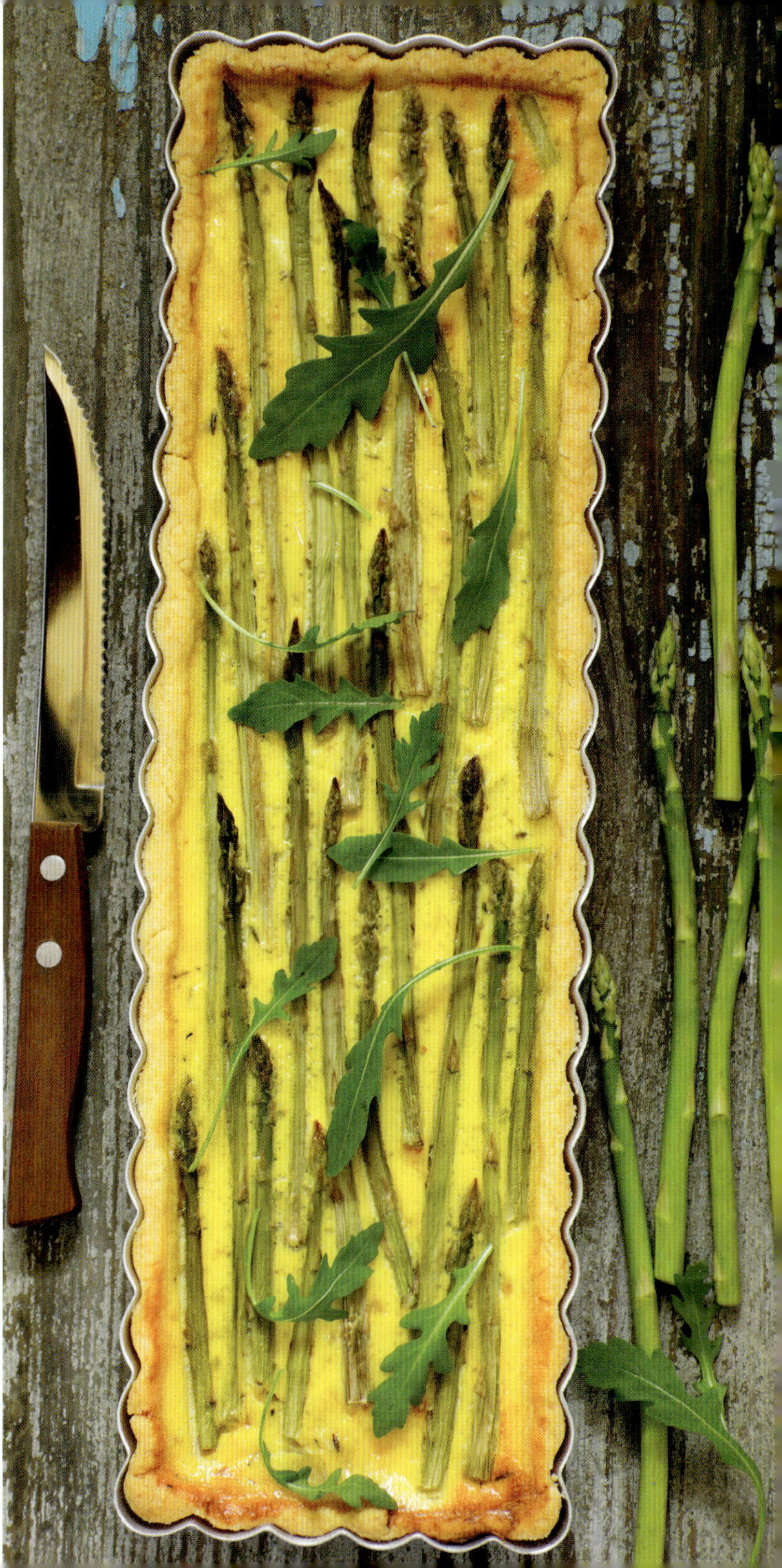

Sauerkirsch-Scones mit Schmand

Brexit-Version

25 Mini-Scones (Ø 5 cm)
12 getr. Sauerkirschen
etwas Wasser od. Kirschsaft
125 g Dinkelvollkornmehl
125 g Emmervollkornmehl
2 Prisen Meersalz
1 EL brauner Zucker
½ Päckchen Backpulver
70 g Butter
125 g Joghurt (3,5 %)
1 Ei
1 Eigelb
1 – 2 TL Wasser
etwas Mehl zum Ausrollen

dazu 200 g Schmand

Küchenzeit 30 Min.
Kühlen 20 Min.

Scones pur mit Möhrenmarmelade
Sconeteig wie oben ohne Sauerkirschen backen

Möhrenmarmelade für 1 Glas
3 mittelgroße Möhren
8 getr. Aprikosen, gerne säuerlich
8 mittelgroße Datteln
120 ml Wasser
½ gestr. TL Zimt
1 Prise Vanille
½ Biozitrone, Zesten und Saft

Küchenzeit 20 Min.

Sauerkirsch-Scones Die **Sauerkirschen** in einem Glas mit **Kirschsaft** oder **Wasser** bedeckt über Nacht einweichen.

Die **Mehle, Salz, Zucker** und **Backpulver** mischen. Dann die **kalte Butter** in Flöckchen dazugeben und mit Gabel oder Messer zu einem sehr krümeligen Teig verarbeiten.

Die Sauerkirschen abgießen, Saft trinken, Früchte in etwa Viertel hacken und zufügen. Das **Joghurt** mit einem **Ei** verkläppern, zum Teig geben und zügig vermischen. Mindestens 20 Minuten kalt stellen und quellen lassen.

Den Ofen vorheizen auf 170 °C Umluft. Das **Eigelb** in einer Tasse mit **1 TL Wasser** verrühren. Das Backblech mit Backpapier auslegen.

Den Teig auf einer bemehlten Fläche 2 – 3 cm dick ausrollen und kleine Kreise (z. B. mit einem Schnapsglas) ausstechen. Dabei das Glas nicht drehen, sonst gibt es verdrehte Scones. Die Teiglinge vorsichtig mit dem Messer aus dem ausgerollten Teig lösen und auf das Backblech setzen. Auf diese Art den gesamten Teig verarbeiten. Dann mit dem Eigelb die Oberfläche bestreichen. Im Ofen für ca. 15 Minuten goldgelb backen. Auf einem Kuchengitter auskühlen lassen.

Mit **Schmand** servieren.

Möhrenmarmelade **Möhren, Aprikosen** und **Datteln** sehr fein schneiden und in dem **Wasser** ca. 15 Minuten weich köcheln. Im Mixer pürieren, mit **Zimt, Vanille** und ½ gestrichenen TL **Zitronenzesten** und ½ TL **Zitronensaft** abschmecken. Für eine glatte Konsistenz das Mus durch ein Haarsieb streichen. Oder man freut sich über die enthaltenen Ballaststoffe. Hält sich im Kühlschrank ein paar Tage.

WissensWerte Scones schmecken sehr gut mit Crème fraîche (36 % Fett) oder gar Schmand (10 %), die uns die britische aufwendig zu beschaffende clotted cream (55 %) ersetzen. Den entsetzten Aufschrei aller tea-time-liebenden Puristen überhören wir geflissentlich bei den fettigen Prozentzahlen. Dazu passt ein leckeres Fruchtmus oder unsere Möhrenmarmelade. Die SAUERKIRSCHEN in den Scones gelten als Superfood. Von ihren Antioxidantien in konzentrierter, weil getrockneter Form profitieren wir genauso wie von dem köstlichen Geschmack.

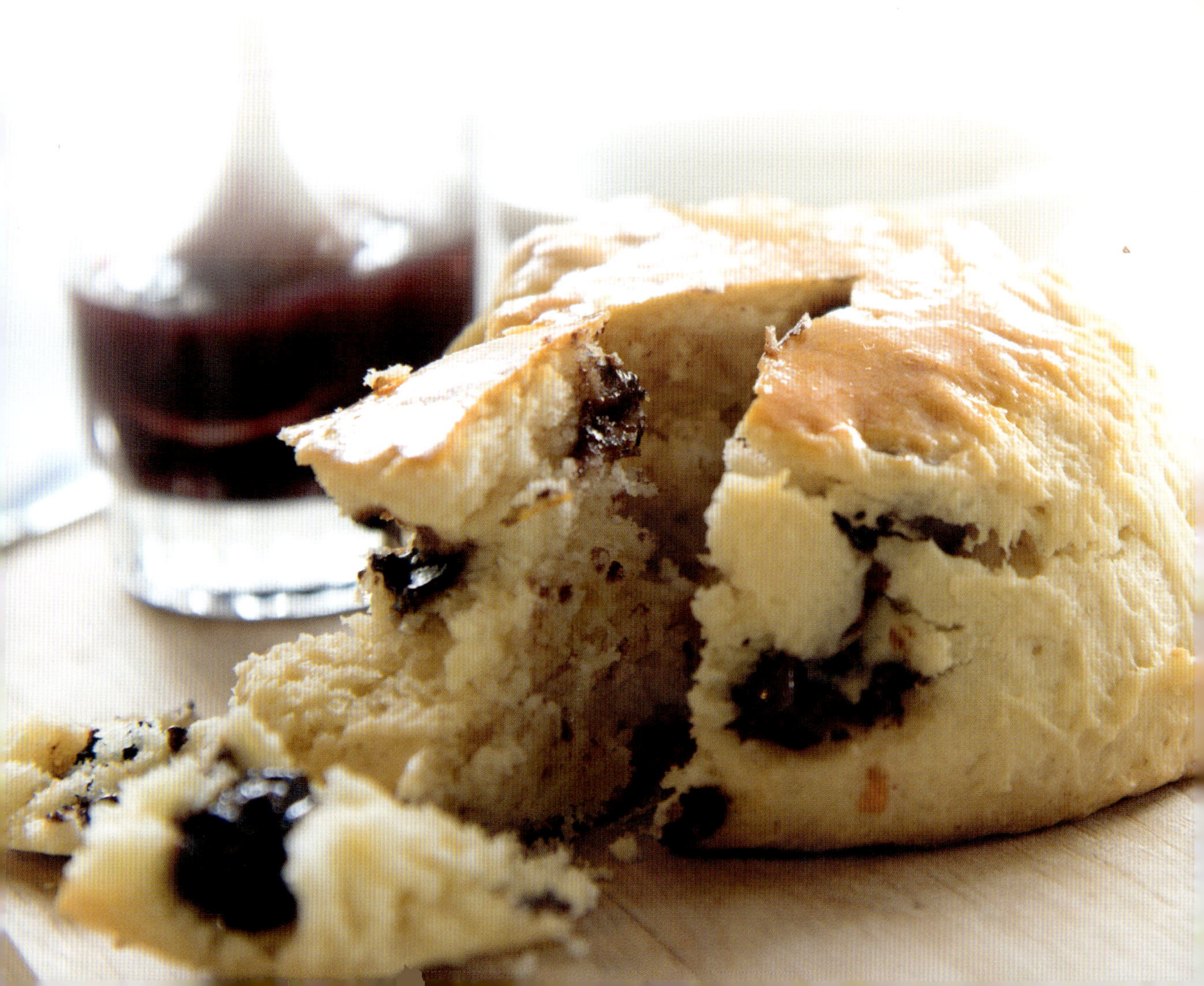

Hibiskus-»Rosé«

Null Prozent Alkokol

4 Gläser »Rosé«

Hibiskussirup für den Vorrat
100 ml Wasser
100 g Zucker
2 EL Hibiskusblüten

Zitronensirup für den Vorrat
1 Biozitrone, Schale und Saft
100 ml Wasser
100 g Zucker

Hibiskusauszug
300 ml Wasser
1½ geh. EL Hibiskusblüten
3 – 4 Kapseln Kardamom, ohne Kapsel gemörsert
½ EL Lavendelblüten
ca. ½ cm Ingwer, gerieben

»Rosé«
300 ml Sprudel

Küchenzeit 21 Min.
Zubereitung je 7 Min.
Ziehen über Nacht / 2 bzw. 7 Tage

Hibiskussirup **Wasser** mit **Zucker** aufkochen und **Hibiskusblüten** einrühren. Umfüllen in ein Schraubglas, beim Einfüllen hilft ein Metalllöffel im Glas, damit es wegen des heißen Inhalts nicht platzt. 7 Tage kühl und dunkel ziehen lassen. Hält sich im Kühlschrank mehr als 2 Wochen. Die Blüten sind essbar.

Zitronensirup Die **Biozitrone** gut waschen, trocknen und mit dem Sparschäler schälen. **Wasser** mit **Zucker** in einem Topf aufkochen und die klein geschnittene Zitronenschale zugeben. Vom Herd nehmen. Den Saft einer halben Zitrone dazugeben. Umfüllen in ein Schraubglas mit Deckel und nach dem Abkühlen im Kühlschrank verwahren. 2 Tage ziehen lassen. Sirup hält mindestens 2 Wochen.

Hibiskusauszug **Zutaten** aufkochen und 1 Tag ziehen lassen, dann abseihen. Auszug hält sich mindestens 3 Tage im Kühlschrank.

»Rosé« Den **Hibiskusauszug** auf vier Gläser verteilen. Je 1 TL **Zitronen**- und **Hibiskussirup** zugeben und mischen. Mit **Sprudel** auffüllen als Zitat eines Rosésekts.

WissensWerte Sirup mit Zucker ist nicht die gesunde Art der Ernährung, doch die Konservierungsleistung von Zucker sowie die Wirkungsweise seiner Kristalle und die Neutralität der Süße sind uns hier dienlich. Weil wir Zucker nur in geringer Menge mit ins Rezept einfließen lassen, haben wir die Vorteile genutzt und die Nachteile gleichen wir durch weitere gute Zutaten aus. Wenn Sie die oben angegebene Menge Sirup herstellen und im Kühlschrank lagern, können Sie Ihr Sprudelwasser über lange Zeit tagsüber ein wenig bunter machen. Es animiert dazu, mehr zu trinken! Und hat deutlich weniger Zucker als eine fertig gekaufte Limonade.

Am Abend oder feiertags wird dann der »Rosé« kredenzt. Es handelt sich nicht um einen Wein, bei dem Alkohol weggelassen wurde, sondern um ein interessantes neues Getränk, dem nichts fehlt.

Lose HIBISKUSBLÜTEN bekommt man in gut sortierten Tee- oder Kräuterläden. Wer den Sirup mit Blüten ansetzt, kann diese erst im Getränk schwimmen lassen und dann genüsslich mitverzehren. Sie erinnern in Konsistenz und Geschmack ein wenig an Gummibärchen. Schöne Nebenwirkungen von Hibiskus sind, dass der Blutdruck gesenkt wird, freie Radikale abgefangen werden, und die Leber soll – außer dass sie von Alkohol verschont bleibt – sogar noch eine Reinigung extra erhalten. Die Zugabe von ausgewählten Gewürzen wie KARDAMOM, INGWER, LAVENDEL verstärkt die Wirkung und rundet das Aroma ab.

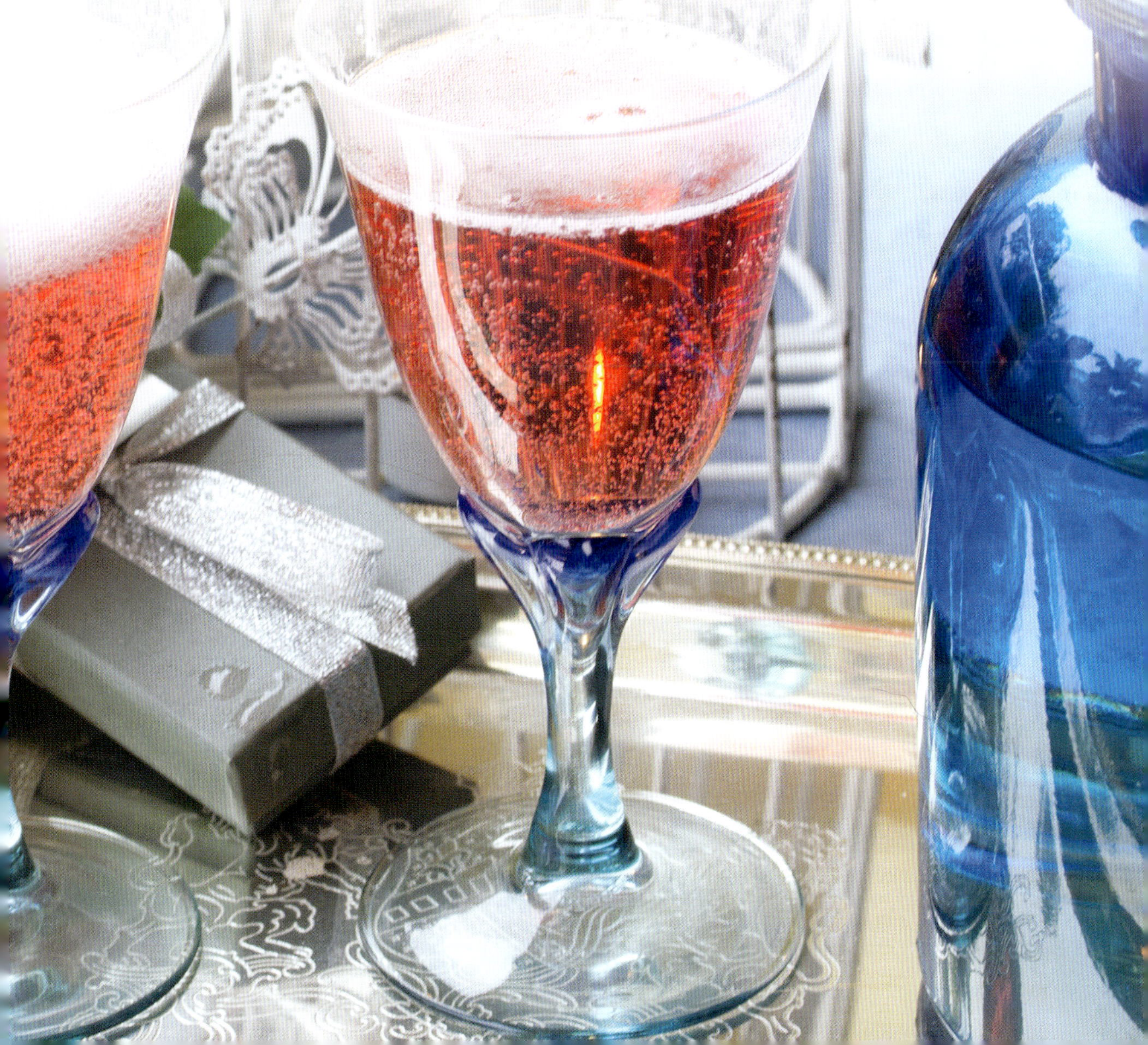

Kohlrabi-Rucola-Aufstrich

Zwei Kreuzblütler und ein Fischchen

1 Glas Aufstrich
1 Kohlrabi (ca. 280 g)
½ Biozitrone, Zesten und Saft
60 g Rucola
1 EL Kapern, gehackt
5 Sardellenfilets
1 – 2 EL Balsamico bianco
ca. 1 EL Wasser
3 – 4 EL Pinienkerne
Meersalz, Pfeffer
2 EL Olivenöl
optional Lein- oder Walnussöl

Küchenzeit 30 Min.

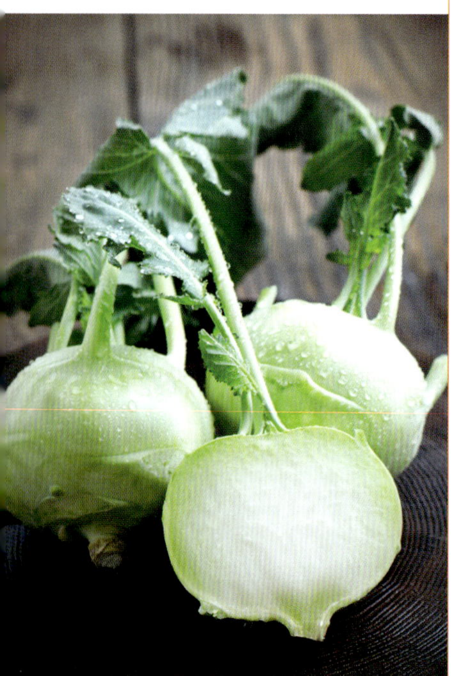

Aufstrich Den **Kohlrabi** waschen, die Stiele vom Blattgrün befreien. Alle holzigen Teile entfernen, die zarten Anteile der Stiele und die kleinen Blättchen können Sie mitverwenden. Den geschälten Kohlrabi in sehr dünne Scheiben hobeln, dann gestapelt in sehr kleine Würfel schneiden. **Zitronenzesten** fein stückeln, **Rucola** waschen und sehr fein schneiden, **Kapern** fein hacken. Die **Sardellenfilets** sehr fein schneiden. Alles zusammen mit ein wenig **Balsamico-Essig** und **Wasser** kurz zum Kochen bringen. In der letzten Sekunde Rucola und **Pinienkerne** zufügen. Vom Herd nehmen, abkühlen lassen. Abschmecken mit **Salz, Pfeffer, Zitronensaft** und **Öl**. Mit dem Stabmixer 4 x kurz zerkleinern. So bleiben Stückchen erhalten. Ist die Zeit knapp, schneidet man den Kohlrabi nur in grobere Stücke, gart ihn etwas länger und püriert die Zutaten zu einem glatten Aufstrich. Hält sich ein paar Tage im Kühlschrank.

WissensWerte Ein sanfter Kohlaufstrich, der auch roh schmeckt, dann aber kürzer haltbar ist. Der milde KOHLRABI und der herbwürzige RUCOLA, beide aus der Familie der Kreuzblütler, harmonieren geschmacklich gut und ergänzen sich in ihren Nährwerten.
Mit dem kleinen SEEFISCH, der durch seine zweijährige Lagerzeit in Salz fermentiert, und einem guten Öl führen wir noch Omega-3-Fettsäuren zu und unser guter HDL-Cholesterinwert kann sich steigern. So werden freie Radikale unschädlich gemacht.
Die eingelegten Knospen des mediterranen Kapernstrauchs, unsere KAPERN, sind extrem reich an dem Antioxidans Quercetin. Es soll sogar Tumorzellen zum Absterben veranlassen.

Artischocken-Pesto

Distel mit inneren Werten

1 Glas Pesto
175 g Artischockenherzen, in Öl eingelegt
2 EL Pinienkerne
ca. 50 ml Öl der Artischocken
1 Knoblauchzehe
5 EL Parmesan, gerieben
Meersalz, Pfeffer
2 – 3 TL Wasser zum Verdünnen
Estragonblätter, gehackt

Küchenzeit 10 Min.

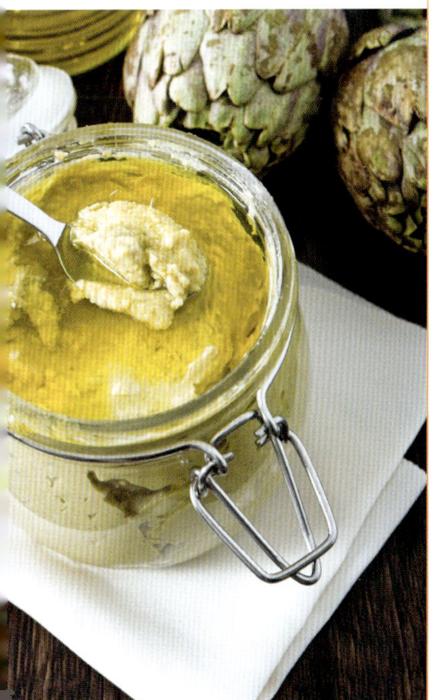

Pesto **Artischockenherzen** aus dem Glas abgießen, Öl auffangen. Die **Pinienkerne,** die Hälfte des Öls, frisch gepressten **Knoblauch** und frisch geriebenen **Parmesan** mit **Salz** und **Pfeffer** nach Geschmack mixen. Weiter von dem Öl zufügen bis eine cremige Masse entstanden ist, evtl. mit etwas **Wasser** verdünnen. Abschmecken mit **Estragon**. Zum Beispiel mit unseren Kräuterkeksen ein gesundes Knabbererlebnis.
Das Pesto hält sich etwa zwei Wochen im Kühlschrank mit einer dünnen Ölschicht darüber.

WissensWerte Wer keine ARTISCHOCKENHERZEN im Glas kaufen möchte, kann als kleine Mahlzeit vorweg Artischocken 40 – 50 Minuten in sprudelndem Salzwasser mit Zitrone selbst kochen und dann die Herzen von den Blütenblättern »frei«-pflücken und diese auslutschen. Besonders genussvoll mit einem guten Dip à la Tsatsiki. Konserviert und küchenfertig bevorzugen wir die in gutes Öl statt in Salzlake eingelegten Herzen. Neben Provitamin A, Vitamin C, B1 und E gibt es Eisen, Kalium, sekundäre Pflanzenstoffe und Bitterstoffe. Mit dem Ballaststoff Inulin bereitet die Artischocke am Ende des Verdauungsweges Darmbakterien und Immunsystem Freude, da Inulin vorher nicht verstoffwechselt wird.
ESTRAGON ist ein Korbblütler und verwandt mit Beifuß und Wermut, aber weniger bitter. Aufgrund seiner Cumarine und ätherischen Ölverbindungen gilt er als antibakteriell und damit als entzündungshemmend, außerdem entkrampfend und verdauungsfördernd, weshalb er traditionell als Begleiter den fetten (Fleisch-)Speisen zugesellt wird.

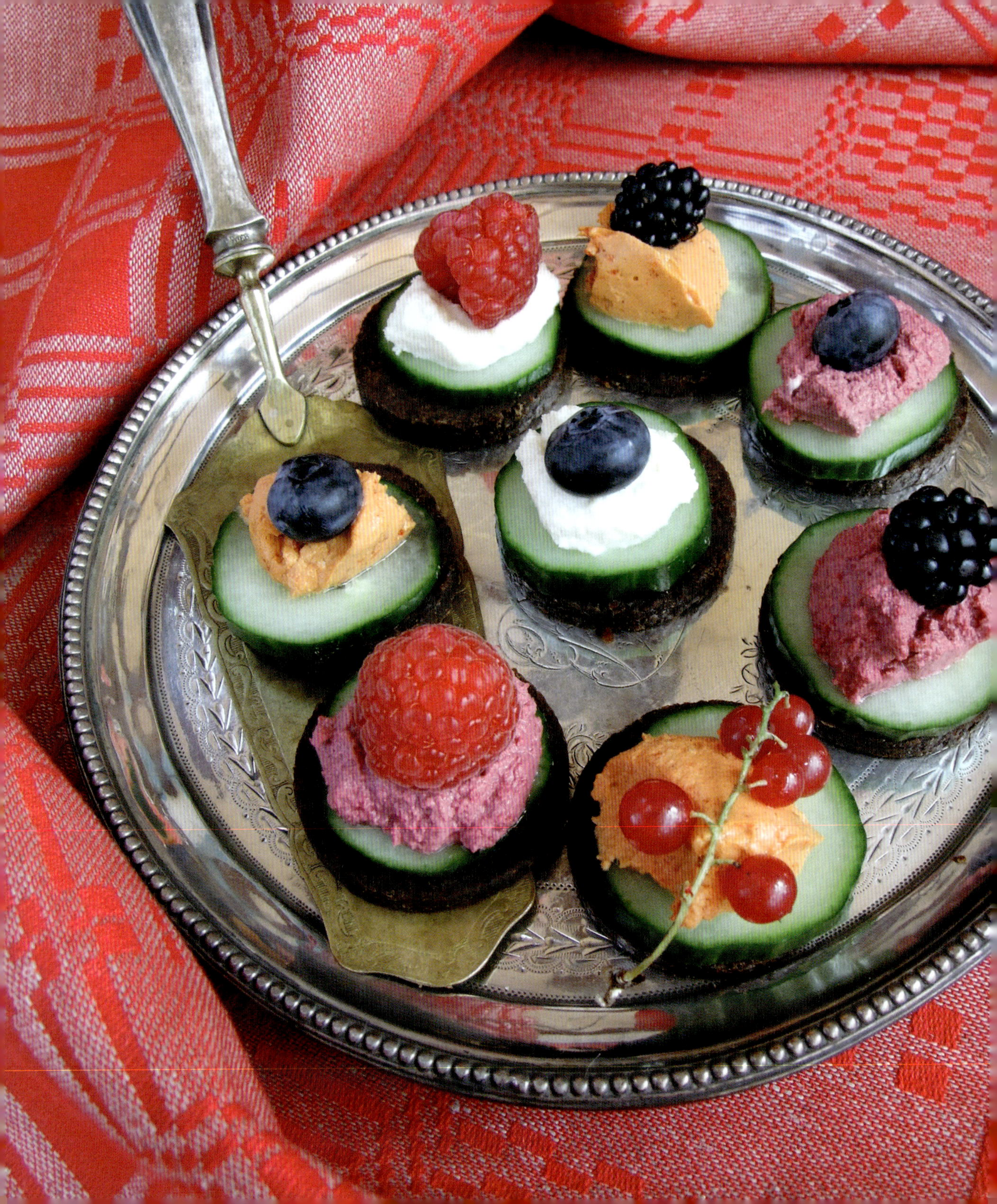

Pumpernickel-Beeren-Party

Sommer-Fingerfood

4 Portionen Fingerfood
1 Rolle Pumpernickel
1 Salatgurke
verschiedene »Streichs«
Sommerbeeren: Blau-, Brom-, Erd-, Him-, Johannisbeeren

Küchenzeit 10 Min.
DIY-Streichs 10 od. 30 Min.

Pumpernickel Die **Pumpernickelscheiben** auseinandernehmen. Mit je einer **Gurkenscheibe** belegen. Darauf einen farbigen Klecks **Streich** und eine dazu **passende Beere**. Anrichten auf einer schönen Servierplatte.

Leckere »Streichs« kann man im Bioladen kaufen oder selbst herstellen mit unten stehenden Frischkäsevarianten. Mischen Sie, wie es Ihnen gefällt, achten Sie auf eine streichfähige, eher feste Konsistenz und schmecken Sie vorsichtig ab, weil Frischkäse gesalzen ist.

Weitere Anregung gibt es bei den Pesto-und-Co.-Seiten in diesem Buch.

WissensWerte PUMPERNICKEL passt zur Krebsprävention, denn das ballaststoffreiche Brot wird bei nur 100 °C 16 Stunden lang gebacken. Dabei entsteht sein malzig-milder Geschmack, ohne weitere Zutaten. Pumpernickel wird nicht mit Backpulver gebacken, so ist sein reicher Fluorgehalt gut bioverfügbar. Die BEEREN krönen den Snack mit ihrer frischen Farbigkeit und ihren Radikalenfängern, den Ellagsäuren. Da wir sie wie von der Natur geschaffen, sprich roh, verzehren, reicht es, auf Frische, Reife und Bioherkunft zu achten, um den höchstmöglichen Nutzen zu garantieren.

Tomatenmark mit Frischkäse, abgeschmeckt mit Rosenpaprika, Pfeffer und Meersalz.

Frischkäse mit Meerrettich, gerieben, wenig Leinöl, mit Meersalz und Pfeffer abgeschmeckt.

Gedämpftes Möhrenpüree mit etwas Leinöl, Frischkäse, Rosenpaprika, Pfeffer, Meersalz und und etwas Zitronensaft.

Gekochte Rote-Bete, püriert, mit Meerrettich, gerieben aus dem Glas, mit Frischkäse, abgeschmeckt mit Pfeffer, Meersalz und Zitronensaft.

Edamame-Gremolata

So fix, so jung, Soja

1 Glas Gremolata

250 g Edamame in Hülsen, Bioqualität
2 mittelgroße Biotomaten
80 g Schafskäse
2 EL Walnussöl
1 TL Apfelessig
Räuchersalz und Pfeffer

Küchenzeit 15 Min.

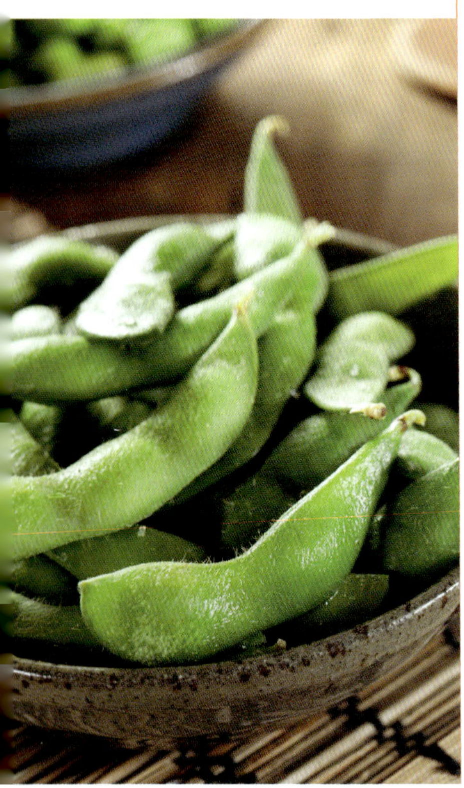

Gremolata Die **Edamamebohnen** in ihren Hülsen in Salzwasser 8 Minuten kochen. Dann auspulen und die Hälfte der Bohnen fein hacken. Die **Tomaten** waschen, den grünen Stielansatz keilförmig entfernen und das Fruchtfleisch fein würfeln. In eine Schüssel den **Schafskäse** bröckeln und Bohnen und Tomaten unterheben. **Öl** und **Essig** dazugeben, mit **Räuchersalz** und **Pfeffer** nach Geschmack würzen (Achtung: Bohnen und Käse sind schon salzig) und nochmals alles gut mischen. Etwa 10 Minuten ziehen lassen.

WissensWerte Jung und grün geerntet können wir sogar bei uns gewachsene SOJABOHNEN der Sorte EDAMAME essen. Um groß zu werden, wenn auch »unreif«, reicht den Bohnen unsere kurze Vegetationszeit. Vielen aufgeschlossenen Veganern ist es schon zur Gewohnheit geworden, statt Chips und Salzstangen oder Nüssli zu naschen, eine Schüssel in Salz gekochte Edamameschoten zu knacken. Als Hülsenfrucht bietet sie uns reichlich Eiweiß und Phytoöstrogene, die das Brustkrebsrisiko senken sollen.
Übrigens: TOMATEN aus biologischem Anbau enthalten deutlich mehr als 70 % des antikanzerogenen Quercetins als konventionelle, sagt eine Studie aus 2007.

Kräuter-Kräcker

Kross und mediterran

ca. 30 Kekse
100 g Maisgrieß
40 g Leinsaat
10 g Sesam, weiß
1 gestr. EL mediterrane Kräuter
250 ml Wasser
½ Biozitrone, Saft und Zesten
1 EL Maismehl
1 EL Olivenöl
Meersalz, Cayennepfeffer

Küchenzeit 4 Std. + 10 Min.
Zubereitung 10 MIn.
Backen 4 Std.

Teig **Maisgrieß, Leinsaat, Sesam** und die **grobgehackten Kräuter** mit dem **Wasser** verrühren und über Nacht quellen lassen. Am nächsten Tag kleingehackte **Zitronenzesten** und **-saft** zufügen und alles mit dem Mixer fein pürieren. **Mehl** und **Öl** unterrühren. Mit **Meersalz** und **Cayennepfeffer** pikant abschmecken.

Kekse Die Masse so dünn wie möglich auf ein mit Backpapier ausgelegtes Blech streichen und im Backofen bei 80 °C 4 Stunden trocknen lassen. Nach 2 Stunden mit einem Teigrädchen oder Messer den halbtrockenen Teig für die gewünschte Kräckergröße einritzen.
Auf einem Kuchengitter auskühlen lassen und in Stücke brechen. Später in einer Keksdose lagern.

WissensWerte

Gesunder Knabberspaß? Doch, das geht. Wer die langen Quellzeiten geduldig einhält, kann mit dem Gelingen des Rezeptes rechnen. Die Kekse sind glutenfrei, vegan und enthalten jede Menge gesunde Nährstoffe. Angefangen bei SESAM und besonders LEINSAMEN, die unser Fettsäuren-Verhältnis verbessern, dazu die mediterranen Kräuter. Kleiner Keks mit großer Synergie!

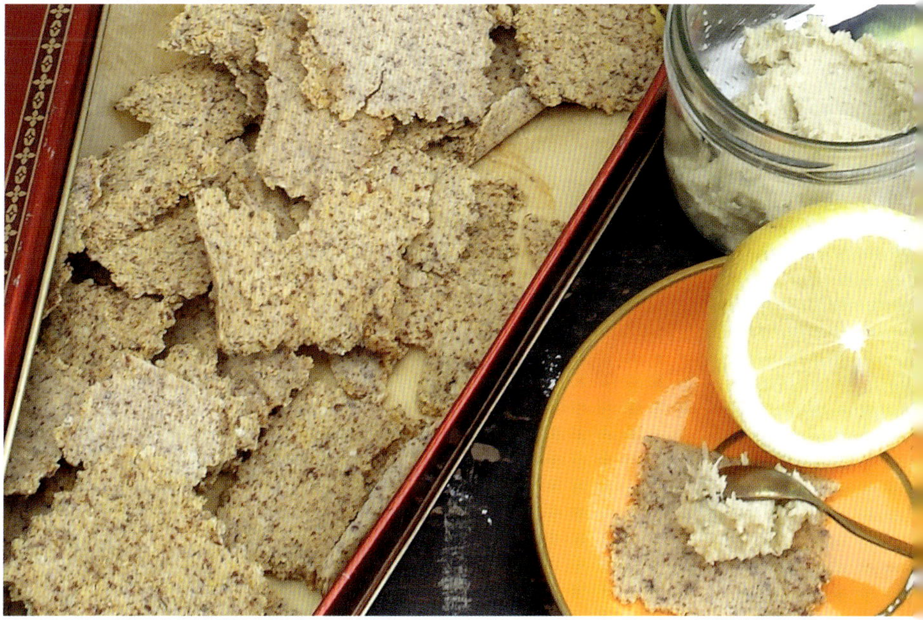

Suppe vom Blumenkohl

mit extravaganter Note

4 Portionen Suppe
1 kleiner Blumenkohl
600 ml Wasser
1 Zwiebel
40 g Butter
ca. 500 ml Wasser
50 ml Sahne
Meersalz, Cayennepfeffer
1 Msp. Kurkuma
½ Biozitrone, Zesten und Saft
1 TL Balsamico bianco
50 g Blauschimmelkäse
5 Stängel Schnittlauch
1 EL Walnussöl

Küchenzeit 20 Min.

Suppe **Blumenkohl** waschen und in Röschen teilen, den holzigen Teil des Strunks entfernen, den Rest schälen und in Stücke schneiden. Im Topf mit Dämpfeinsatz und **Wasser** den Blumenkohl – Röschen und Strunk – dämpfen, bis er gar, aber bissfest ist. Abgießen, **Dämpfwasser** auffangen und auf 1 l Flüssigkeit mit Wasser ergänzen.
Zwiebel schälen und fein würfeln. **Butter** in einem Topf erhitzen und die Zwiebelwürfel darin andünsten. Mit der **Dämpfbrühe** und dem **Wasser** ablöschen und einmal aufwallen lassen. 1 Handvoll Blumenkohlröschen beiseite stellen, den Rest in die Brühe geben. Kurz aufwärmen und mit dem Pürierstab sämig mixen. **Sahne** zugeben. Mit **Salz, Cayennepfeffer, Kurkuma** und ca. ½ TL **Zitronenzesten** würzen. Mit etwa 2 TL **Zitronensaft** und **Balsamico** abschmecken. Anschließend die restlichen Blumenkohlröschen, den zerbröckelten **Blauschimmelkäse** und den gehackten **Schnittlauch** dazugeben. Auf Tellern mit etwas **Walnussöl** servieren, das rundet den Geschmack ab.

WissensWerte Unser weißer milder SOMMERKOHL erfreut uns mit den antikanzerogenen Glucosinolaten und Schwefelverbindungen. Damit diese möglichst vollständig erhalten bleiben und erst im Mund freigesetzt werden, dämpfen wir die Kohlröschen nur kurz und bissfest und geben sie mitsamt dem konzentrierten Dämpfwasser in den Topf. Blumenkohl ist eine Vitamin-K-Quelle. Eigentlich kann der Mensch Vitamin K selbst bilden, doch bei Störungen des Darms oder der Darmflora ist das eingeschränkt.
Die ZWIEBEL vertritt hier die Alliumfamilie, die ein Wort bei der Krebsprävention mitzureden hat. Die Inhaltsstoffe der Zwiebel haben Schutzwirkung bei Schäden der DNA oder sorgen für Hemmung des Krebszellenwachstum.
WALNUSSÖL steuert Omega-3-Fettsäuren bei und begünstigt die Vitamin-K-Aufnahme. KURKUMA stellt sicher, dass das Fett gut verdaut wird. Wenn das kein gutes Team ist.

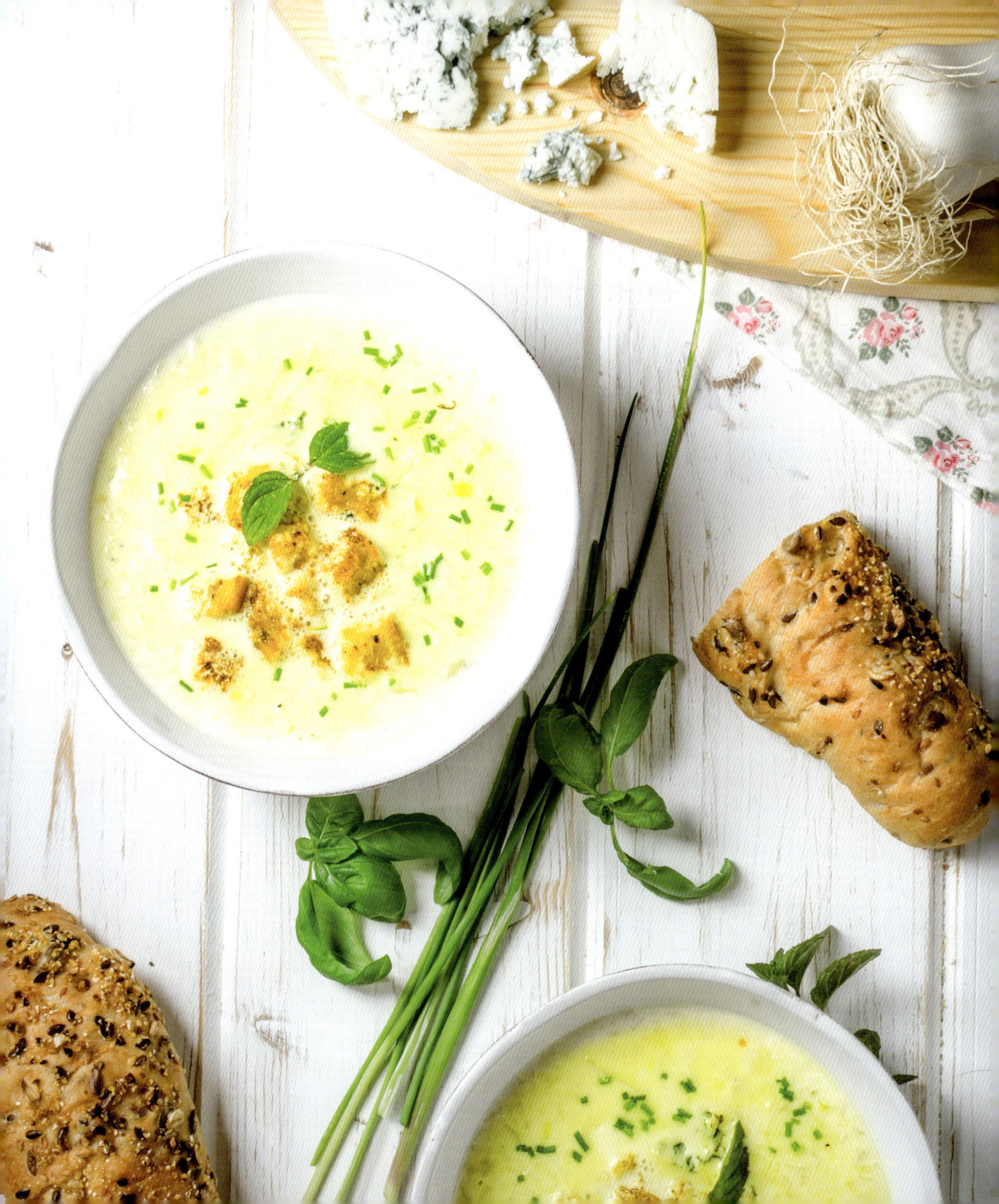

Kalte Gurken-Kräuterschale

Schnelle Sommerfrische

4 Portionen Kräuterschale
2 – 3 kleine Salatgurken
150 g kalter Schmand
500 ml kalte Buttermilch
Meersalz, Pfeffer
2 EL Biozitronensaft
½ Bund Dill
½ Handvoll Brunnenkresse
3 EL Leinöl
1 EL Berberitzenfrüchtchen od. etwas Sumach
Borretschblüten als Deko

Küchenzeit 20 Min.

Kräuterschale **Salatgurken** schälen und würfeln. Ein Drittel der Würfel zurückbehalten, den Rest mit **Schmand** und **Buttermilch** pürieren. Abschmecken mit **Salz, Pfeffer** und **Zitronensaft**.
Den **Dill** – bis auf 2 Stängel für die Deko – und die **Brunnenkresse** waschen, trockenschütteln, den Dill »klimperklein« schneiden, von der Brunnenkresse Blättchen zupfen, evtl. klein schneiden. Vorsichtig unterheben.

Servieren Die Kaltschale mit den **Gurkenwürfeln, Dill, Leinöl** und **Berberitzenfrüchtchen** oder **Sumach** und **Borretschblüten** als Deko servieren.

WissensWerte So viel köstliches, kühlendes »Frucht«-Wasser eine SALATGURKE bietet, so wenig drängt sie sich geschmacklich in den Vordergrund. In diesem Rezept lässt sie BRUNNENKRESSE und DILL den Vortritt. Diese Kräuter der grünen Fraktion gehören zu Kreuzblütlern und Doldenblütlern, die von vornherein einen Bonus bei der Krebsprävention erhalten. Eine kleine fruchtige Ergänzung bringen die Roten ins Spiel: BERBERITZE und SUMACH. Mit einem leichten feinen LEINÖL machen wir die Sommerfrische zu einem Gesundheitsbrunnen mit Omega-3-Fettsäuren.

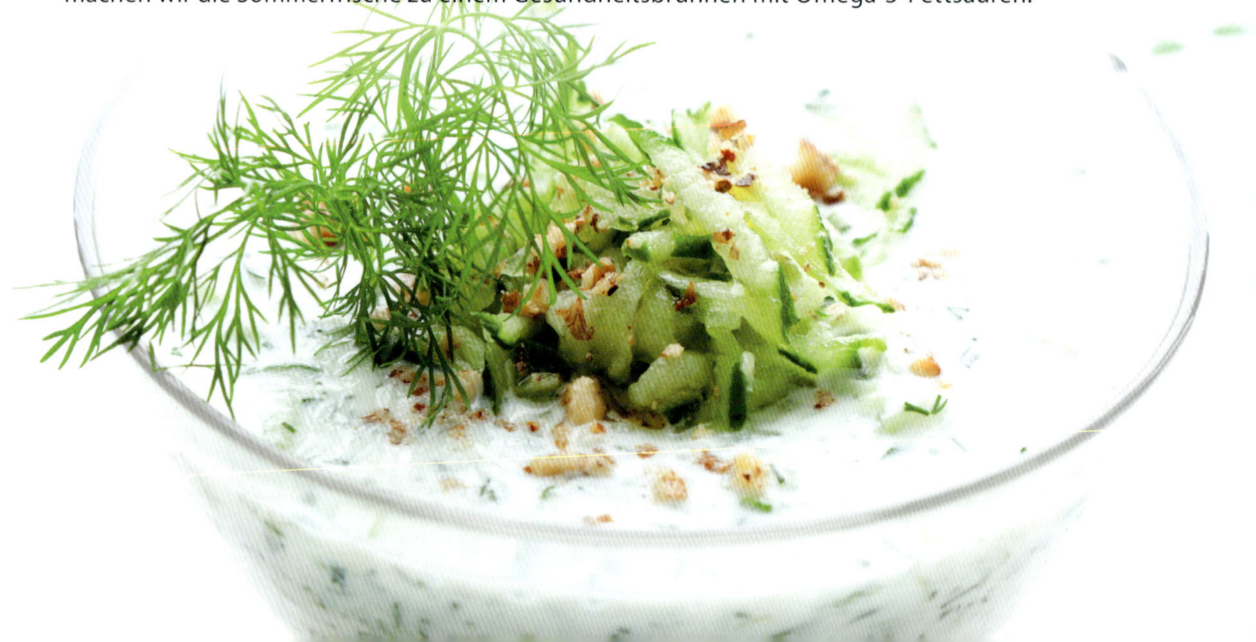

Grüner Salat mit Himbeeren

Früchtchen mit Frisée

4 Portionen Salat

1 Salat nach tagesfrischem Angebot
1 EL Himbeeressig
2 EL mildes Olivenöl
1 EL Walnussöl
Salatkräuter wie Schnittlauch, Petersilie, Borretsch od. Basilikum
Meersalz, Pfeffer
5 Walnüsse
1 – 2 Handvoll Himbeeren
optional Borretschblüten, Calendula u. a.

Küchenzeit 15 Min.

Salat Den **Salat** waschen, trocknen, zupfen und in einer Schüssel anrichten. Eine Vinaigrette im Glas schütteln aus **Himbeeressig, Olivenöl, Walnussöl,** den **gehackten Salatkräutern, Salz** und **Pfeffer**. **Walnüsse** knacken und grob hacken. Zum Salat geben. Kurz vor dem Servieren, die Vinaigrette über den Salat geben und vorsichtig unterheben. Die **Himbeeren** und ggf. Blüten locker auf dem Salat verteilen.

WissensWerte Warum sollte ein leckeres Rezept immer kompliziert sein? Mit einfachsten Mitteln zaubern wir ein antikanzerogenes, chlorophyllreiches Highlight, das uns Frische für einen wunderbaren Sommertag liefert und nicht den Magen belastet. Falls Sie einen FRISÉESALAT verwendet haben, ergänzen sich die feinherben Bitterstoffe des Salats mit den süßfruchtigen Aromen der HIMBEERE. Der Essig betont noch einmal die Himbeernote. Die Himbeere spielt im Buchtitel der kanadischen Ärzte, die sich als Erste mit dem Einfluss der Ernährung auf Krebs wissenschaftlich beschäftigten, die Hauptrolle: »Krebszellen mögen keine Himbeeren«. Sie fanden heraus, dass die in Himbeeren und anderen Beeren enthaltene Ellagsäure ein hochwirksames Therapeutikum gegen Krebs ist.

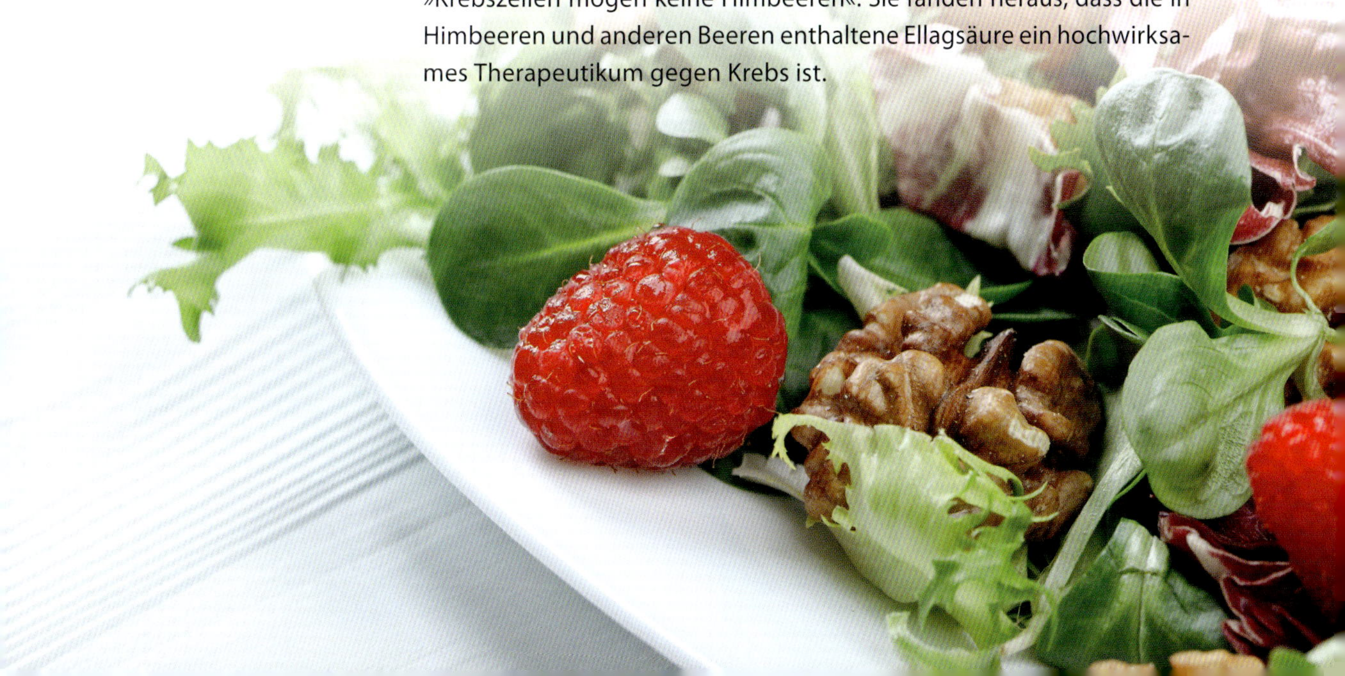

Spargel-Erdbeer-Salat

Einfach wirkungsvoll

4 Portionen Salat
250 g weißer dünner Spargel
250 g Baby-Leaf-Salat
1 – 2 Handvoll Erdbeeren
optional Pinienkerne

Marinade
1 EL Biozitronensaft
3 EL Hanföl
Meersalz, Pfeffer

Küchenzeit 30 Min.

Salat **Spargel** waschen, schälen, holzige Enden entfernen und in mundgerechte Stücke schneiden. Knapp mit Wasser bedeckt bissfest kochen. Abgießen und Spargelwasser ggf. für eine Suppe aufbewahren. Die **Baby-Leaves** waschen und trocken schütteln. Die **Erdbeeren** vorsichtig waschen und vierteln.
Baby-Leaf-Salat und Spargel in einer Schüssel anrichten, die Erdbeeren darauf verteilen.

Marinade Eine Marinade aus **Zitronensaft**, **Hanföl, Salz** und **Pfeffer** herstellen und erst kurz vor dem Servieren den Salat damit dressen.

WissensWerte Der Sommer ist die Zeit, in der sich das Leben herrlich leicht anfühlen kann. Wir verlassen den Schreibtisch, das Haus und gehen auf Naschtour: BEEREN pflücken, zum Beispiel ERDBEEREN. Richtig reife vom Feld oder aus dem Garten. Nicht die unreifen, geschmacklosen Importierten, denn diese Frucht kann, einmal gepflückt, nicht nachreifen. Reife Erdbeeren erkennen Sie an ihrem unwiderstehlichen Duft und natürlich der durchgehend roten Färbung. Wer nicht nur pure Beeren und Nachtisch und Marmelade und Kuchen essen möchte, kann sie ebenso gut in den Salat integrieren.
Obwohl die deutsche Gesetzgebung für erlaubte Pflanzenschutzmittel im konventionellen Anbau die strengste in und außerhalb der EU ist, sollten Sie lieber zu den Erdbeeren der Biobauern greifen.
Außer Vitamin D, das Sie beispielsweise beim Erdbeerpflücken gratis von der Sonne erhalten, hat SPARGEL von allen fettlöslichen Vitaminen reichlich. Deshalb macht es auch Sinn, ihn mit Öl oder Butter zu reichen. So liefern wir gleich die Transportmittel mit dazu.
HANFÖL trägt in unserem Rezept mit guten Omega-3-Fettsäure-Werten zum gewünschten Synergie-Effekt bei.

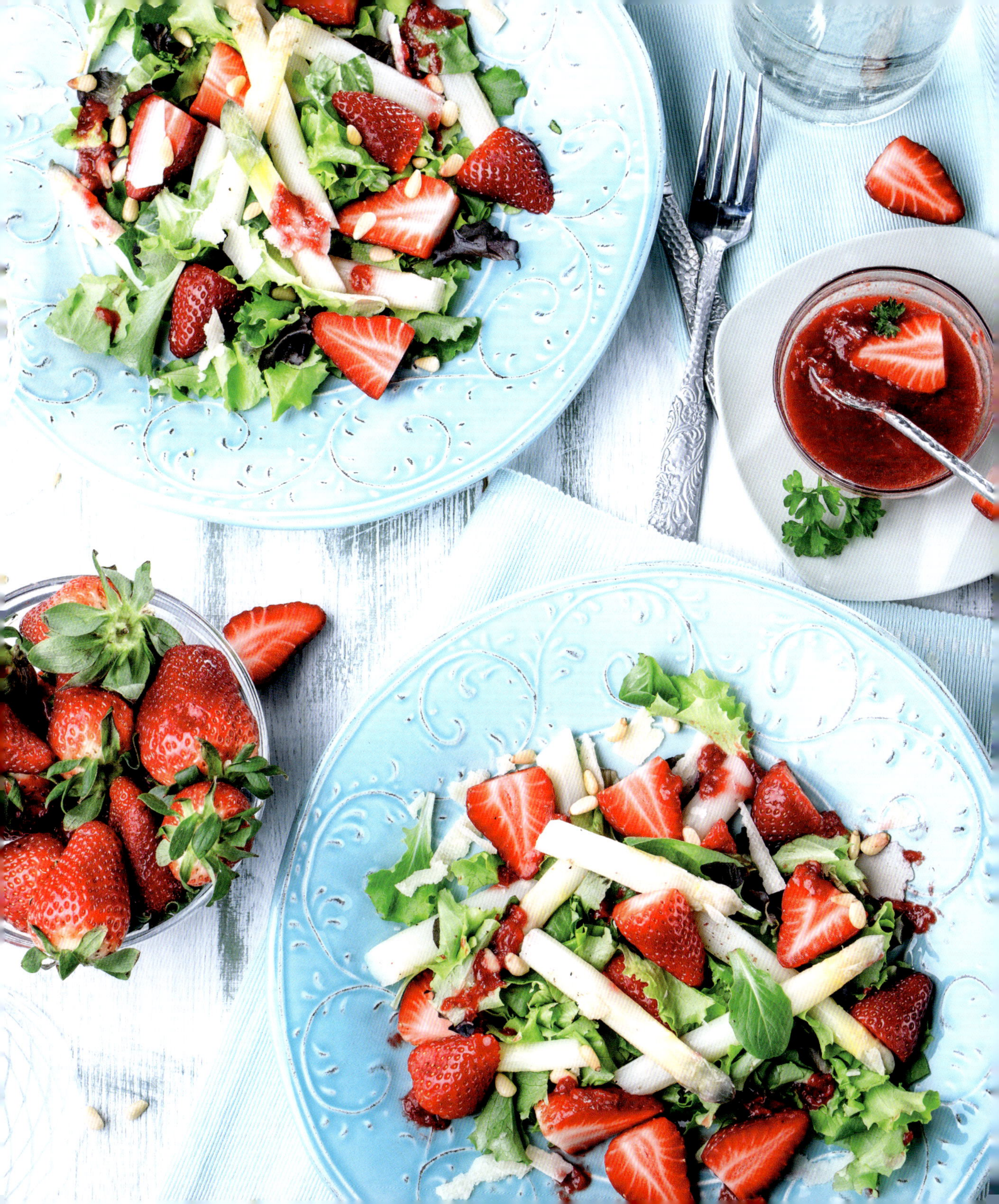

Ungarisches Gemüseragout

mit Räuchernote

4 Portionen
450 g marinierter Tofu
2 + 2 EL Olivenöl zum Anbraten
1 mittelgroße Zwiebel
2 Paprikaschoten (rot od. gelb)
1 EL Paprikapulver edelsüß
¼ TL Kümmel, frisch gemörsert
1 Prise Zucker
½ TL Pfeilwurzelstärke
2 EL Tomatenmark
200 ml Gemüsebrühe
250 ml Rotwein od. Gemüsebrühe
50 ml Marinade vom Tofu
1 Lorbeerblatt
1 Knoblauchzehe
Meersalz, Pfeffer
Sojasauce zum Abschmecken
½ Bund Lauchzwiebeln zum Garnieren

optional als Topping
saure Sahne od. Sojajoghurt

Küchenzeit 30 Min.

Marinierter Tofu
2 Knoblauchzehen
6 EL salzige Biosojasauce
2 EL Räuchersalz
250 ml Wasser
Saft von 2 Biozitronen
Pfeffer nach Geschmack
2 EL getr. Thymian
2 TL Ingwer, gerieben
450 g Tofu

Tofu Den marinierten **Tofu** in einem Sieb abtropfen lassen (**Marinade** auffangen), und die Würfel in einer Pfanne mit **Olivenöl** leicht anrösten, dann beiseite stellen.

Gemüseragout **Zwiebel** schälen und würfeln, in einer größeren Pfanne mit **Öl** glasig dünsten. **Paprika** waschen, entkernen und in mundgerechte Stücke schneiden. Zu den Zwiebeln geben, gut mischen und braten. Mit dem **Paprika-, Kümmelpulver, Zucker** und **Stärke** bestäuben. Anschließend das **Tomatenmark** mit wenig **Brühe** anrühren und zugeben. Die Gemüsemischung mit Brühe und **Rotwein** und der **Tofu-Marinade** ablöschen, das **Lorbeerblatt** zugeben und alles etwas einkochen lassen. Die **Knoblauchzehe** kleinhacken und zugeben. Mit **Salz, Pfeffer** und **Sojasauce** abschmecken und mit **Lauchzwiebelröllchen** garnieren. **Saure Sahne** oder **Sojajoghurt** in einer extra Schale reichen. Wer mag, isst dazu eine Scheibe rustikales Roggenbrot.

Tipp Als grüne Garnitur können auch Rucola, junge Löwenzahnblätter oder Stielmus (siehe S. 65 unter WissensWerte) dienen – schauen Sie sich einfach mal um und kosten Sie: im Garten, auf dem Markt, im Bioladen.

Marinade zum Tofu **Knoblauch** schälen und in dünne Scheibchen schneiden. Aus den restlichen **Zutaten** eine Marinade rühren.
Tofu in Würfel schneiden und 24 Stunden darin marinieren. Dabei sicherstellen, dass der Tofu rundum bedeckt ist, und ab und zu wenden.

WissensWerte Reichlich Gemüse und Gewürze, reich an Antioxidantien, bilden krebspräventive Synergien mit dem TOFU, wenn er aus gutem Hause, sprich Bio, kommt. Da Tofu jedoch ziemlich »geschmacklos« ist, bevorzugen wir ihn geräuchert oder mariniert.

Wenn wir Geräuchertes kaufen, wissen wir wenig darüber, wie und bei welchen Temperaturen es behandelt wurde. Im Bioladen gehen wir davon aus, dass eine gesunde Variante zu wählen ist: kein Nitratpökelsalz, kalt- oder warmgeräuchert, nicht heiß. Wir könnten aber auch die DIY-Methode mit kreativem Selbstgemachtem ohne unbekannte fremde Zusätze wählen. TOFU, mit RÄUCHERSALZ mariniert, minimiert die Aufnahme von krebserregenden Verdächtigen wie Nitrosamine und Acrylamid, der Körper wird mit weniger schädlichen Stoffen belastet.

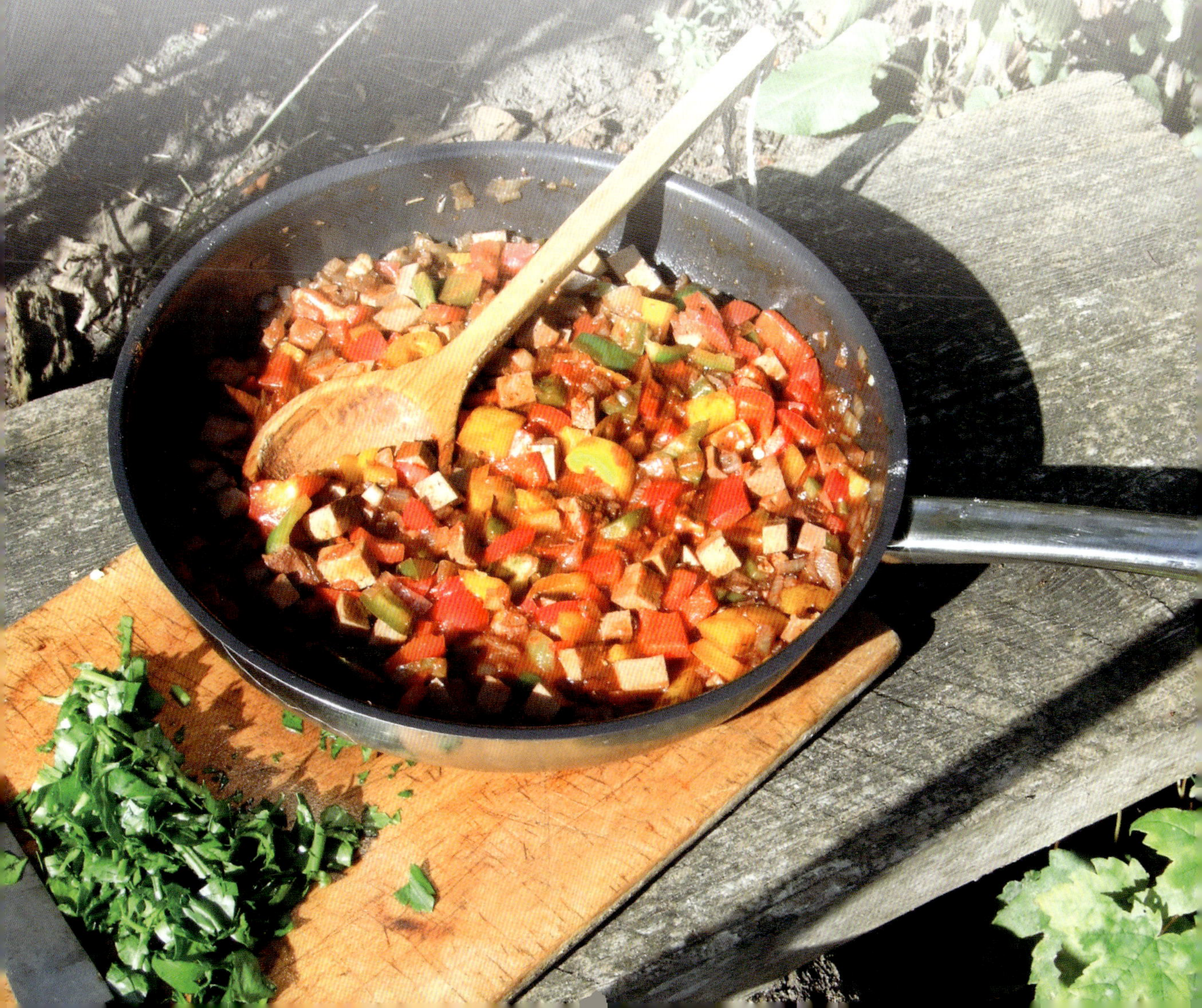

Rote Johannisbeeren an Matjes

Frische Brise zu Johanni

4 Portionen Matjes
4 – 8 Matjesfilets (je nach Größe)
2 rote Zwiebeln
rosa Pfefferbeeren
8 Trauben Johannisbeeren
4 Scheiben Vollkornbrot

Schmandsauce
200 g Schmand
1 TL Meerrettich aus dem Glas
Meersalz, Pfeffer

Küchenzeit 10 Min.

Matjes Die **Matjesfilets** auf Tellern anrichten. **Rote Zwiebeln** schälen und in feine Ringe schneiden. Zusammen mit den **rosa Pfefferbeeren** und **Johannisbeeren** dekorativ darüber verteilen.

Sauce Aus dem **Schmand** mit **Meerrettich** eine glatte Sauce rühren, mit **Salz** und **Pfeffer** abschmecken.
Als Dip zum **Vollkornbrot** und Matjes reichen.

WissensWerte Fisch versorgt unseren Körper mit den meist unterrepräsentierten Omega-3-Fettsäuren. HERING kommt uns dabei fast auf den Teller gehüpft – zumindest hier im Norden, wo wir wohnen, denn im April/Mai zieht er zu seinen Laichgründen in Küstennähe. Er ist dann besonders fetthaltig und da er nicht gekocht, sondern salzig eingelegt wird, bleiben seine Fettsäuren vollständig erhalten. Als MATJES konserviert ist er auch im Binnenland eine begehrte Delikatesse. Als Beilage haben wir uns für eine einfache MEERRETTICH-Schmandsauce entschieden, denn die Fettsäuren können mit Hilfe des Meerrettichs leichter aufgeschlüsselt werden. Das Emmer-Molke-Brot (S. 136) ist ein kräftiger Begleiter zu dieser herzhaften Brotzeit. Die schönen roten Beeren bringen die Sommergefühle ins Rezept. JOHANNISBEEREN, gibt es in Schwarz, Weiß oder Rot. Sie haben einen beachtlichen Vitamin-C-Gehalt und sind reich an krebspräventiven Anthocyanen. Alles in allem ein gutes Zusammenspiel.

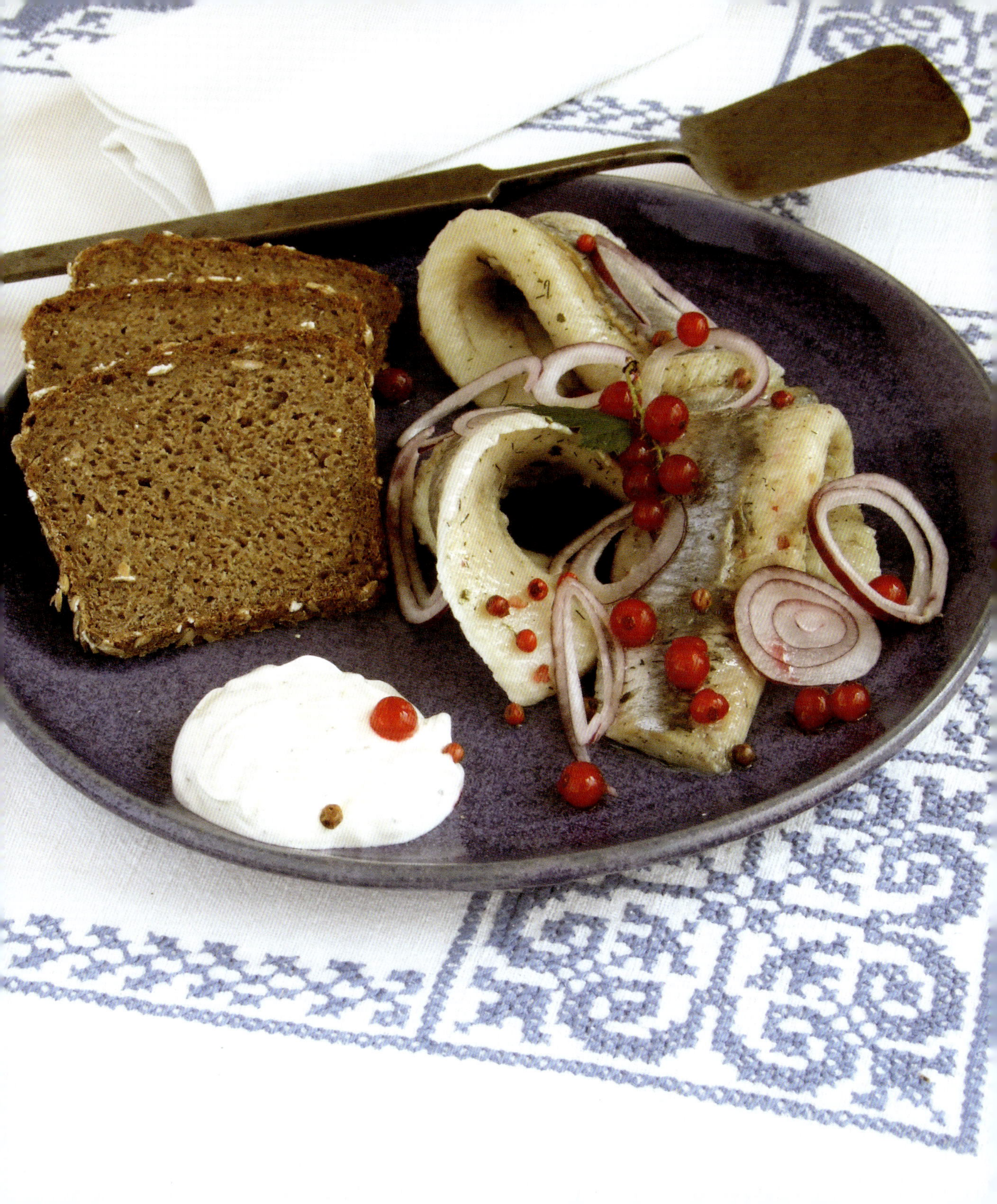

Sommer-Wok-Gemüse

Kurz und knackig

4 Portionen Wokgemüse
250 g Brokkoli
200 g Zuckererbsen
1 rote Paprika
3 Frühlingszwiebeln
Ingwer nach Geschmack
1 kleine rote Chili
1 – 2 Knoblauchzehen
½ Biolimette, Abrieb und Saft
½ Bund Schnittlauch
2 EL Kokosfett
Meersalz, Pfeffer
Sojasauce zum Abschmecken

optional
12 Biogarnelen

Küchenzeit 30 Min.

»Mise en place« Für den reibungslosen Ablauf des Kochens stellen wir zunächst alle Zutaten kochfertig bereit. Alle Gemüse waschen. **Brokkoli** zerteilen. Die Stiele entfernen. Die Röschen mundgerecht zerteilen. Die zarten Teile seiner Stiele in dünne Scheiben gehobelt gerne mitgaren. Die Enden der **Zuckererbse** abknipsen, evtl. Fädchen entfernen. Die **Paprika** in Streifen schneiden. Die **Frühlingszwiebeln** in Ringe schneiden. Den **Ingwer** schälen und reiben. Beim **Chili** die Kerne entfernen, Chili in Ringe schneiden. Die geschälten **Knoblauchzehen** in der Knoblauchpresse bereitstellen. Die **Limettenschale** abreiben, den **Saft** auspressen. Den **Schnittlauch** fein schneiden.

Sommer-Wok Im Wok oder einer Pfanne, optional die **Garnelen** (mit oder ohne Schale, so dann auch servieren) mit dem **Kokosfett** kurz anrösten, bis sie sich röten. Herausnehmen und beiseite stellen.
Frühlingszwiebeln, Chili, Knoblauch und Ingwer in das Fett geben, anrösten. Paprika, Brokkoli und Zuckererbsen unter ständigem Rühren dazugeben. Garnelen und Schnittlauch zufügen, weiterrühren. Abschmecken mit Limettensaft und -abrieb, **Salz, Pfeffer** und **Sojasauce**.

WissensWerte Wer im Wok kocht, muss eigentlich nur auf die richtige Reihenfolge beim Anbraten achten. Die kurze Garzeit garantiert, dass die krebspräventiven Nährstoffe bei uns ankommen, besonders die Glucosinolate und Schwefelverbindungen des BROKKOLIS. Diese Moleküle sollen erst beim Kauen und nicht beim Kochen aufgeschlüsselt werden. Die ZUCKERERBSE, umgangssprachlich auch unter dem Namen Zuckerschote oder Kaiserschote bekannt, bringt knackige Frische ebenso wie Eiweiß, Ballaststoffe und Vitamine. Weil sie jung verzehrt wird, hat sie keine Zeit, krebsfördernde Nitrate anzusammeln.
Die GARNELEN stammen unbedingt aus biologischer Zucht. Dazu gehört: geringe Besatzdichte, kontrollierte Wasserqualität, keine Antibiotika oder Wachstumsbeschleuniger.

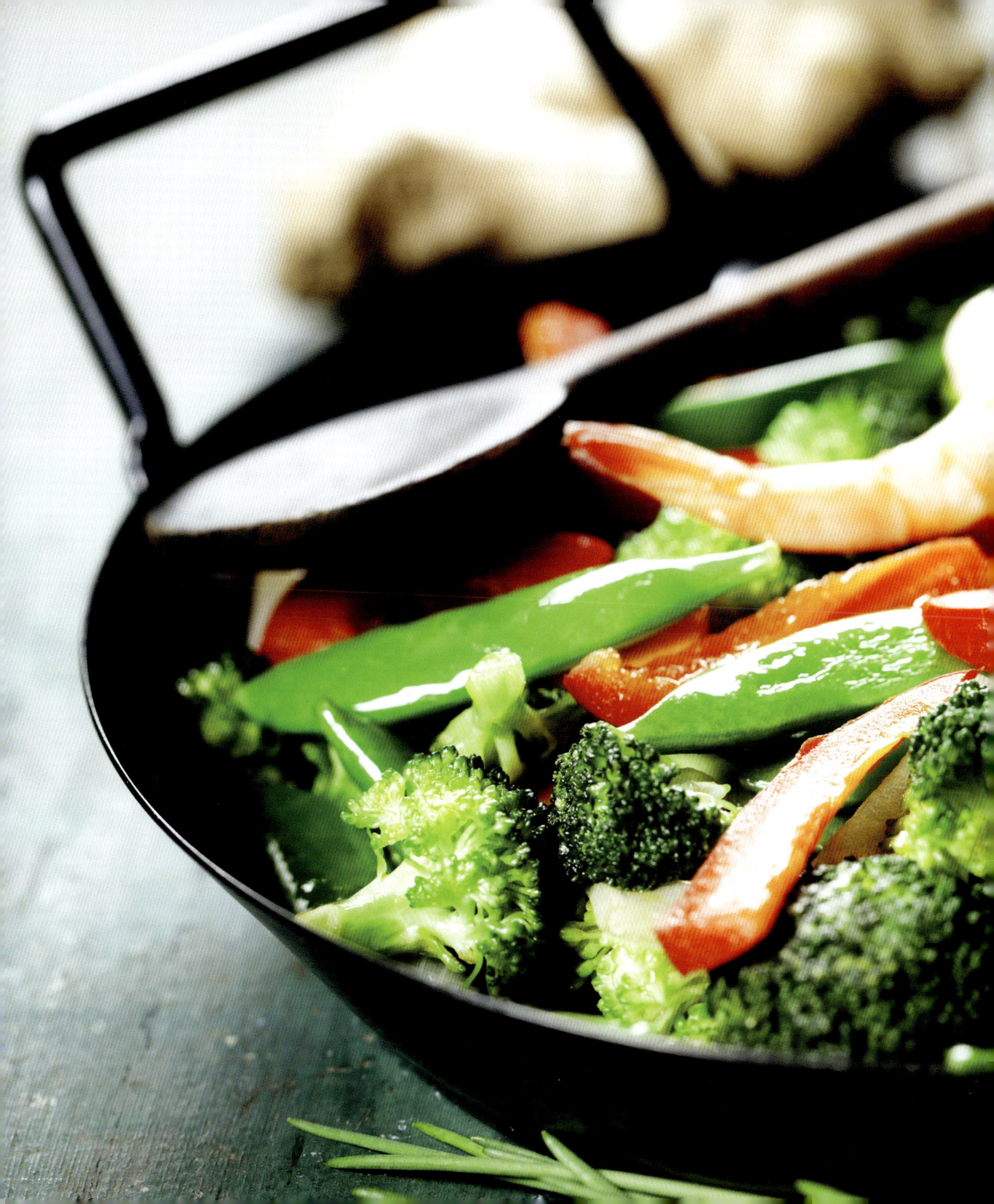

Scholle im Spitzkohlmantel

Fisch und Beere ganz verwickelt

4 Portionen Scholle

Wickel
4 große Spitzkohlblätter
100 ml Weißwein
100 ml Wasser
4 halbe Schollenfilets, enthäutet, od. Seezunge

Panade
2 EL Mandeln, fein gemahlen
1 – 2 TL Zitronenthymian, fein gehackt
1 EL Biozitronensaft
1 Handvoll frische Blaubeeren
Meersalz, Pfeffer
Bratengarn

Sauce
150 ml Dämpfflüssigkeit, evtl. mit Weißwein auffüllen
1½ TL Pfeilwurzelstärke
150 ml Sahne
Meersalz, Pfeffer
evtl. 1 Schuss Biozitronensaft

Küchenzeit 40 Min.

Wickel **Spitzkohlblätter** im Dämpfeinsatz kurz in der **Wasser-/Weinmischung** dämpfen. Abgießen und die köstliche Dämpfflüssigkeit auffangen! Spitzkohl kalt abschrecken.

Panade Inzwischen die Panade aus dem **Mandelmehl, Zitronenthymian, Zitronensaft** und **Blaubeeren** herstellen. Mit **Meersalz** und **Pfeffer** abschmecken.

Wickel Auf je ein **Kohlblatt** ein **Fischfilet** legen, mit der Panade bestreichen. Die Seiten des Kohlblattes einschlagen und zu einem Päckchen wickeln. Mit **Bratengarn** fixieren.
Die Dämpfflüssigkeit evtl. auf 200 ml ergänzen mit gleichen Anteilen Wasser und Wein. Die Wickel im Dämpfeinsatz etwa 10 Minuten dämpfen, bis das Fischfilet gar ist. Evtl. einen Wickel anschneiden, um den Zustand zu testen. Wieder die Dämpfflüssigkeit auffangen!

Sauce **Dämpfflüssigkeit** auf 150 ml ergänzen. **Pfeilwurzelstärke** mit etwas kaltem Wasser klumpenfrei anrühren und in den Topf zur Sauce geben. Kurz aufkochen. Dann die **Sahne** zugeben und zusammen erwärmen, aber nicht aufkochen. Abschmecken mit **Salz** und **Pfeffer,** evtl. einem Schuss **Zitronensaft**.

Tipp Schmeckt sehr gut mit Kartoffel-Möhrenpüree. Die Zubereitung gelingt wie der Kartoffel-Sellerie-Stampf auf S. 122, dabei den Sellerie durch Möhren ersetzen.

WissensWerte FISCH – vor allem Meeresfisch – kann unser wichtiges Omega-3-/Omega-6-Fettsäuren-Verhältnis ins Gleichgewicht bringen, ein wichtiger entzündungshemmender Schritt in der Krebsprävention. Frischer Fisch trägt am meisten der bereits synthetisierten essentiellen Omega-3-Fettsäuren (DHA und EPA) in sich, der Körper hat direkten Zugriff darauf. Möglicherweise beim Tiefkühlen, leider sicher beim Kochen gibt es Verluste. Hier entscheidet, wie hoch und wie lange der Fisch bei der Zubereitung erhitzt wird. In diesem Rezept wird er nur kurz und schonend gedämpft. Zudem können Sie hier auf die antikanzerogene Beerenstärke zählen. Die wilden BLAUBEEREN sind den Zuchtheidelbeeren übrigens haushoch überlegen.

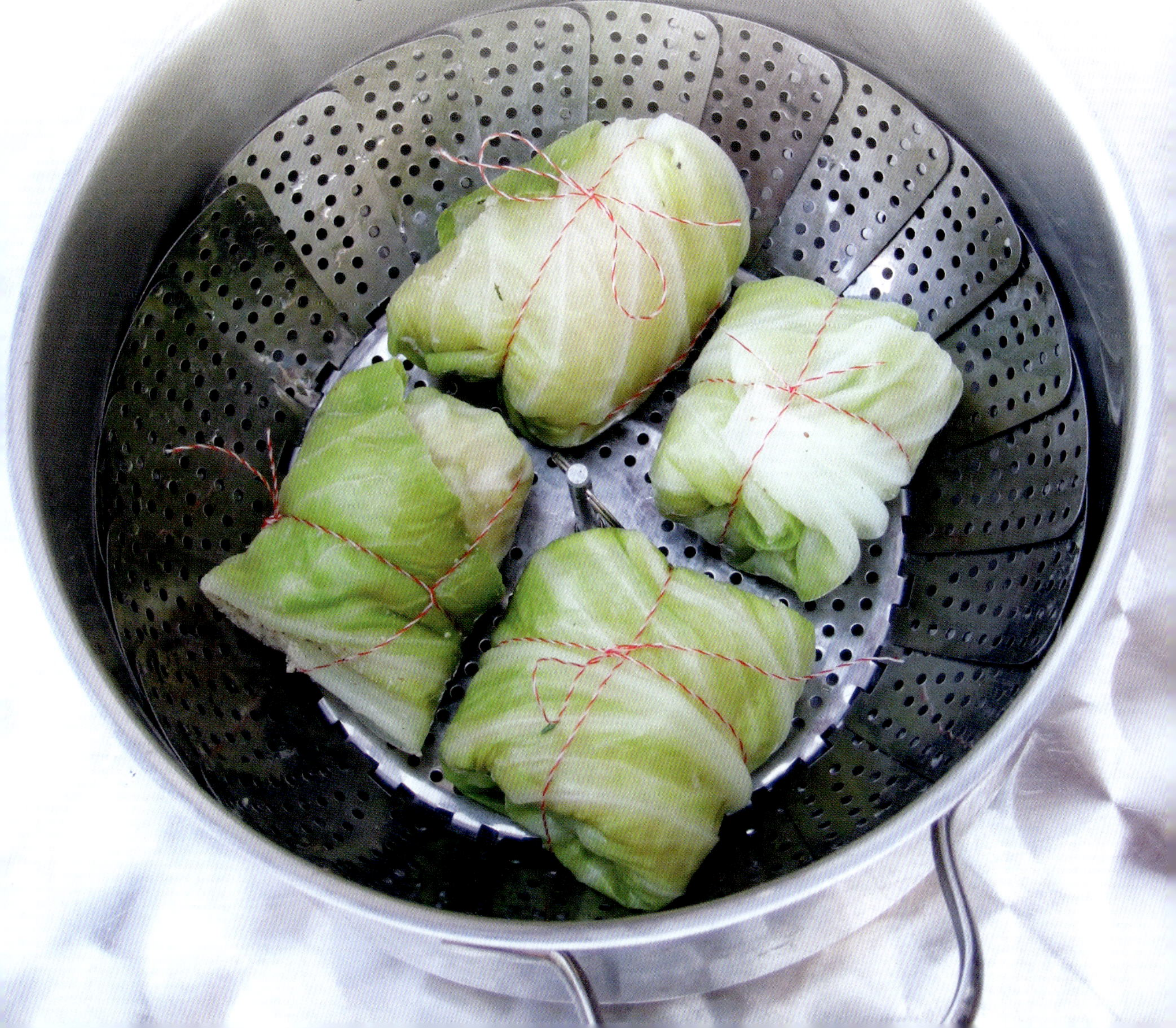

Mirabellentarte

Köstliche Sommersüße zum Knuspern

für 1 Springform (26 cm)

Boden
125 g Einkornmehl
125 g Dinkelmehl
1 Prise Salz
1 EL Rohrzucker
125 g kalte Butter/ Biomargarine
50 ml kaltes Wasser
etw. Butter/Biomargarine zum Einfetten der Springform
trockene Hülsenfrüchte zum Blindbacken

Belag
250 g Mirabellen
ca. ½ EL Zitronensaft
1 gestr. TL Agar-Agar
200 – 250 g Brombeeren

Küchenzeit 70 Min.
Zubereitung 40 Min.
Backen 30 Min.

Backofen auf 180 °C Umluft vorheizen.

Boden Das **Vollkornmehl**, **Salz** und **Zucker** mit der kalten **Butter** mit einem Messer so lange schneiden, bis ein mehr oder weniger krümeliger Teig entsteht. Dabei zügig arbeiten. Das **Wasser** zufügen. Wenn der Teig noch Butterstückchen aufweist, ist das von Vorteil.
Den Teig gleichmäßig in einer **gefetteten** Springform ausrollen, am Rand ca. 2 cm hochziehen. Schneiden Sie ein Antihaft-Backpapier in passender Größe für den Innenbereich und befüllen Sie ihn mit den **Hülsenfrüchten** zum Blindbacken. 20 Minuten backen.
Hülsenfrüchte vorsichtig entfernen und weitere 10 Minuten backen.

Belag Inzwischen für den Belag die **Mirabellen** waschen und entkernen. Mit dem Pürierstab und etwas **Zitronensaft**, um die Oxidation zu verlangsamen, zu Mus verarbeiten.
Mit **Agar-Agar** vermischen und in einem Topf einmal kurz aufkochen lassen, anschließend abkühlen.
Die **Brombeeren**, wenn nötig, vorsichtig im Sieb waschen und abtropfen lassen.

Fertigstellung Den gebackenen Boden abkühlen lassen. Anschließend mit dem Mirabellenmus befüllen und die Brombeeren darauf verteilen.

Schmeckt gut mit griechischem Joghurt oder Schlagsahne.
Statt Mirabellen können Sie auch Reineclauden oder Frühzwetschen verwenden. Oder statt Brombeeren anderes Beerenobst.

WissensWerte Mit MIRABELLEN und frischen BROMBEEREN kosten Sie den Sommer und seine Aromen voll aus! Himbeeren und BROMBEEREN gelten als die Gehaltvollsten unter den Beeren, was die antikanzerogene Ellagsäure betrifft. Da die Wildformen meist noch inhaltreicher als ihre ge- (oder ver-?)züchteten Verwandten sind, nutzen wir mit Freuden die Angebote der wilden Vertreter, die in der Natur in Feldrandlagen, am Waldrand oder als Begrenzung von Streuobstwiesen ihre Früchte, nicht ohne stachelige Hürden, uns zuwachsen lassen. Pflücken Sie nur »höhere Lagen«, um nicht versehentlich fuchsbandwurm-kontaminierte Früchte mitzunehmen.

MIRABELLEN zu finden, ist da etwas schwieriger. Noch gibt es sie, die verwilderten Büsche mit den goldgelben Kugeln und Dornen wie bei den Schlehen oder alten Pflaumensorten in mancher Rainhecke. Richtig lecker sind aber eher die der Sorte Metz oder – wenn Sie eine Nancy finden würden, wären Sie bei der Traumfrucht angekommen.

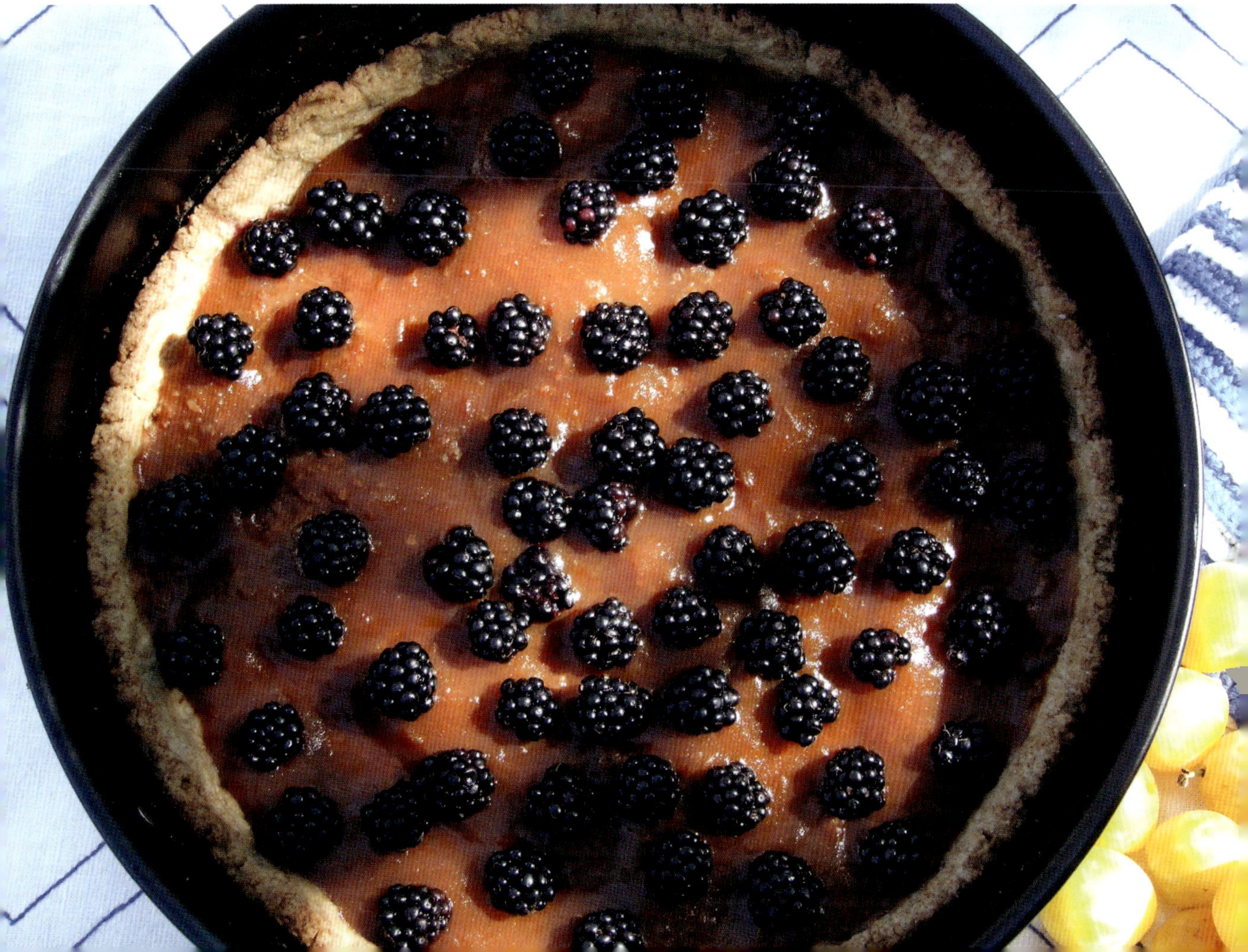

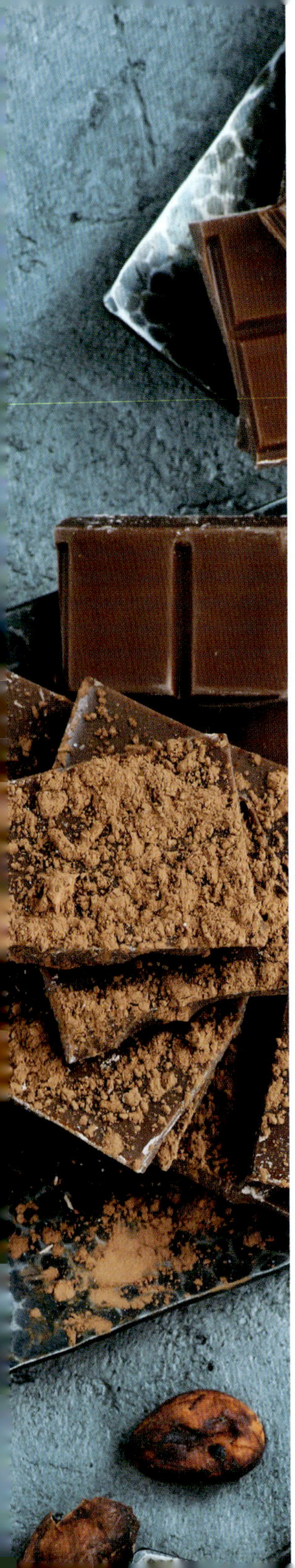

Bottermelk blue

meets black chocolate

4 Portionen Shake
150 g Blaubeeren
150 plus 300 ml Buttermilch
30 g Bitterschokolade, mind. 70 %
30 g Blaubeeren, gestückelt
optional 100 ml Buttermilch als Deko

Küchenzeit 10 Min.

Bottermelk Die **Blaubeeren** mit 150 ml **Buttermilch** im Mixer pürieren. Auffüllen mit 300 ml **Buttermilch**. Dieses violette Gemisch auf 4 Gläser verteilen. Wer schönes Anrichten liebt, dem wird mit etwas Übung gelingen, weitere Buttermilch über einen Esslöffel so in die Gläser zu gießen, dass sie als weiße Schicht über dem Violett bleibt. Dekorieren mit den **gestückelten Blaubeeren** und gehackter **Bitterschokolade**. Mit einem Cocktaillöffel gereicht, lassen sich die Stückchen unterrühren oder direkt knuspern.

Im Prinzip eigenen sich alle Sommerbeeren, besonders die süßen wie Erdbeeren, Himbeeren und später die saftig reifen Brombeeren für diesen Frischedrink.

WissensWerte »Bottermelk fresh« hieß das Lieblingseis unserer Kindertage. Echt »fresh«, so überrascht uns die angenehm säuerliche BUTTERMILCH an heißen Sommertagen. Es sind ihre Milchsäurebakterien, die unsere Darmflora pflegen.

Die BLAUBEERE mit ihrem harmonisch milden Fruchtgeschmack wirkt zudem verdauungsregulierend.

Gut versteckt findet sich das Superfood KAKAO in den hochprozentigen Bitterschokoladekrümeln. Mit seinen Polyphenolen wirkt es antioxidativ. Ein Rundumpaket für Ihre Darmgesundheit und obendrein ein frischer Appetitmacher in der Rekonvaleszenz.

Verwenden Sie Biobuttermilch, dann unterstützen Sie auch noch den Biobauern und seine glücklichen Kühe.

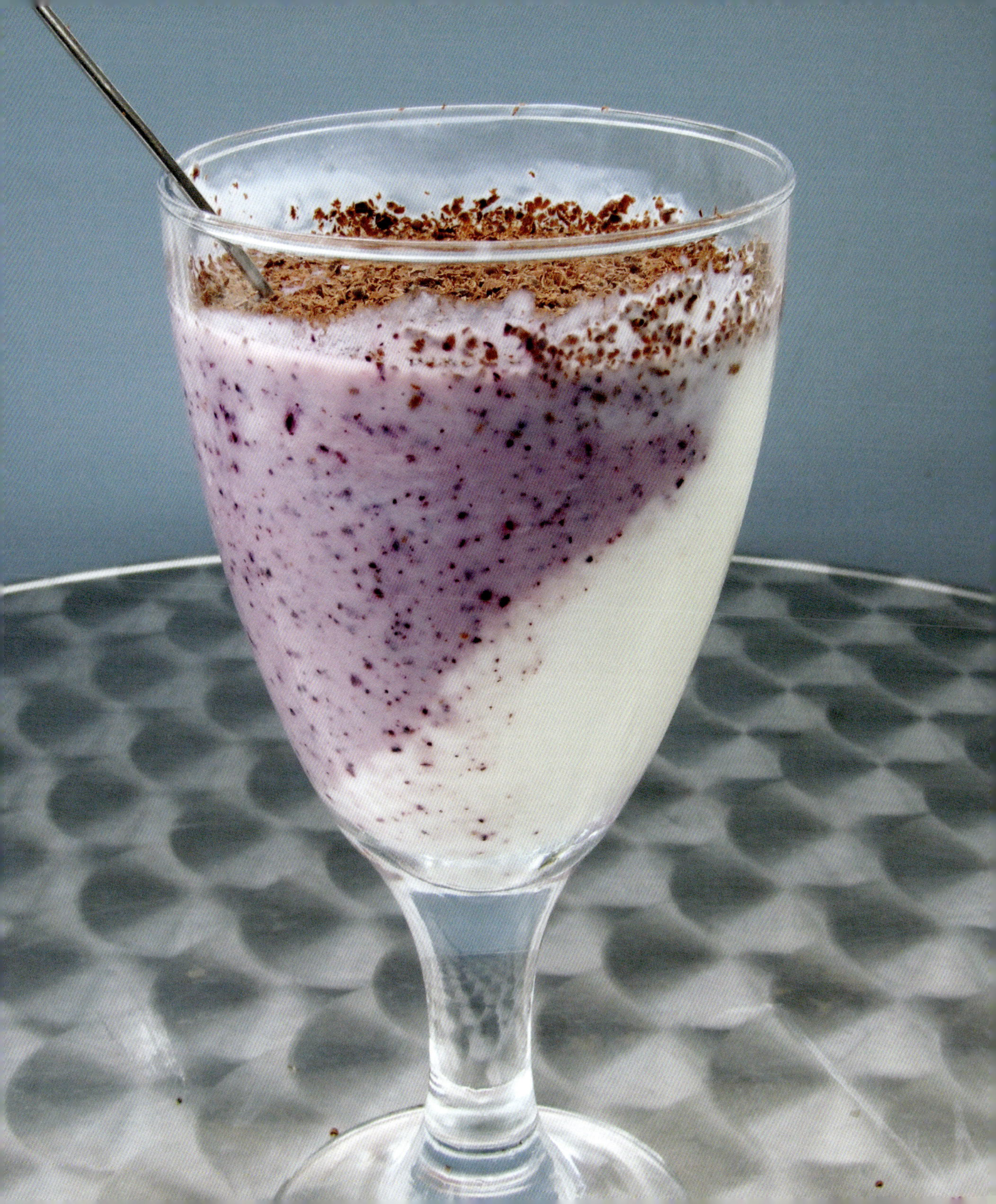

Zweierlei exotischer Linsen-Dip

Banane oder Kokos

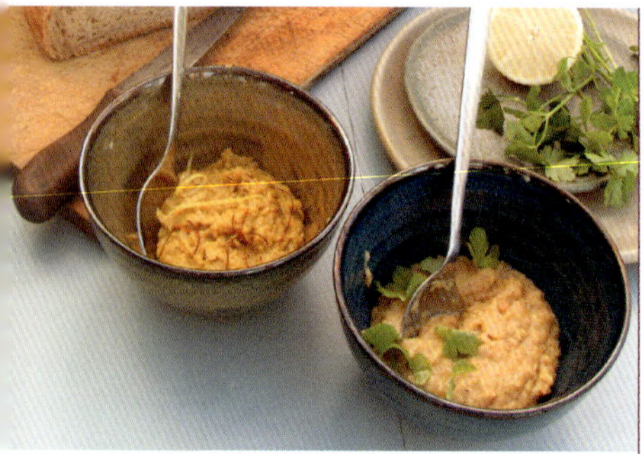

Grundrezept für 2 Gläser
100 g rote Linsen
150 ml Wasser
2 Frühlingszwiebeln – nur das Weiße
1 EL Olivenöl
1 Knoblauchzehe
1 gestr. TL Ingwer
etwa 1 TL Meersalz
¾ TL Ras-el-Hanout-Gewürz
1 TL Balsamico bianco

Kokos
50 ml Kokosmilch, gut verrührt
Garnieren mit Petersilie

Banane
50 g Banane, gemust
3 – 4 Msp. Kurkuma
1 TL Biozitronensaft
1 TL mildes Olivenöl
Garnieren mit Zitronenzesten und Chilifäden

Küchenzeit 30 Min.

Grundrezept **Linsen** waschen und mit dem **Wasser** (ohne Salz) ca. 15 Minuten bei geringer Hitze weich kochen.
Das Weiß der **Frühlingszwiebeln** klein schneiden und in **Olivenöl** leicht anrösten. **Knoblauch** schälen, pressen, **Ingwer** reiben und alles zu den weichen Linsen geben. **Salz, Ras-el-Hanout-Gewürz** und **Essig** zufügen.

Kokos-Variante Die **Kokosmilch** unterrühren. Mit gehackter **Petersilie** garnieren.

Bananen-Variante Die gemuste **Banane, Kurkuma, Zitronensaft** und **Olivenöl** unterrühren. Vor dem Servieren mit **Zitronenzesten** und **Chilifäden** garnieren.

WissensWerte Dezent oder pikant, beide Dips enthalten bereits im Grundrezept die lieblich pikante Würzmischung Ras el Hanout mit einem Kaleidoskop an Gewürzen: ANIS, NELKEN, STERNANIS, KURKUMA, MUSKAT, …
Die Ballaststoffe der LINSEN mit dem reichlichen Pektin der BANANE pflegen die Darmschleimhaut und erleichtern damit die Aufnahme vom großzügig mitgelieferten Kalium und Zink.
KOKOS soll entzündungshemmend wirken.

Roter Aufstrich mit Hüttenkäse

Rotkohl – bekömmlich anders

2 Gläser Aufstrich
1 rote Zwiebel
2 – 3 EL Rapsöl
¼ kleiner Rotkohl
1 kleine Scheibe Ingwer
4 Feigen
2 Msp. Sumach
1 Samenkugel Piment, zermörsert
1 gestr. TL Meersalz
Pfeffer nach Geschmack
2 EL milder Balsamico, rot
150 ml Wasser
200 g Hüttenkäse
2 EL Walnussöl

Küchenzeit 25 Min.

Auftstrich **Zwiebel** schälen, würfeln und in dem **Öl** glasig dünsten. **Rotkohl** in dünne Scheiben hobeln und mit dem Wiegemesser fein hacken. Zu der Zwiebel geben. **Ingwer** schälen und reiben, die **Feigen** klein stückeln, zufügen, ebenso **Sumach, Piment, Salz, Pfeffer** und den **Balsamico**. Damit der Kohl nicht anbrennt mit etwas **Wasser** aufgießen und zugedeckt 15 Minuten köcheln lassen.
Die Rotkohlmasse halbieren. Die eine Hälfte pürieren. Den geschnittenen Rotkohl zum Püree geben. **Hüttenkäse** (1 TL davon aufheben für Deko) und **Walnussöl** unterrühren. Abschmecken mit Salz und Pfeffer und vor dem Servieren mit einem Teelöffel Hüttenkäse dekorieren.

WissensWerte KÖRNIGER FRISCHKÄSE ist ein wenig bearbeitetes Milchprodukt mit Milchsäurebakterien, und damit leicht verdaulich. Fettarm und eiweißreich hilft er, plötzlichen Blutzuckeranstieg zu vermeiden, und ist deshalb beliebt, besonders bei Diabetikern. Hier bringt er zudem ein krümeliges Weiß in das Violett des Rotkohls und einen ausgleichenden Geschmack.

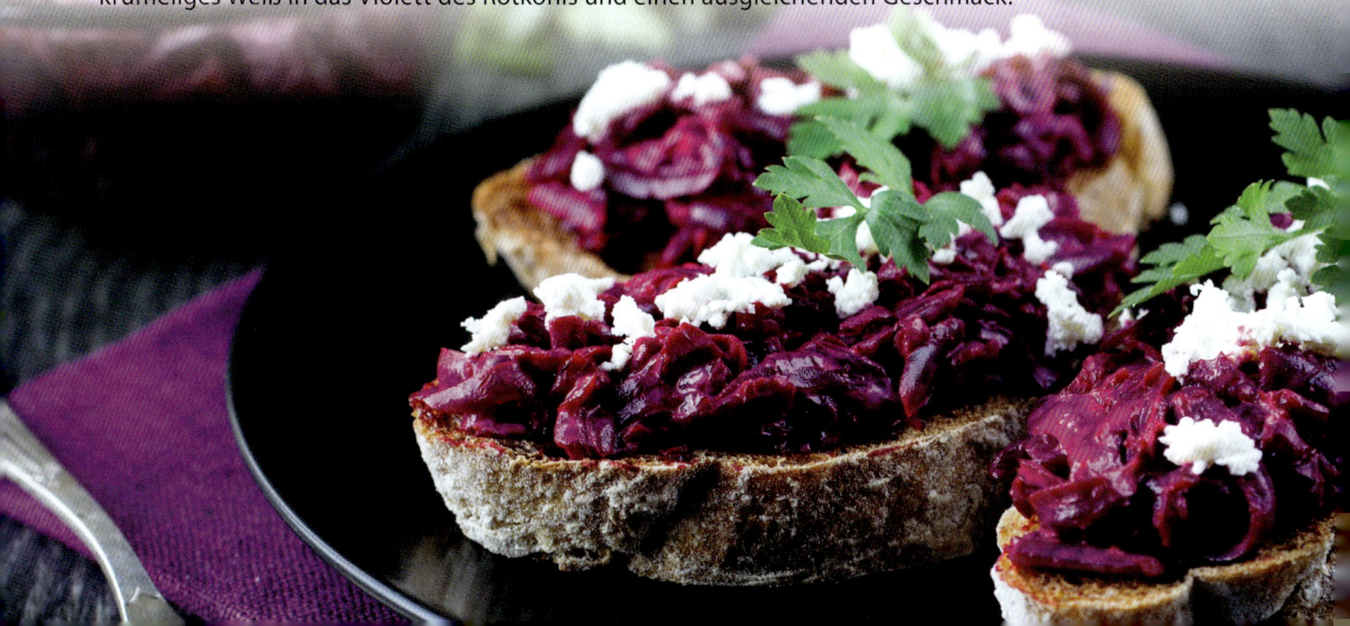

Mangold-Crostini

Brotzeit im Grünen

8 Crostini
200 g Mangold, Blatt und Stiele
1 Zwiebel
20 g getr. Aprikosen
2 EL Biobratöl
Meersalz, Muskat
Chiliflocken nach Geschmack
4 Scheiben Vollkornbrot

Labneh
500 g Joghurt (10 %)
½ TL Meersalz
alternativ 200 g Frischkäse

Küchenzeit 15 Min.

Mangold Den **Mangold** waschen, etwas trockenschleudern und Blätter von den Stielen trennen. Die Blätter in mundgerechte Stücke zupfen. Die **Zwiebel** schälen, klein würfeln, ebenso klein die Stiele und **Aprikosen**. Zwiebel und Mangoldstiele mit **Meersalz, Muskat** und **Chiliflocken** in der Pfanne mit wenig **Öl** glasig rösten. Aprikosen und Mangold zugeben, diesen zerfallen lassen. Sollte sich Flüssigkeit bilden, bitte abgießen. Ggf. nachwürzen.

Crostini **Vollkornbrotscheiben** toasten, mit **Labneh** (oder Frischkäse) bestreichen und die Mangoldmischung darauf verteilen. Als Deko einige Chiliflocken.

WissensWerte NATURJOGHURT braucht keine Mittel wie Gelatine zum Verdicken, denn das besorgen die Milchsäurebakterien. Auch eine Wärmebehandlung erlaubt der Gesetzgeber hier nicht. ACHTUNG! Bei Joghurt-»Erzeugnissen« gibt es diese Verbote nicht! Bedienen Sie sich also der puren, möglichst naturbelassenen Lebensmittel.
MANGOLD könnte in Verbindung mit dem probiotischen Joghurt und der Aprikose seine bereits erprobte entzündungshemmende Wirkung ausbauen. In vitro hat ein Farbstoff aus der Gruppe der Betalaine, der auch im Mangold drinsteckt, gezeigt, dass er zur Verlangsamung von Tumorwachstum beitragen kann.

Milchsaure Joghurtcreme (Labneh) selbst gemacht mit 500 g griechischem oder türkischem Naturjoghurt (10 %) und ½ TL Meersalz. In einem Mulltuch an einem kühlen Ort den Joghurt über einen Topf hängen und mindestens 12 bis 24 Stunden die Sauermolke abtropfen lassen (Ist für das Molke-Brot S. 136 gut zu verwenden). Ausdrücken und mit dem Salz vermischen. Fertig. Als Unterlage für den Mangold auf geröstetem Brot perfekt. Für die schnelle Küche geht auch Frischkäse.

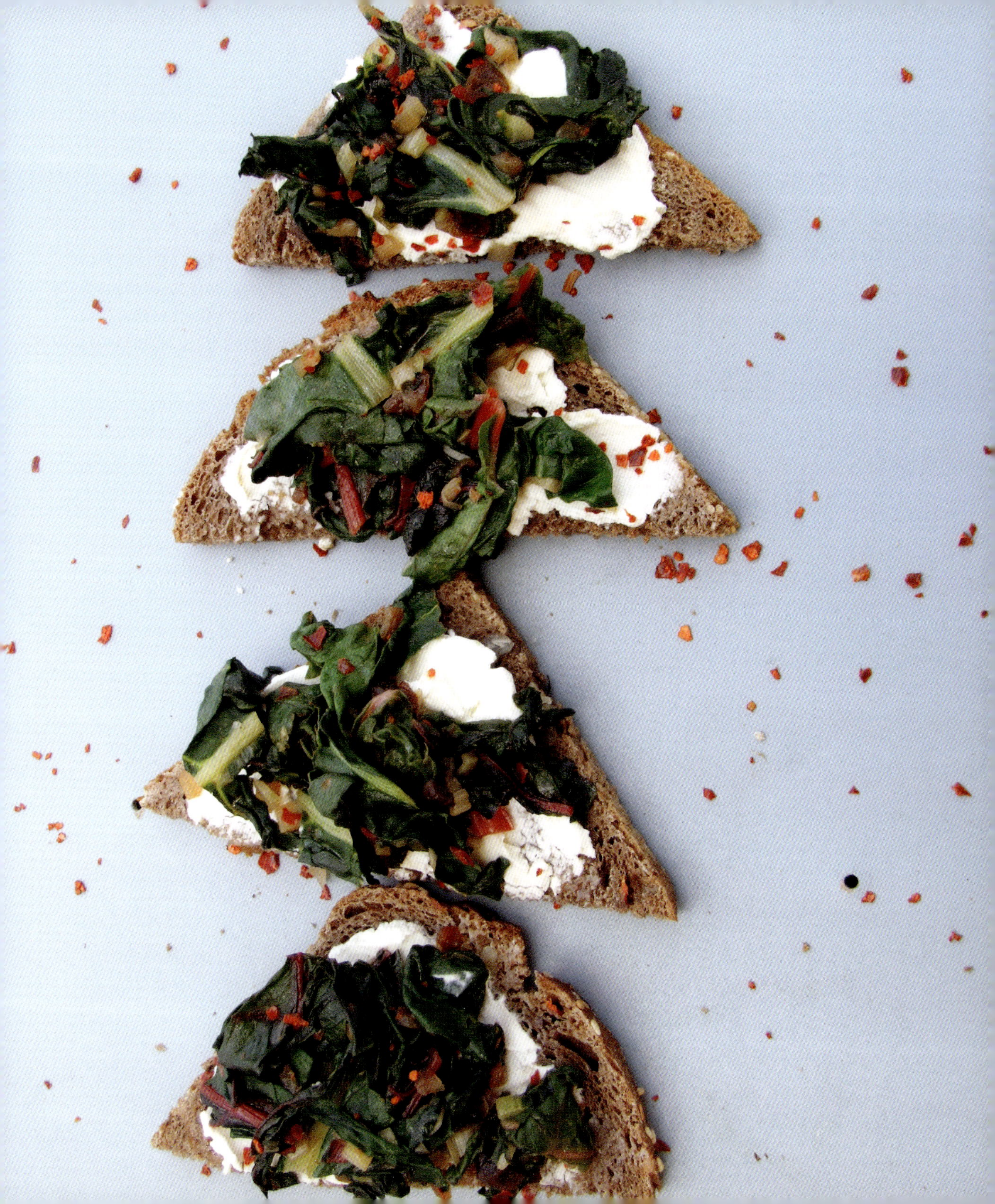

Pilz-Tatar

Der volle Umami-Geschmack

2 kleine Gläser Tatar
500 g Champignons, Shiitake oder Enokitake
5 EL Biobratöl
1 Zwiebel
1 Zweig Thymian od. ¼ TL Blättchen, abgestreift
Meersalz, Pfeffer
Kräuteressig od. Sauerampfer zum Abschmecken

Küchenzeit 15 Min.

Tatar Die **Pilze** mit einem Küchenpapier oder Pinsel von grobem Schmutz befreien. Bitte nicht mit Wasser waschen. Dann in 1 cm große Stücke hacken. **Öl** in der Pfanne stark erhitzen und Pilze hineingeben. Nur so viele Pilze in die Pfanne geben, dass sie einlagig flach liegen. Pilze ringsum anbraten.

Die **Zwiebel** schälen, fein würfeln und mit dem **Thymian** vor dem Ende der Garzeit der Pilze dazugeben. Hitze etwas reduzieren. Rühren, bis die Zwiebel glasig ist. Mit **Salz** und **Pfeffer** und evtl. etwas **Kräuteressig** abschmecken. Statt Essig können Sie auch etwas **Sauerampfer** dazugeben.

WissensWerte THYMIAN ist ein vielseitiges mediterranes Kräutlein. Sein ätherisches Öl schmeckt nach Süden, gleichzeitig lässt sich aus ihm ein schmackhafter Hustentee bereiten. Gedünstet mit der ZWIEBEL entfaltet er sein Aroma besonders fein. Hier treffen sich wieder Zutaten, die jede einzeln, erst recht gemeinsam gegen diverse Krebsarten wirken. Inhaltsstoffe von CHAMPIGNONS und anderen Pilzen sollen beispielsweise Magenkrebszellen empfindlich stören.

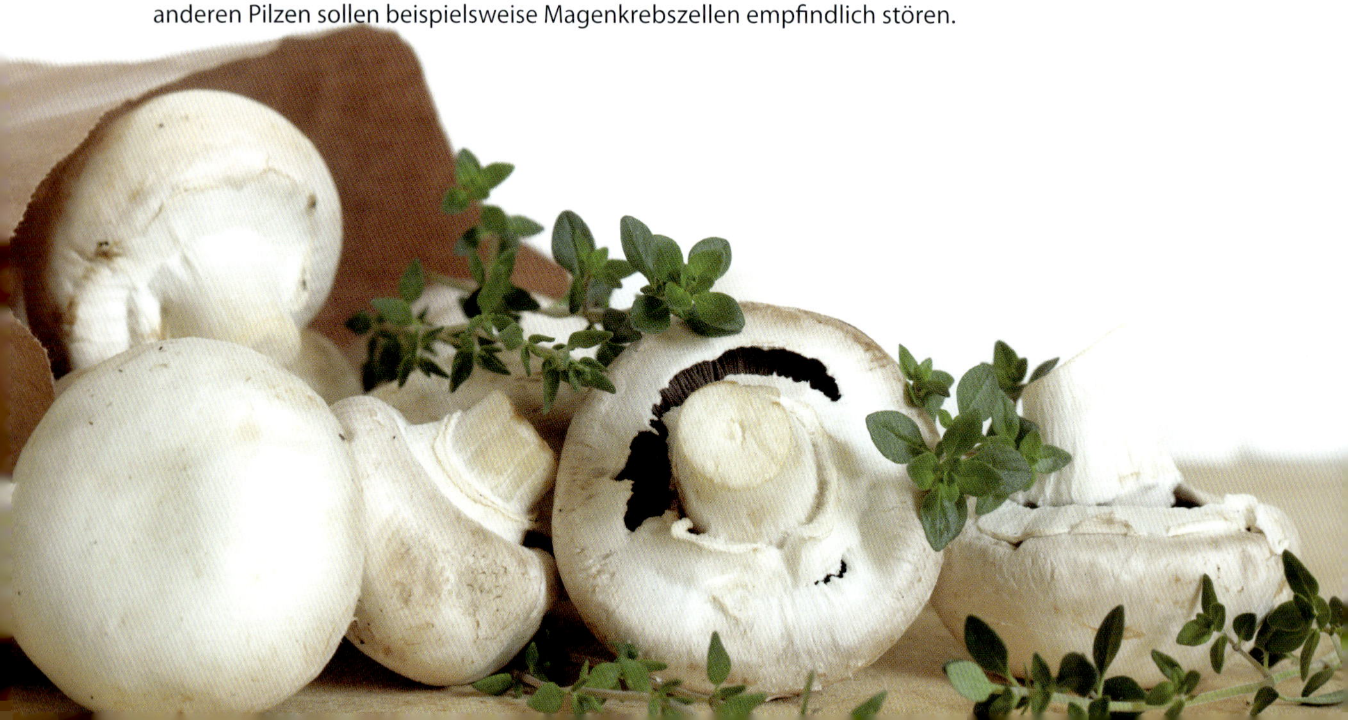

Chapati-Fladen

mit Einkorn

6 Fladen
100 g Dinkelmehl 630
100 g Einkorn, fein gemahlen
50 g Mandelmehl, weiß, fein gemahlen
1 TL Backpulver
1 EL Schwarzkümmel
2 TL Meersalz
4 EL Olivenöl
150 ml Wasser

Mehl zum Ausrollen
Biobratöl zum Ausbacken

WissensWerte

Mit unserer Mehlmischung aus DINKEL, EINKORN und MANDELN sparen wir Gluten. Immer eine gute Option, zumal die Industrie Gluten breit als Zusatzstoff einsetzt. Ein Übermaß von Gluten steht im Verdacht, Entzündungen zu fördern, die die Darmwand schädigen. SCHWARZKÜMMEL galt schon bei den Ägyptern als Heilmittel für die Verdauungswege. Ein doppelter Effekt also.

Teig **Dinkel-, Einkorn-** und **Mandelmehl** mit dem **Backpulver, Schwarzkümmel** und **Salz** vermischen. **Olivenöl** zufügen und vorsichtig so viel **Wasser** zugießen, dass ein weicher, aber formbarer Teig entsteht. Mindestens 30 Minuten quellen lassen.

Fladen 6 Teigkugeln abstechen, mit etwas **Mehl** zu einem dicken Fladen formen und auf einem bemehltem Backpapier weiter zu einem dünnen Fladen in Pfannengröße mit der Hand flachklopfen. Eine Pfanne mit wenig **Bratöl** benetzen und erhitzen. Den Fladen mitsamt Backpapier »kopfüber« in die Pfanne stürzen. Das Backpapier lässt sich nach kurzer Backzeit entfernen. Den Fladen backen, bis er etwas durchscheinend aussieht. Dann wenden, fertig backen. Wer Chapati warm essen möchte, stapelt sie im Backofen auf einem ofenfesten Teller bei 80 °C.

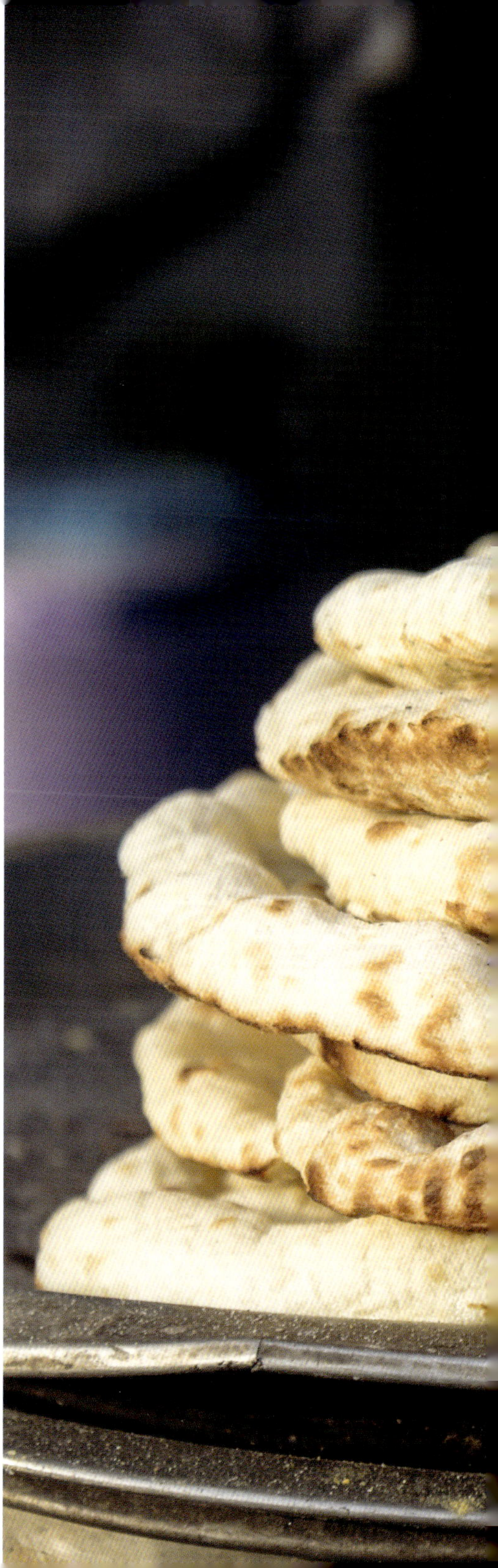

Kraftpaket Möhrensuppe

Kochen für Mehrwert

4 Portionen Suppe
750 g Möhren
60 g Butter
1 EL Dinkelmehl
1,5 l Gemüsebrühe
125 ml Sahne
60 g alter Gouda, gerieben
Meersalz, Pfeffer
1 Prise Muskat
2 EL Balsamico bianco zum Abschmecken
3 Stängel Petersilie
einige Chilifäden
optional 1 TL Ingwer, gerieben

Küchenzeit 30 Min.

Suppe Die **Möhren** waschen, putzen, in Scheiben schneiden und in heißer **Butter** in einem 4-l-Topf andünsten. Mit **Mehl** bestäuben und rühren, bis sie goldgelb sind. Mit der **Brühe** auffüllen. Einmal aufkochen. Dann bei geringer Hitze etwa 20 Minuten köcheln, bis die Möhren weich sind. Mit dem Pürierstab die Möhren fein zerkleinern. **Sahne** und geriebenen **Gouda** zufügen und gut verrühren. Abschmecken mit **Salz** (Achtung, Käse hat bereits Salz), **Pfeffer, Muskat** und **Balsamico.**

Servieren Die gehackte **Petersilie** und einige **Chilifäden** über die Suppe streuen. Wer mag, gibt noch etwas frisch geriebenen **Ingwer** dazu.

WissensWerte Die MÖHRE verdient unter den natürlichen Antibiotika den ersten Platz. Sie wächst in allen Teilen Deutschlands und lässt sich gut einlagern. Mit ihrer Süße verführt sie auch Kinder. Sie ist fähig, Entzündungen in Schach zu halten und den Darm zu besänftigen ohne die Nebenwirkungen eines chemisch hergestellten Medikamentes. Deshalb tritt sie auch nicht in Konkurrenz zur Schulmedizin, sondern kann begleitend unterstützen. Ein Fakt, der besonders während Therapien von großem Nutzen ist.

Vitamine von MÖHRE und PETERSILIE werden mit Fett besonders gut bioverfügbar. Wobei eine schwedische Studie herausgefunden hat, dass die Sache mit dem Fett zwar stimmt, aber dass die Zerkleinerung – hier das Pürieren, kann aber auch gutes Kauen sein – und das Kochen die Aufnahmekapazität noch einmal deutlich erhöhen.

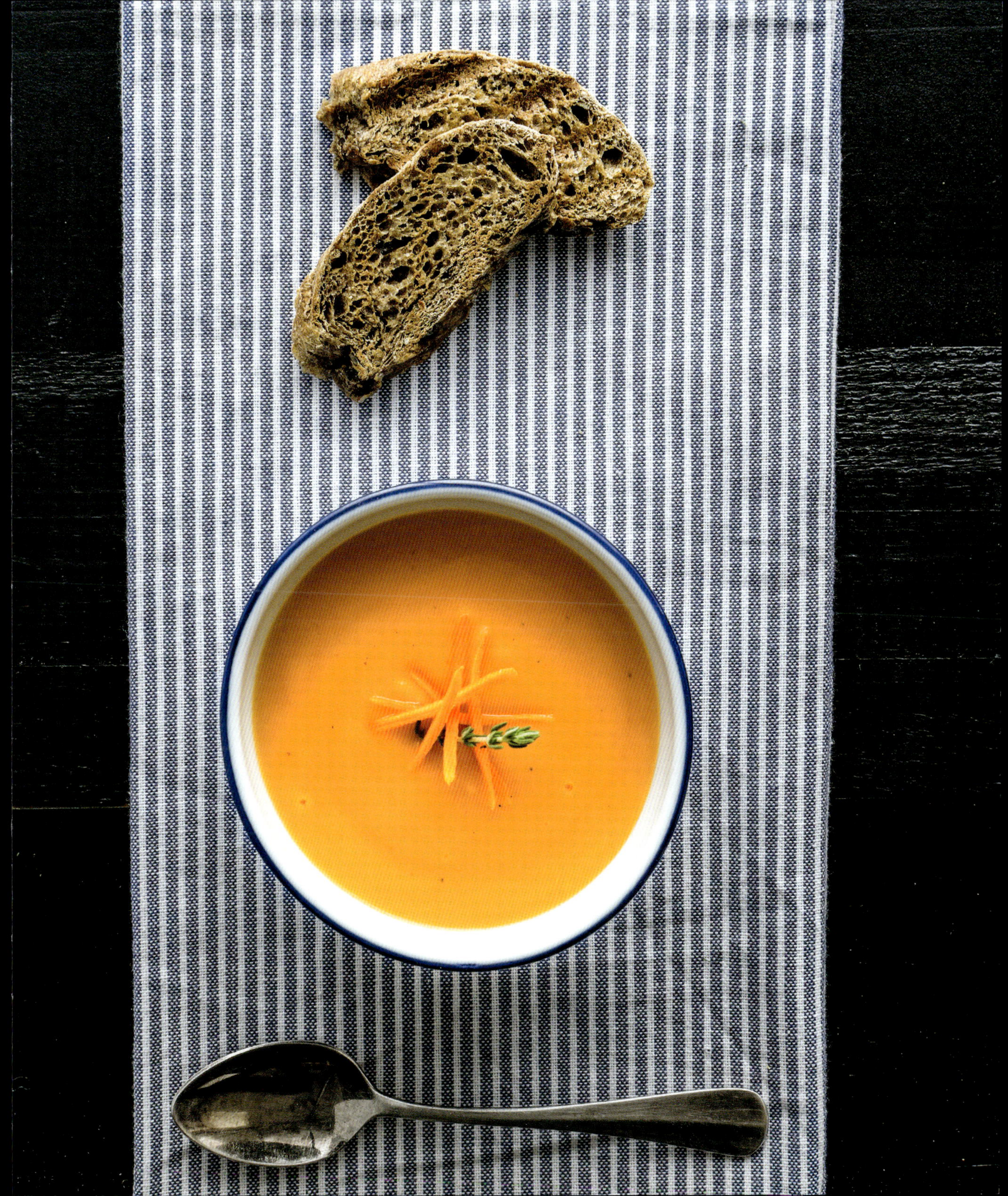

Französische Zwiebelsuppe

mit Knoblauch-Toast

4 Portionen Suppe
500 g Zwiebeln
2 EL Butter
1 EL Olivenöl
½ TL Meersalz
1 – 2 EL Dinkelmehl
50 ml Weißwein od. Wasser
1 l Fleisch- oder Gemüsebrühe
Meersalz, Pfeffer
Kümmel, frisch gemörsert

Croûte
4 Scheiben Vollkorntoast
1 TL natives Olivenöl
1 Knoblauchzehe
30 g Gruyère, gerieben

Küchenzeit 35 Min.
ohne Brühe

Vorbereitung Entweder kochen Sie selbst eine Fleisch- oder Hühnersuppe (Rezepte S. 138 und 62). Oder Sie kaufen im Bioladen einen guten Fond. Vegetarier nehmen 2 Bund Suppengemüse, um ca. 1 l Gemüsebrühe herzustellen.

Soupe Die **Zwiebeln** schälen und in dünne Ringe hobeln. In einem ca. 4-l-Topf **Butter** zerlassen und **Olivenöl** zufügen. Die Zwiebeln mit **Salz** ohne Deckel auf kleiner Flamme dünsten, gelegentlich rühren, bis sie goldgelb sind. **Mehl** darüber stäuben und noch 2 – 3 Minuten im Topf schwenken. Mit **Weißwein** oder **Wasser** ablöschen.
Die **Brühe** in einem Topf aufwallen lassen und zu den Zwiebeln geben. Etwa 20 Minuten köcheln lassen. Mit **Salz, Pfeffer** und frisch zerstoßenem **Kümmel** abschmecken.

Croûte Das **Brot** toasten, beide Seiten dünn mit **Olivenöl** bestreichen und mit der geschälten **Knoblauchzehe** je eine Seite einreiben.

Servieren Sie die Croûte in Suppenschalen und schöpfen Sie die Suppe darüber. Den geriebenen **Käse** separat dazu reichen – jeder bedient sich nach seinem »Goût«.

WissensWerte Mit diesem einfachen Rezept setzen Sie der bescheidenen ZWIEBEL ein Denkmal. Die schwefelhaltigen ZWIEBELGEWÄCHSE sollen die Verdauungswege gegen Krebs schützen: insbesondere Speiseröhre, Magen, Dickdarm. Einige Untersuchungen versprechen eine Wirkung gegen Brustkrebs und Prostatakrebs – KNOBLAUCH in roher Form soll da am meisten nutzen. KÜMMEL fördert die Verdaulichkeit. Bon appétit!

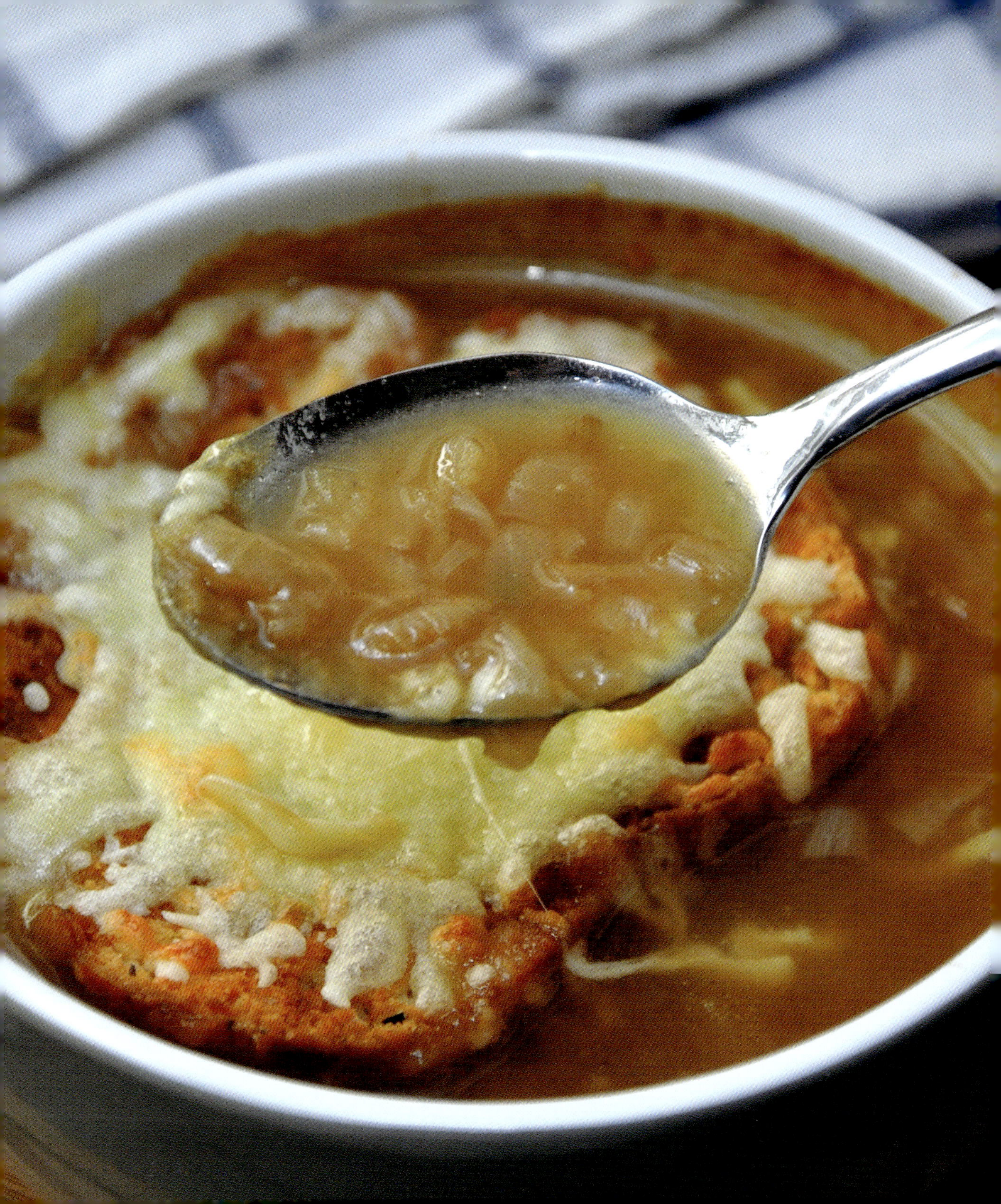

Spinat-Kürbis-Salat

mit Walnüssen

4 Portionen Salat
120 g Kichererbsen
½ kleiner Hokkaido-Kürbis
ca. 3 EL Olivenbratöl
etwas grobes Meersalz
½ TL Thymian, gerebelt
200 g junger Spinat
8 Walnüsse

Marinade
6 EL Walnussöl
2 EL Balsamico bianco
Meersalz, Pfeffer
optional 1 Knoblauchzehe

Küchenzeit 25 Min.
ohne Kichererbsen

Vorbereitung Die **Kichererbsen** 12 Stunden vor dem Kochen in kaltem Wasser einweichen, dann Wasser abgießen, Kichererbsen nochmals waschen und mit frischem Wasser (ohne Salz) bedeckt in einem Topf 1,5 Stunden bei niedriger bis mittlerer Hitze kochen. Dann abgießen und grob hacken. Soll es schneller gehen, dann auf Dosen-Kichererbsen (zuckerfrei!) zurückgreifen. Als Hülsenfrucht wird sie erst nach dem Kochen gesalzen.
Den Backofen auf 180 °C vorheizen.

Salat Den halben **Hokkaido** waschen, entkernen und in Würfel schneiden. In einer Schüssel die Kürbiswürfel mit **Olivenbratöl** benetzen. Backpapier auf einem Blech auslegen. Kürbis darauf verteilen, mit etwas grobem **Meersalz** und **Thymian** bestreuen. 20 – 30 Minuten im Ofen backen, bis er weich und ein wenig gebräunt ist. Herausnehmen und abkühlen lassen.
Den **Spinat** inzwischen waschen, verlesen und ggf. in mundgerechte Stücke zupfen. Die **Walnüsse** knacken, grob hacken und in einer Pfanne ohne Fett duftig rösten.

Marinade homogen rühren aus **Walnussöl, Balsamico, Salz** und **Pfeffer** und – wer mag – der geschälten und gepressten **Knoblauchzehe**.

Servieren Spinat mit Kürbis, Kichererbsen und Walnüssen auf Tellern anrichten. Kurz vor dem Servieren die Marinade darüber geben.

WissensWerte KÜRBIS besänftigt mit seiner Milde und seinen Ballaststoffen Magen- und Darmbeschwerden. Er wirkt entzündungshemmend und stärkt das Immunsystem. Zu Vitaminen und Mineralstoffen – nicht in großer Quantität, aber verschiedenartig – bringt er zudem seine orange Leuchtkraft mit Carotinoiden, also Antioxidantien, ein. Immer wieder hört man die Empfehlung, keine isolierten Antioxidantien zu sich zu nehmen. Der Verbund mit anderen natürlichen Nährstoffen bringt ein vielfaches und jedenfalls unschädliches Plus.

SPINAT, sonst der kühleren Jahreszeit zuzuordnen, ist inzwischen das ganze Jahr über erhältlich, dadurch dass es schossfeste Sorten gibt. Mit seinem hohen Calciumgehalt passt er gut zum Kürbis, der ein nicht so gutes Calcium-Phosphor-Verhältnis hat. Durch Zugabe von ÖL und NUSS verbessern wir die Bioverfügbarkeit der Nährstoffe. KICHERERBSEN, die Hülsenfrüchte, liefern sättigendes Eiweiß (28 %) und machen den Salat zu einer kompletten Mahlzeit. KNOBLAUCH bringt würzige Schärfe und sein Antikrebspotential, wer seinen Geschmack nicht mag, lässt ihn weg.

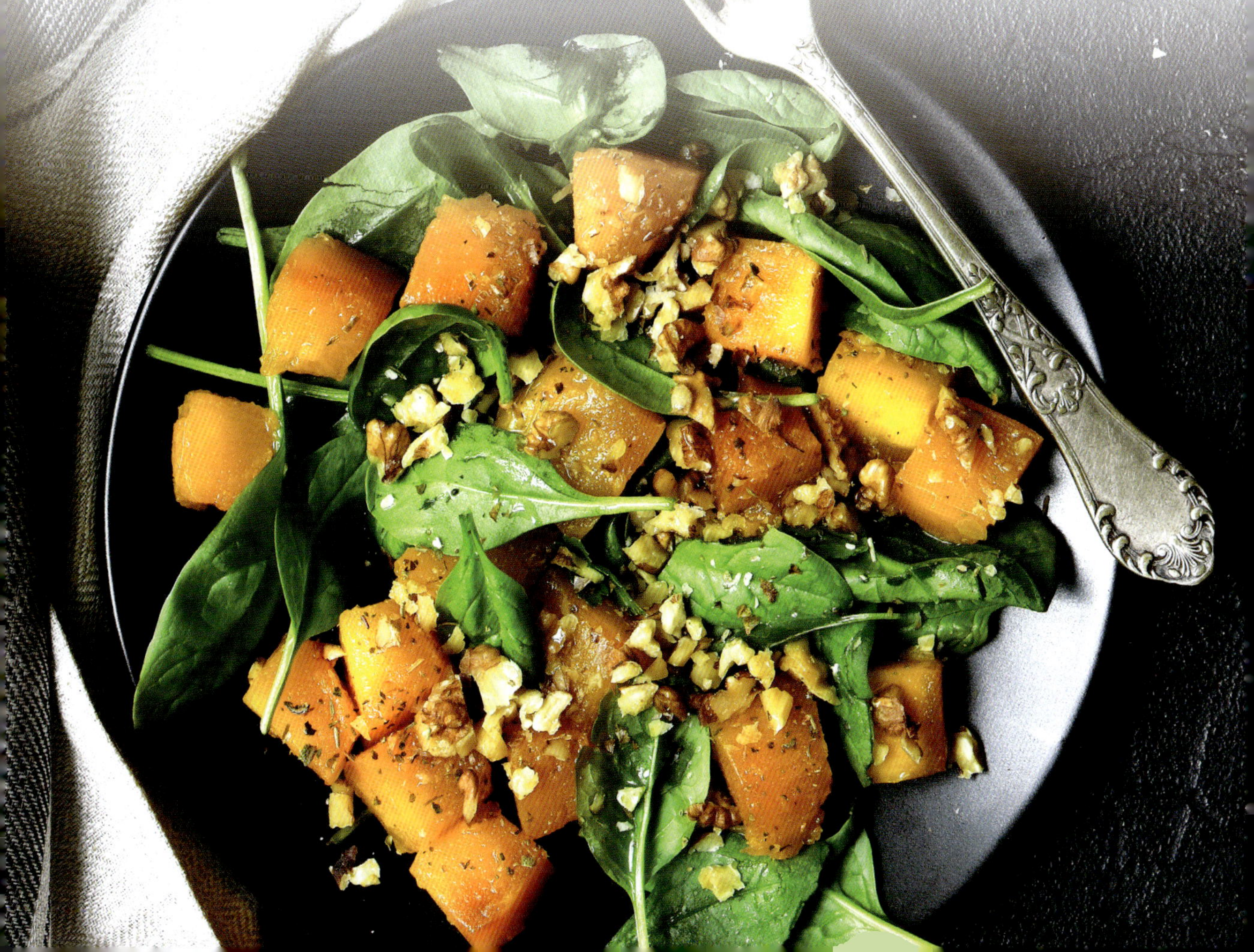

Marinierter Lauch, gedünstet

Das pure Vergnügen

4 Portionen Salat
12 dünne Biolauchstangen od. Lauchzwiebeln
3 EL Hanföl
½ Biozitrone, Saft und Zesten
1 TL Balsamico bianco
1 EL Dämpfwasser
Meersalz, Pfeffer

Küchenzeit 25 Min.

Lauch Die **Lauchstangen** längs halbieren und gründlich, auch zwischen den Schaftblättern waschen. Im Dämpfeinsatz mit wenig Wasser kurz dämpfen. Bevor sie Farbe verlieren, abgießen und kalt abschrecken, Dämpfwasser auffangen.
Eine Marinade aus **Öl, Zitronensaft, -zesten, Balsamico, Dämpfwasser, Salz** und **Pfeffer** gleichmäßig rühren, den Lauch damit übergießen und mindestens 1 Stunde ziehen lassen.

Tipp Zur leichten Hauptspeise, asiatisch angehaucht mit etwas Sesam, wird es mit Reis und Fisch.

WissensWerte LAUCH, auch Porree genannt, gehört zur Familie der Zwiebelgewächse und ist ihr sanftester Vertreter. Als Gemüse oder Salat genossen kommt er hierzulande leider selten auf den Tisch. Für diese pure Form verwenden wir gerne dünne zartere Stangen als die prächtigen »Kerle«, die im Bund als Suppengemüse angeboten werden. Bekommt man diese nicht, kann man sich für Lauchzwiebeln entscheiden, die aber weniger mild und deutlich schärfer schmecken. Mit den Vitaminen und Fettsäure von ZITRONE und HANFÖL avanciert das Gericht zu einem leicht bekömmlichen Antikrebs-Vergnügen.

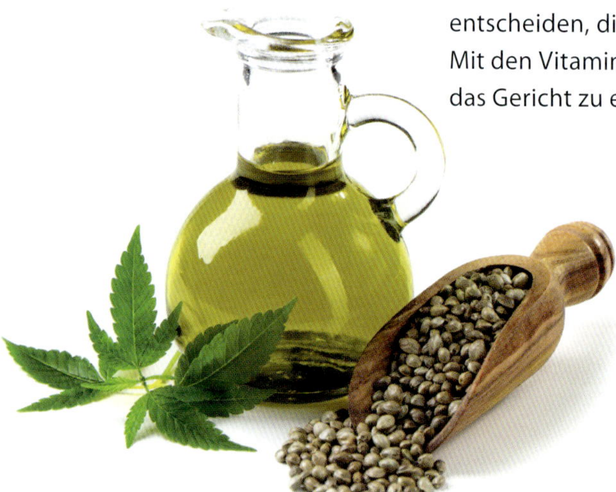

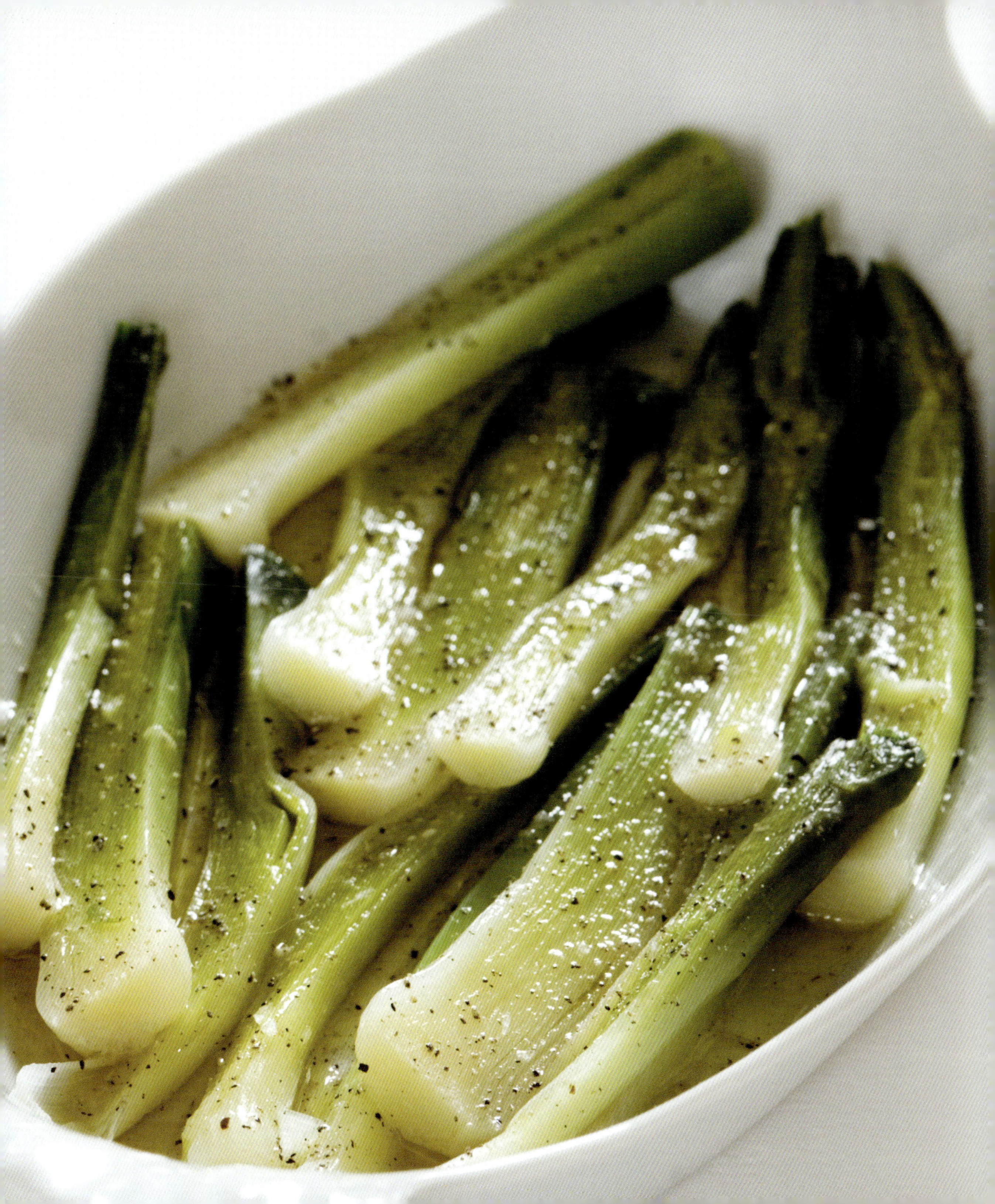

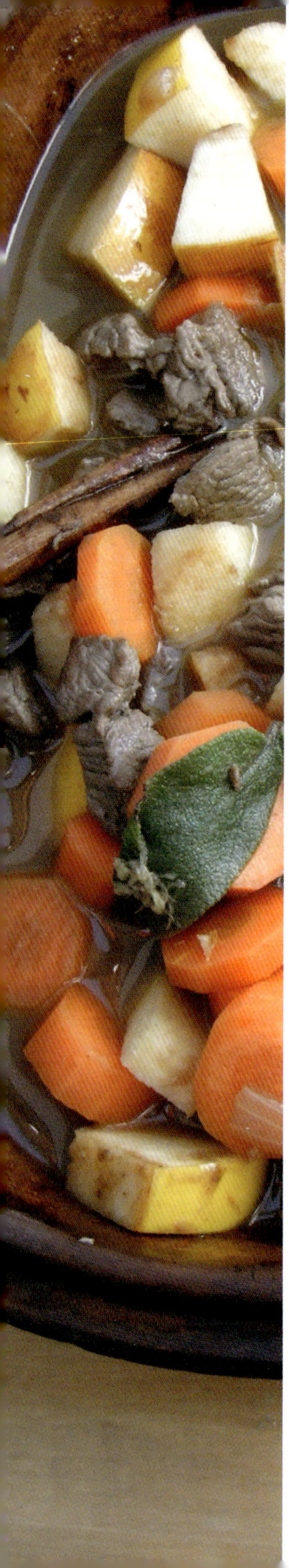

Lamm-Tajine mit Quitte

Ausflug nach Marrakesch

4 – 6 Portionen Tajine

- ca. 500 g Lammschulter, entbeint
- 1 Zwiebel
- 300 g Möhren
- 200 g Petersilienwurzel
- 150 g Sellerieknolle
- 200 g Quitte
- 4 Knoblauchzehen
- ½ TL Ingwer, gerieben
- ½ Biozitrone, Abrieb
- 1 Stange Lauch
- 1 kleines Bund Minze
- 2 – 3 EL Olivenbratöl
- 50 ml Rotwein
- 1 Zimtstange
- ½ TL Cayennepfeffer
- ½ TL Kreuzkümmel, gemörsert
- 1 Lorbeerblatt
- 30 g Rosinen
- Meersalz
- 6 Blätter Salbei
- 200 ml Wasser

Küchenzeit 1½ Std.
Zubereitung 30 Min.
Backen mind. 60 Min.

Vorbereitung Die **Lammschulter** in mundgerechte Stücke schneiden. Die **Zwiebel** schälen und würfeln. **Möhren, Petersilienwurzel** und **Sellerie** schälen und würfeln. Bei der **Quitte** den Flaum mit einem Tuch abreiben, Kerngehäuse entfernen und in Stücke schneiden. **Knoblauchzehen** häuten und in Scheibchen schneiden. **Ingwer** schälen und reiben. **Zitronenschale** abreiben. **Lauch** putzen und in Ringe schneiden. **Minze** waschen, trockenschleudern und fein hacken.

Kochen Zwiebel und Lammfleisch in heißem **Öl** in einer Pfanne unter Rühren anbraten. Mit **Rotwein** ablöschen, **Zimtstange, Cayennepfeffer, Kreuzkümmel, Lorbeer,** Knoblauch, Ingwer, **Rosinen** und **Salz** zufügen. 3 Minuten weiter köcheln.

Backofen In eine Tajine (oder Römertopf) umfüllen und alle weiteren Zutaten zugeben: Möhren, Petersilienwurzel, Sellerie, Quitte, Zitronenabrieb, **Salbei**. Mit **Wasser** angießen und mit Deckel in den kalten Backofen schieben. Auf 200 °C aufheizen und mindestens 60 Minuten schmoren. Aus dem Ofen nehmen.

Fertigstellung Inzwischen den **Lauch** kurz dämpfen, kalt abschrecken. Am Ende der Schmorzeit Lauch und **Minze** in die Tajine geben. Abschmecken und noch einmal kurz im Ofen erwärmen. Schmeckt noch besser am nächsten Tag. Dazu passt Fladenbrot, die Chapati-Fladen von S. 109 oder Couscous (gerne Vollkorn aus dem Bioladen).

WissensWerte Wenn Sie keine marokkanische TAJINE besitzen, tut es auch ein Römertopf oder eine andere ofenfeste Form mit Deckel. Eine unglasierte Tonform muss vor dem Gebrauch mindestens 30 Minuten gewässert werden und unbedingt in den kalten Ofen, um gemeinsam erwärmt zu werden. Das geschlossene Garen im Ofen, bei dem weder Flüssigkeit noch Aromen verloren gehen, ist äußerst schonend für Nährwerte und Verdauung.
Hier in Schleswig-Holstein verwenden wir Fleisch vom DEICHLAMM, in Lüneburg wenden wir uns an den Heideschäfer und auf den Weiden der Schwäbischen Alb werden wir auch fündig.
Die QUITTE bringt hier ihre fruchtige Note ein. Sie steigert den Synergieeffekt aller Zutaten und Gewürze zusammen mit ZIMT, INGWER, MINZE, SALBEI und ZITRONENABRIEB auf orientalische Art und Weise.

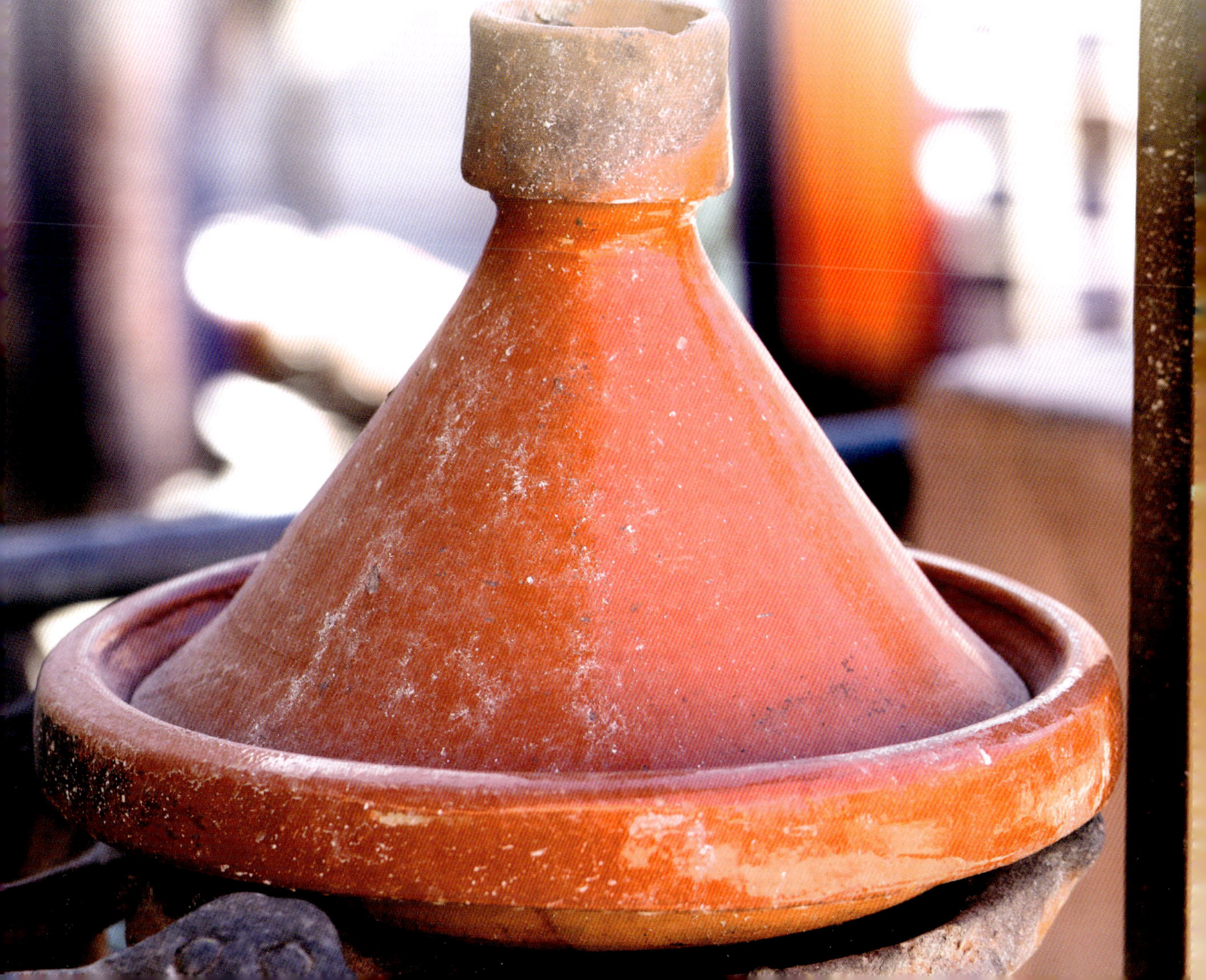

Birnen, Bohnen …

und Lachs

4 Portionen
600 g grüne Bohnen
500 g Lachsfilet
Meersalz, Pfeffer
2 – 3 EL Biobratöl
1 Zwiebel
1 TL Bohnenkraut, getr.
1 TL Biozitronenzesten
2 Birnen (ca. 200 g)
1 Knoblauchzehe
1 TL Balsamico bianco zum Abschmecken
2 – 3 Stängel Petersilie zum Garnieren

Küchenzeit 45 Min.

Vorbereitung **Bohnen** putzen und entspitzen, 4 Minuten blanchieren, kalt abschrecken und beiseite stellen.

Lachs **Filet** waschen, von beiden Seiten mit **Salz** und **Pfeffer** einreiben und in einer Pfanne mit **Bratöl** kurz garbraten, vorsichtig wenden! Auf einem Teller in appetitlich mundgerechte Stücke teilen und zur Seite stellen.

Birnen und Bohnen Die **Zwiebel** schälen und klein würfeln. Im Bratensatz die Zwiebel glasig andünsten. Evtl. etwas **Bratöl** zufügen. Bohnen, **Bohnenkraut** und **Zitronenzesten** dazugeben. Etwa 4 Minuten unter Rühren rösten. Die **Birnen,** evtl. geschält, in mundgerechte Stücke schneiden und 1 – 2 Minuten mitbraten. Die **Knoblauchzehe** schälen, pressen und zugeben. Abschmecken mit Salz, Pfeffer und **Balsamico**. Den Lachs zufügen und ggf. mit gehackter **Petersilie** garnieren.

Tipp Falls Sie gekochte Kartoffeln zur Hand haben, sind sie – zum Schluss mitgeröstet – eine feine Ergänzung.

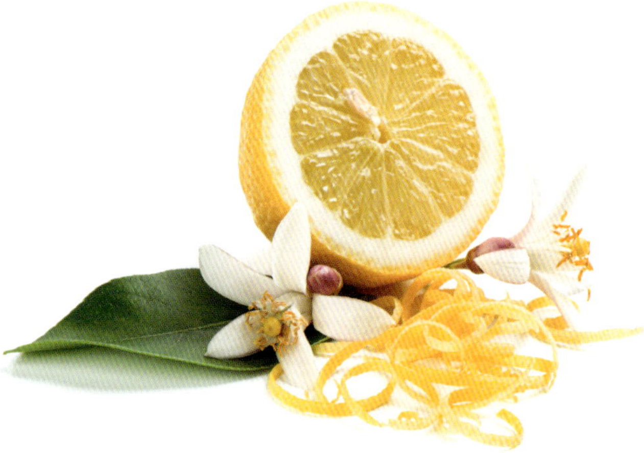

WissensWerte Unsere Variante des norddeutschen Nationalgerichts ist sogar noch näher ans Meer gerückt. Statt mit Speck und Pökelsalz kochen wir mit gutem BIOLACHS (Einkauf von Fisch, siehe S. 47 und 163). Der deftige Räuchergeschmack wird von ZWIEBEL und KNOBLAUCH übernommen. Dieses Gericht, das uns Omega-3-Fettsäuren, Allicin und die ätherischen Verdienste des BOHNENKRAUTS liefert, ist leicht zu kochen und ebenso zu verdauen. Die BIRNEN, ZITRONENZESTEN, PFEFFER und ein Schuss Essig runden den Geschmack raffiniert ab. Alles Zutaten, die antikrebsrelevant und genussvoll sind. Besonders lecker schmeckt das Gericht übrigens mit der norddeutschen »Bürgermeisterbirne«, eine echte, weniger süße Kochbirne, die nicht zerfällt.

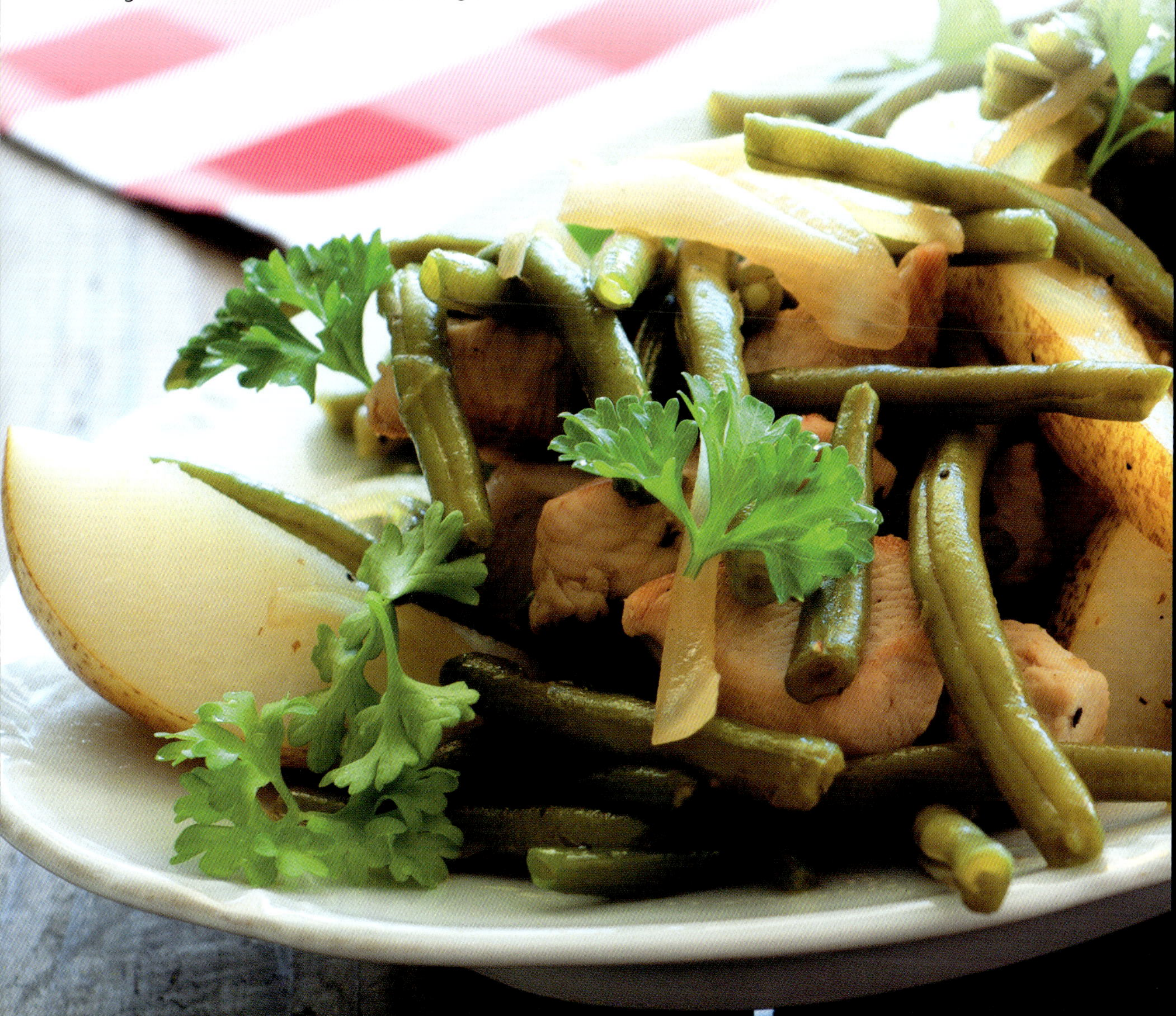

Wirsingschälchen gut gefüllt

mit Gemüse-Sojaschnetzeln und Tomatenschmand

4 Wirsingschälchen

Tomatenschmand
3 EL Tomatenmark
200 g Schmand
100 g saure Sahne
Meersalz, Cayennepfeffer

Kartoffel-Sellerie-Stampf
500 g Kartoffeln
250 g Sellerie
2 EL Kochwasser
4 EL Sahne
Meersalz
1 Hauch Muskat

Gemüse
50 g Sojaschnetzel
400 g Wirsing
etwas Dämpfwasser
3 Möhren
1 Petersilienwurzel
1 TL gelbe Senfsamen
½ TL schwarze Senfsamen
½ TL Kümmelsamen
3 EL Olivenöl
1 TL Räuchersalz-Flakes
Pfeffer nach Geschmack

Küchenzeit 60 Min.

Tomatenschmand Eine kalte Sauce aus dem **Tomatenmark**, **Schmand** und **saurer Sahne** rühren. Mit **Salz** und **Cayennepfeffer** abschmecken.

Kartoffel-Sellerie-Stampf **Kartoffeln** und **Sellerie** schälen, in gleichgroße Stücke schneiden und mit Wasser bedeckt zur Seite stellen.

Gemüse **Sojaschnetzel** einweichen, ausdrücken und ggf. klein hacken. Die Blätter des **Wirsings** vorsichtig ablösen, in einem Dämpfeinsatz in geschlossenem Topf über Wasser bissfest garen. **Dämpfwasser** auffangen. Blätter mit Kaltwasser abschrecken. Mit den grünen äußeren Blättern (je nach Größe des Wirsings 4 oder 8 Stück) 4 Schälchen auskleiden und zum Warmhalten in den Ofen (50 °C) stellen.
Die restlichen **Wirsingblätter** in kleine Stücke schneiden. Die **Möhren** und **Petersilienwurzel** waschen, putzen und raspeln.
Senf- und **Kümmelsamen** in einer Pfanne ohne Fett kurz anrösten und im Mörser zerstoßen. **Sojaschnetzel** in der Pfanne mit 2 EL **Olivenöl** anbraten und mit dem **Räuchersalz**, **Senf** und **Kümmel** abschmecken. Beiseite stellen.

Kartoffel-Sellerie-Stampf **Kartoffeln** und **Sellerie** gar kochen.

Gemüse **Möhren** und **Petersilienwurzel** mit 1 EL **Olivenöl** in der Pfanne rösten. Den geschnittenen Wirsing dazugeben, evtl. mit etwas **Dämpfwasser** ergänzen und bissfest garen. Dann die Sojaschnetzel zufügen und alles gut mischen.

Kartoffel-Sellerie-Stampf **Kartoffelwasser** abgießen, auffangen. Dann Kartoffeln und Sellerie mit dem Stampfer musen. **Kochwasser** und **Sahne** zugeben. Mit **Salz** und **Muskat** abschmecken.

Gemüse Die Wirsingschälchen aus dem Ofen mit der Gemüse-Sojamischung füllen und mit dem Püree und der Sauce servieren.

WissensWerte Wir verwenden hier RÄUCHERSALZ, das den geschmacklich etwas farblosen Sojaschnetzeln eine würzig-herzhafte Note verleiht und mit den fein-ätherischen Senfaromen überraschend ergänzt wird. Räuchersalz ist in der Antikrebs-Ernährung eine gute Möglichkeit, eine Räuchernote in das Essen zu bringen ohne die kanzerogenen Schadstoffe, die beim Grillen oder Räuchern entstehen können.

TOMATENMARK als konzentrierte Tomate bietet reichlich den antioxidativen Farbstoff Lycopin. Zusammen mit dem Fett aus Schmand und saurer Sahne erhöht sich seine Bioverfügbarkeit.

Das Kartoffelpüree wird mit SELLERIE verfeinert und hilft damit, Kohlenhydrate einzusparen. Der Selleriegeschmack passt gut zu den Senfnoten in der Gemüsemischung.

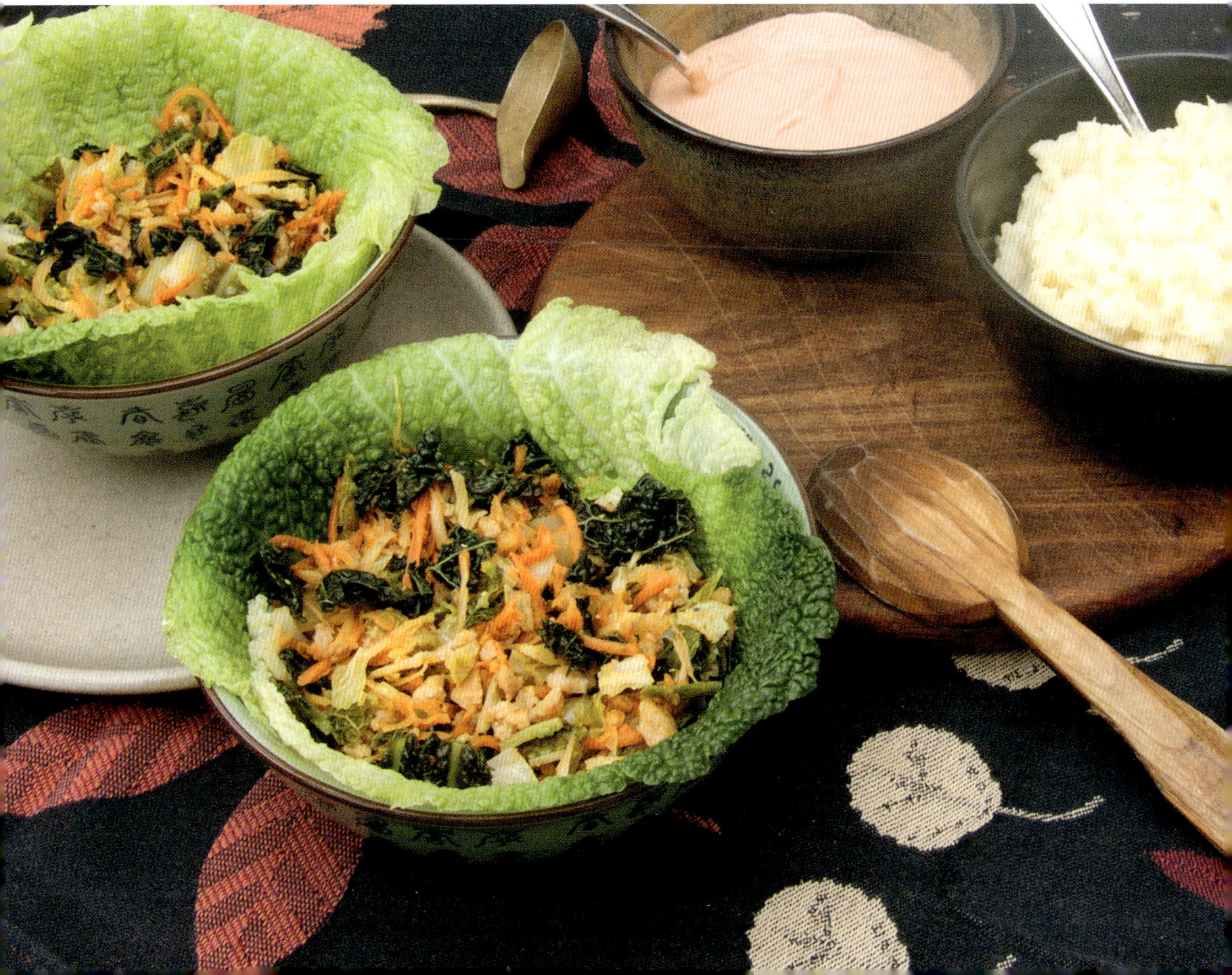

Schneller Pak Choi

mit Linsen-Reis

4 Portionen
8 – 12 Baby-Pak-Choi
2 Tassen Reis (z. B. Jasminreis)
4 Tassen Wasser
1 – 2 EL Olivenöl
½ TL Meersalz
5 EL Linsen-Aufstrich Ihrer Wahl (Rezept S. 104)
2 – 3 EL Kokosmilch

Marinade
3 EL Leinöl
1 – 2 EL Balsamico bianco
Meersalz, Cayennepfeffer

Garnitur
4 TL Sesam, weiß
Chiliflocken
1 – 2 EL Sojasauce
optional ½ Bund Koriander

Küchenzeit 20 Min.
ohne Linsenaufstrich

Vorbereitung Den **Baby-Pak-Choi** gründlich spülen, trocken schütteln und längs halbieren.
Den **Reis** waschen und in der doppelten Menge **Wasser** 15 Minuten bei geringer Hitze gar kochen.

Marinade Eine Marinade aus **Leinöl, Balsamico, Salz** und **Cayennepfeffer** im Schraubdeckelglas anschütteln.

Garnitur **Sesam** ohne Fett in der Pfanne duftig rösten. Beiseite stellen.

Fertigstellung Pak Choi in **Olivenöl** in der Pfanne von allen Seiten rösten. Vorsicht, fällt gerne auseinander. Auf Tellern anrichten, mit der Marinade übergießen und ziehen lassen. Mit Sesam, **Chiliflocken** und vorsichtig mit **Sojasauce** abschmecken. Nach Geschmack mit gehacktem **Koriander** garnieren.

Servieren **Linsenaufstrich** Ihrer Wahl mit **Kokosmilch** anrühren und leicht erwärmt zu Reis und Gemüse reichen.

WissensWerte PAK CHOI, der asiatische Kreuzblütler mit kurzer Wachstumszeit, der bei uns gut gedeiht, ist auch im Herbst eine knackige Alternative zu den behäbigen langsam wachsenden Kohlköpfen. Durch die kurze Garzeit bleiben seine als antikanzerogen entdeckten Glucosinolate erhalten.
Die kalte Zubereitung der Marinade erlaubt die Verwendung des hitzeempfindlichen heimischen Leinöls. LEINÖL – hier gehen die Meinungen zum Geschmack sehr weit auseinander. Wir haben ein wirklich köstliches Produkt aus einer regionalen Ölmühle gefunden (siehe »Einkaufsmöglichkeiten« S. 163) und wollen Sie ermutigen, auf die Pirsch zu gehen. Aufgrund der wertvollen Bestandteile wird das Öl relativ schnell ranzig und bitter. Deshalb nur kleine Gebinde erstehen und nach dem Öffnen kühl und dunkel aufbewahren. Leinöl ist das Öl mit dem höchsten Omega-3-Fettsäuren-Anteil. Der nussig aromatische SESAM verschenkt sich mit reichlich Calcium, Eisen und Vitamin E.

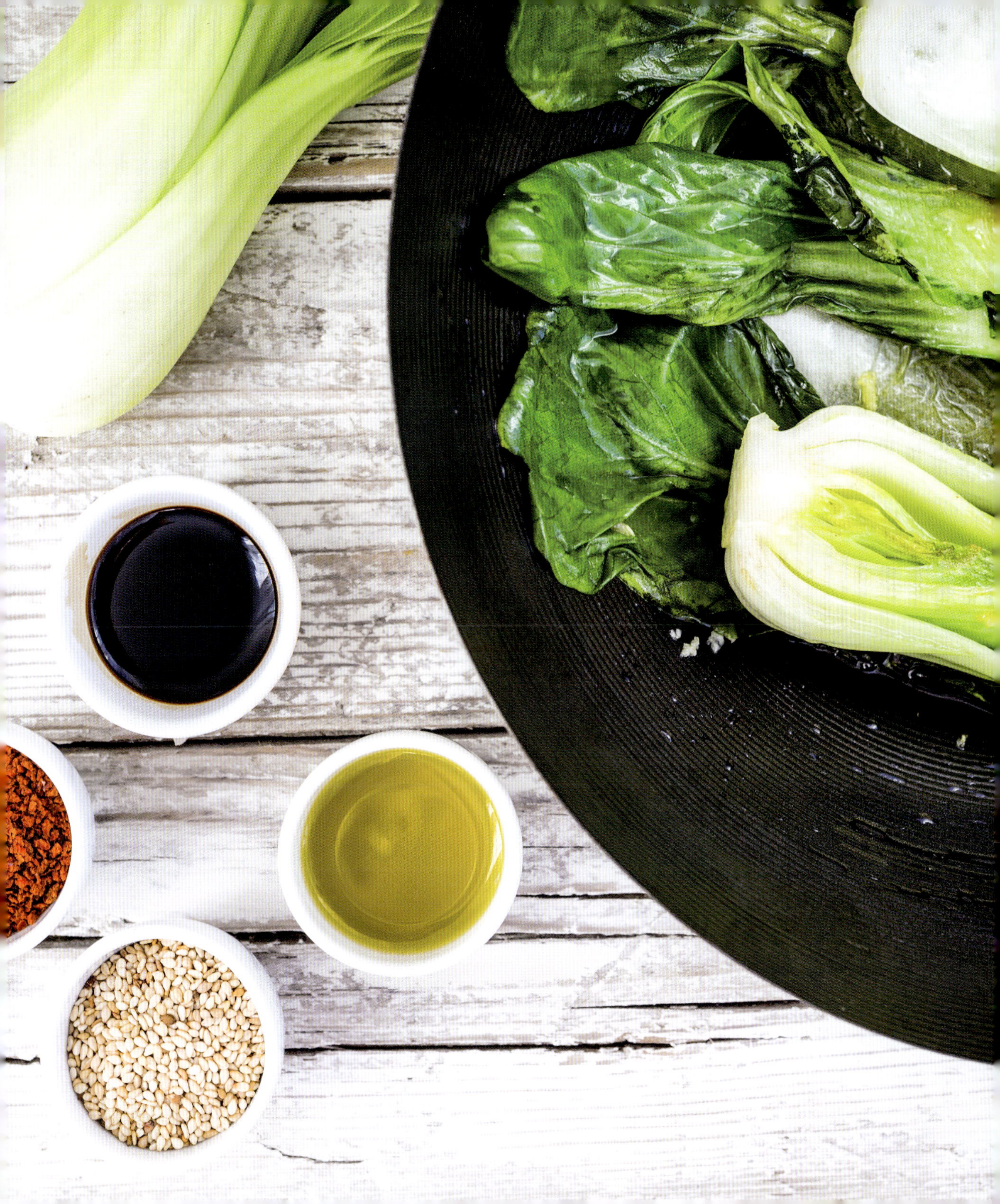

Gebackene Quitte

mit Nuss-Zimt-Füllung

4 Portionen Quitten
10 Walnüsse
20 Mandeln, entkernt
2 EL Agavendicksaft
2 vollreife Quitten
150 ml Wasser od. Weißwein
200 ml Sahne od. Joghurt (10 %)

Küchenzeit 60 Min.
Zubereitung 20 Min.
Backen 40 Min.

Backofen auf 200 °C vorheizen.

Nuss-Mandel-Mischung **Walnüsse** knacken und hacken, ebenso die **Mandeln**. Je nach Vorliebe feiner oder grober: Bei der feineren Variante entsteht eine leichte Kruste. Vermischen mit dem **Agavendicksaft**.

Quitten Den Flaum der **Quitten** mit einem trockenen Tuch gut abreiben. Die Früchte halbieren und entkernen. Kerne ggf. weiterverwenden (s.u.). Mit der süßen **Nuss-Mandelmischung** die entkernte Mitte der halben Früchte auffüllen. In eine feuerfeste Form stellen. Den Boden der Form mit **Wasser** oder **Weißwein** angießen. Im Ofen ca. 40 Minuten backen, bis die Quitte musweich ist, aber nicht samt ihrer Schale zerfällt.

Servieren Mit geschlagener **Sahne** oder dem **Joghurt** oder – ganz verwegen – mit einer Kugel Vanilleeis servieren. Als Supertopp kann eine Prise Lavendelblüten dienen.

WissensWerte Die QUITTE war über die Jahre eine selten gewordene Obstsorte. Inzwischen kann man sie aber auf dem Markt durchaus antreffen. Man unterscheidet Sorten mit apfelförmigen Früchten und birnenförmige Züchtungen. Birnenquitten, unsere Präferenz, sind meist weicher und milder im Geschmack und weniger körnig im Fruchtfleisch. Überreife Quitten schmecken noch gut, sind aber innen leicht braun. Quitten haben, noch mehr als der Apfel, den attraktiven Ballaststoff Pektin. Ihm wird heilende Wirkung auf die Darmwand nachgesagt. Auch soll Quitte gegen Magenentzündungen wirken, zudem wird unser Cholesterin gesenkt. Ganz nebenbei nehmen wir die Mineralien Calcium, Kalium, Magnesium und Zink auf.

Hustensaft aus Quittenkernen 1 EL Kerne in 100 ml kaltem Wasser 12 Stunden stehen lassen. Der geschmacksneutrale Schleim, der sich bildet, wirkt gegen Husten.

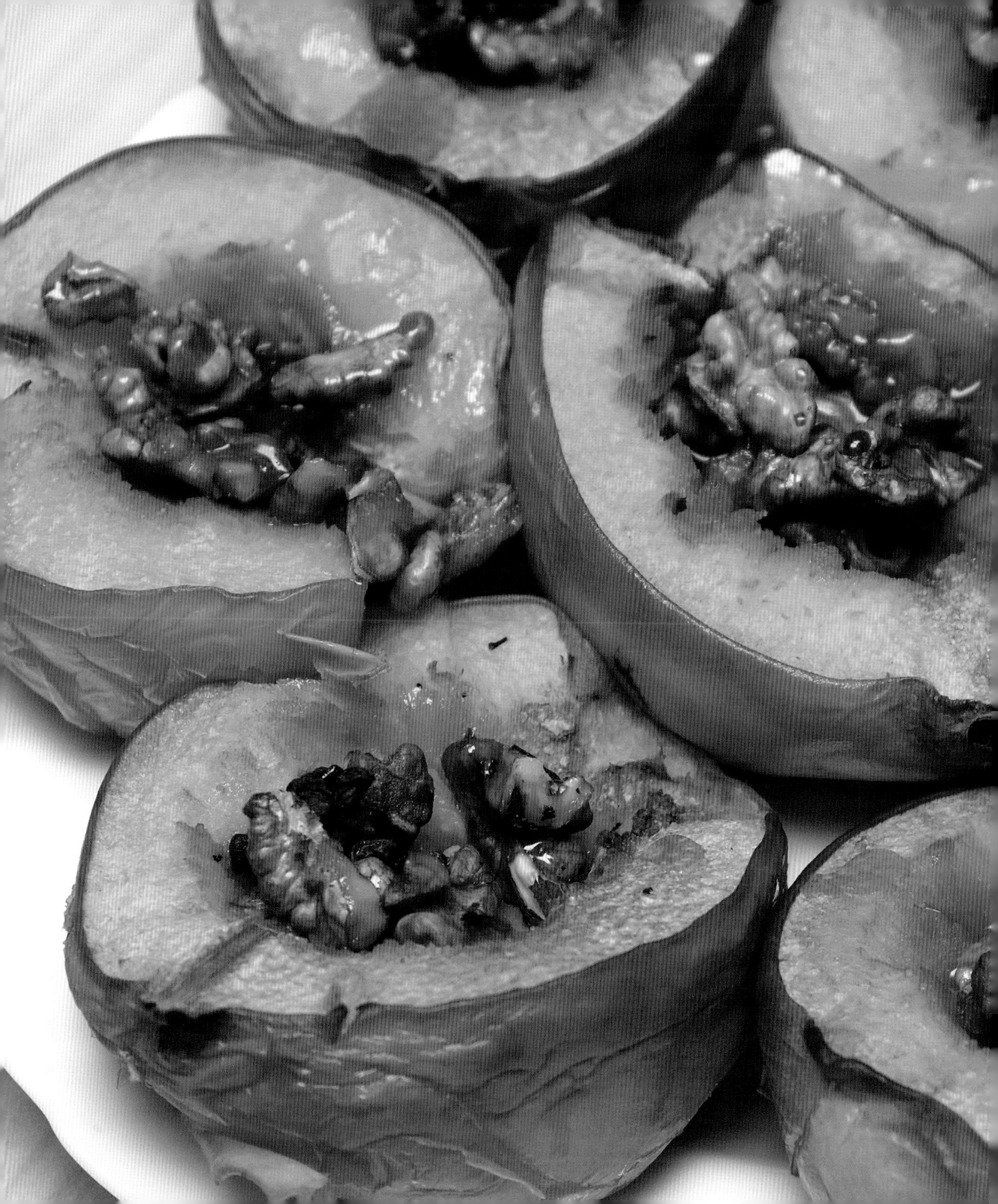

Roter Aronia-»Wein«

Prosit

4 Gläser Aronia-»Wein«
4 – 5 Blätter Salbei
350 ml Wasser
150 ml Aronia-Muttersaft
150 ml roter Traubendirektsaft

Küchenzeit 30 Min.
Zubereitung 10 Min.
Ziehen lassen 20 Min.

Tee Aus **Salbei** mit kochendem **Wasser** einen Tee zubereiten. 20 Minuten ziehen lassen, Blätter entfernen und abkühlen lassen.

Wein-Mix Mit kaltem **Aronia- und Traubensaft** mischen. Dieser Rot-»Wein« schmeckt am besten gekühlt. Eine feine Sache zur Lamm-Tajine (S. 118).

WissensWerte Der feinherbe SALBEI ist ein mediterraner Lippenblütler. Alle kennen das Aroma von Hustenbonbons. Hier aber wirkt Salbei als Basisnote im Verbund mit Aronia und Traube. Wir haben ein Getränk mit viel Resveratrol und Quercetin – zwei Antioxidantien, die das Zellsterben bestimmter Tumorarten initiieren sollen.
ARONIA, die Superbeere, die bis weit in den Osten auf Höhe unserer Breitengrade wächst, gilt als potenter Radikalenfänger, außerdem entzündungshemmend und cholesterinsenkend. Ihre Gerbstoffe wirken wie die des Rotweins antikanzerogen und positiv auf die Blutgefäße, schonen aber im Gegensatz zu diesem die Leber. In diesem Sinne: zum Wohlsein!

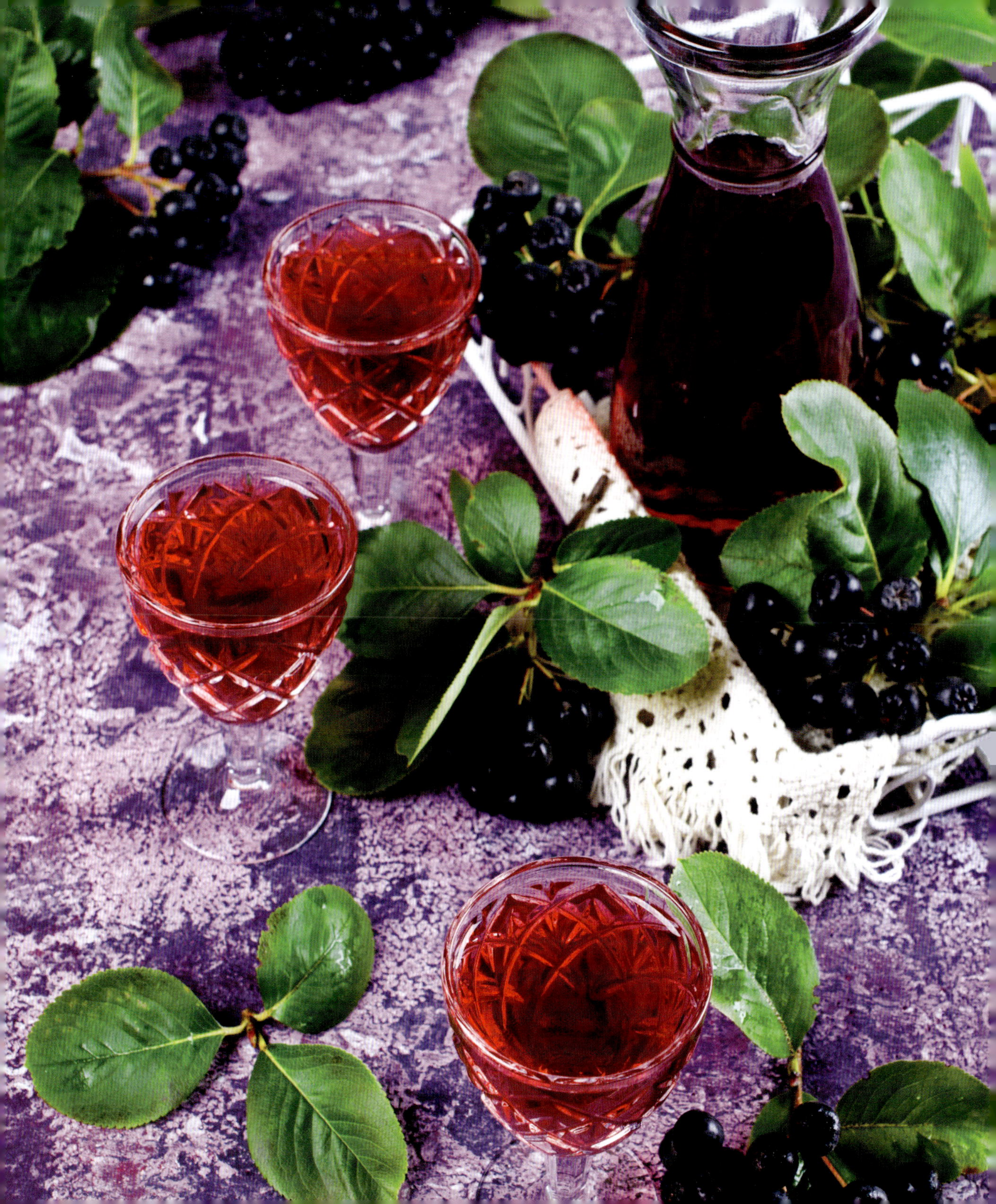

Rote-Bete-Pesto

mit Meerrettich

2 Gläser Pesto
200 g Rote Bete, gekocht
100 g Ziegen-»Feta«
ca. 20 Haselnüsse
1 TL Haselnussöl
ca. ½ TL Meerrettich, gerieben
1 Msp. Zitronensalzgewürz
½ TL Balsamico bianco

Küchenzeit Pesto 20 Min.
Kochzeit Rote Bete 50 Min.

Rote Bete Zwei mittelgroße **Rote Bete** ca. 50 Minuten weich kochen oder fertig gekocht kaufen. In sehr kleine Würfelchen schneiden.

Pesto **Ziegen-»Feta«** zerbröseln, **Haselnüsse** knacken und sehr fein hacken. Die Zutaten vermischen mit **Haselnussöl,** dem geriebenen **Meerrettich** und **Zitronensalzgewürz**. Mit **Balsamico** abschmecken. Über Nacht im Kühlschrank ziehen lassen.

WissensWerte Die wunderschöne purpurfarbene ROTE BETE weist wie Mangold den Farbstoff Betanin auf, der bei In-vitro-Tests das Tumorwachstum einschränken konnte. Das erdige weiche Aroma der Rübe erfährt mit der eigenwilligen Schärfe des MEERRETTICHS eine vitale Ergänzung. Mit seinen so flüchtigen ätherischen Ölen hebt er den Geschmack in luftige Frische. Das reichlich vorkommende Vitamin E in der HASELNUSS soll vor Lungenkrebs und Darmkrebs schützen und unterstützt das Immunsystem.
Im ZITRONENSALZ stellen die ätherischen Öle, die Terpene, eine sehr deutliche, anregende zitronige Würze dar. Es spricht einiges dafür, dass auch diese das Tumorwachstum hemmen können.

Zitronensalzgewürz, selbst gemacht Eine **Biozitrone** waschen, trocknen und halbieren. Den Saft auspressen und beiseite stellen. Von den Schalenhälften innen die Häutchen mit einem Teelöffel abkratzen und entfernen. Die Schale in möglichst dünne Ringe hobeln. Diese in sehr kleine Stückchen schneiden. Zitronenschale mit der gleichen Menge feinem **Meersalz** und dem Zitronensaft mischen: im Ergebnis ein feuchtes Würzsalz mit allen ätherischen Kräften der Zitrone. In ein kleines Schraubgläschen füllen und abschließend mit Salz bedecken. Verschließen und im Kühlschrank aufbewahren. Mindestens 10 Tage ziehen lassen. Dann wie Salz verwenden.

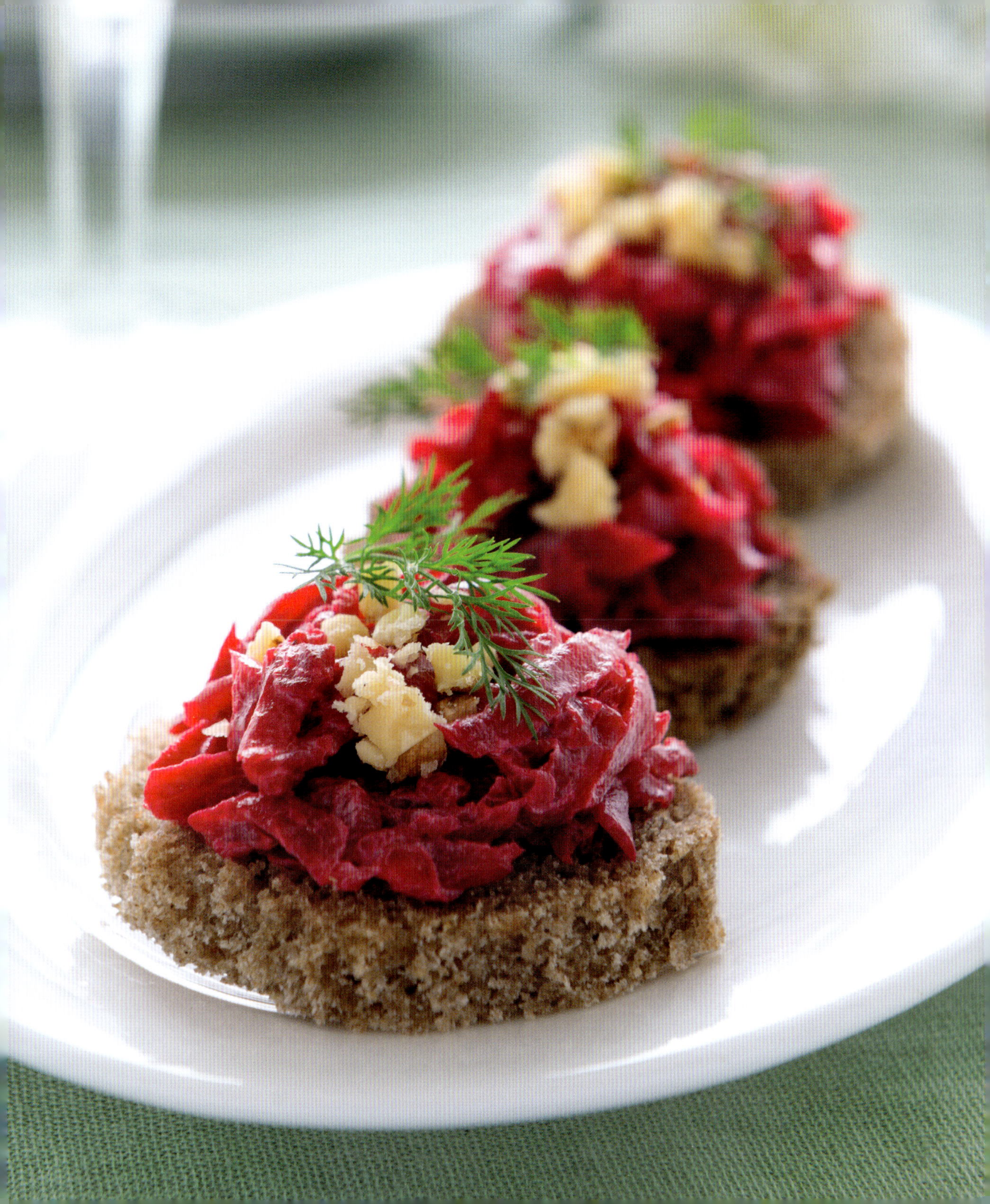

Grünkohl-Mandel-Gremolata

Grüner Kraftprotz

1 Glas Gremolata
250 g Grünkohl
20 g Mandeln
¼ Chilischote
1 gestr. EL Rosmarin
20 g Rosinen
50 g Mandelmus
4 TL Biozitronensaft
1 TL Meersalz
evtl. Cayennepfeffer

Küchenzeit 30 Min.

Grünkohl Den **Grünkohl** waschen, putzen, harte Blattstiele entfernen und sehr fein schneiden. Im Dämpfeinsatz im geschlossenen Topf weich dämpfen, herausnehmen, bevor er die grüne Farbe verliert, mit Kaltwasser abschrecken und beiseite stellen.

Gremolata Die **Mandeln** fein hacken und in der Pfanne ohne Fett anrösten, bis sie duften.

Chilischote, Menge je nach Schärfe und Geschmack, fein würfeln. Wenn sie scharf ist, bitte mit Handschuhen arbeiten.

Rosmarin und **Rosinen** mischen, dann springen die Rosmarinnadeln nicht solo in der Küche herum, und zerkleinern.

Grünkohl, Chili, Rosmarin, Rosinen und **Mandelmus** zu den Mandeln in die Pfanne geben und alles gut verrührt erwärmen. Abschmecken mit **Zitronensaft, Salz** und evtl. **Cayennepfeffer**.

WissensWerte Diese grüne Gremolata schmeckt erstaunlich nussigmild und herzhaft zugleich. Damit verlässt der GRÜNKOHL deutlich die norddeutsche Abteilung von Kochwurst und Kochkohl. Durch die kurze Dämpfzeit bleiben Vitamin C und die Faserstruktur weitgehend erhalten. So können wir durch Kauen die wertvollen Glucosinolate aufspalten und zur »Wertschöpfung« beitragen. Der Calciumgehalt von MANDEL plus Grünkohl ist phänomenal, der ZITRONENSAFT sorgt für gute Bioverfügbarkeit. Calcium ist wichtig für Knochengesundheit. Und der Grünkohl ist sowieso antikanzerogen. Der ROSMARIN ist hier zuständig für die feine Note. Sein Antioxidans und die ätherischen Öle fördern die Durchblutung, die Verdauung und das Immunsystem.

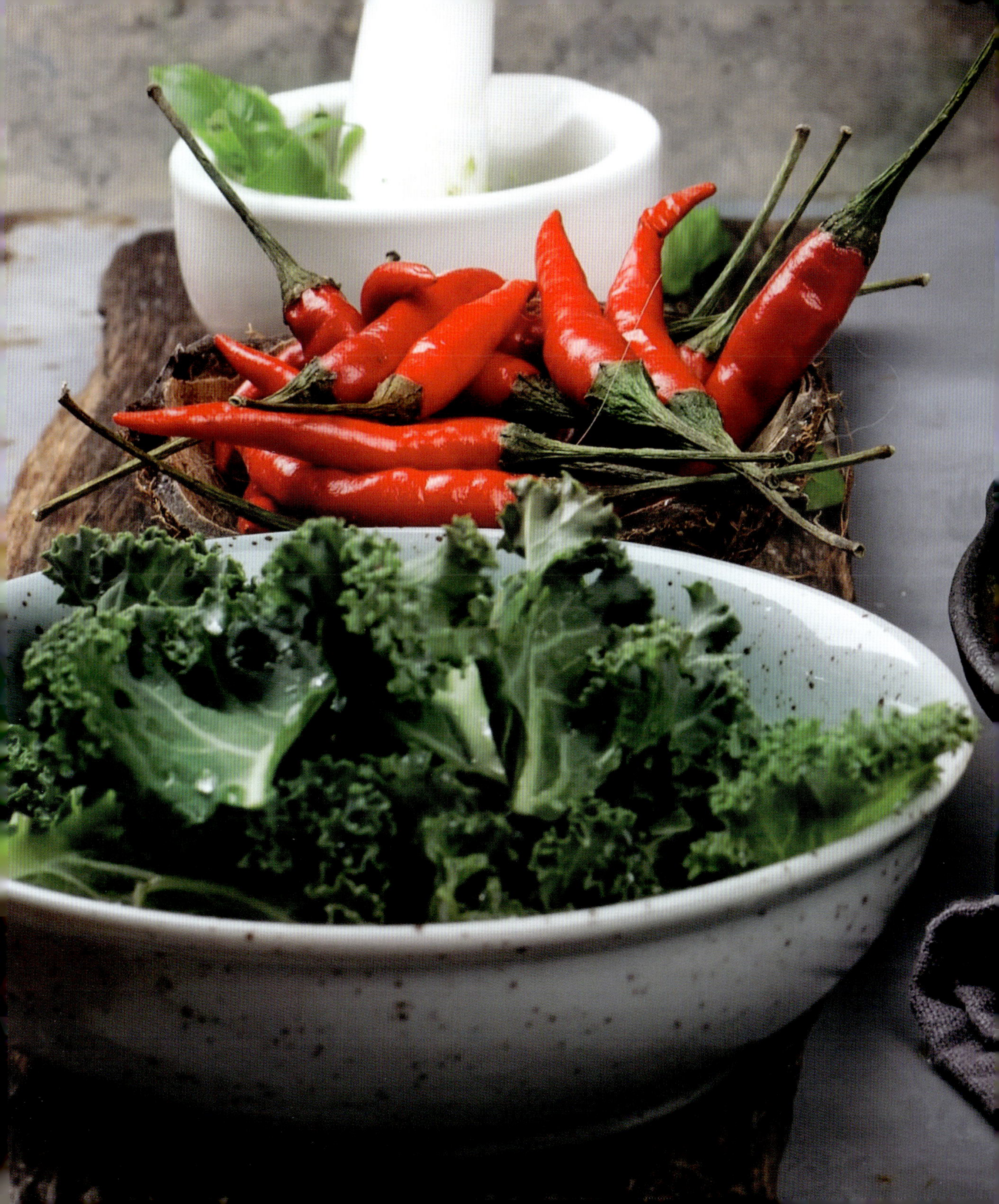

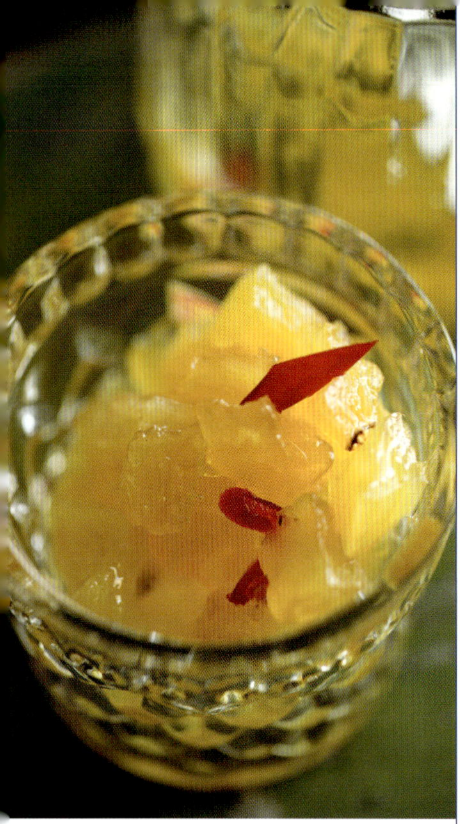

Ananas-Chutney

Sonnengelb aus Afrika

2 Gläser Chutney
½ Ananas
½ TL schwarze Senfsamen
½ TL gelbe Senfsamen
1 gestr. EL Kokosfett
2 rote Chilis
1 Knoblauchzehe
½ TL Curryblätter, getr./gerebelt od. ¼ TL Currypulver
2 Sternanis
150 ml Kokosmilch
1 TL Senf
½ TL Kurkuma
½ TL Meersalz
1 Schuss Balsamico bianco

Küchenzeit 60 Min.

Chutney Spitze und Ende der **Ananas** entfernen, dann längs streifenweise die Schale abschneiden. Mit dem Messer die tieferliegenden stacheligen »Augen« kreisförmig und den Strunk in der Mitte herausschneiden. Die halbe geschälte Ananas in mundgerechte Stücke schneiden (andere Hälfte z. B. als Dessert oder im Avocado-Ananas-Weißkraut, siehe S. 143, verwerten).
Die **Senfsamen** in der Pfanne ohne Fett rösten, bis sie »aufpoppen«. Im Mörser grob zerstoßen und beiseite stellen. **Kokosfett** in der Pfanne erhitzen und die Ananasstücke kurz anbraten. Gehackte rote **Chilis,** geschälten, fein gehackten **Knoblauch, Senfsamen, Curryblätter** und **Sternanis** zufügen und verrühren. **Kokosmilch, Senf** und **Kurkuma** zugeben, alles vermengen und ca. 10 Minuten köcheln, bis die Ananas gar und dennoch bissfest ist. Mit **Salz** und **Balsamico** abschmecken. Vor dem Servieren Sternanis entfernen. Dieses südafrikanische Gericht passt gut zu Reisgerichten, fettem Fisch und Käse.

WissensWerte Solche Eskapaden sollten wir uns selten und nur im Winter leisten, wenn bei uns das heimische Vitaminaufgebot deutlich sinkt. Es ist ratsam, ANANAS nach ihrem exotisch-fruchtigen Duft auszuwählen. Die wirklich gute Ananas muss nämlich an ihrer Pflanze reifen, und dann schnellstmöglich auf den Tisch, als Fluganananas. (Immer noch besser als selber fliegen!) Die Geschmacksexplosion so eines Luxusartikels ist dann aber gigantisch. Und die Menge der Vitamine und Mineralien ebenfalls. In der Krebsvorsorge besonders attraktiv ist das Bromelain: ein entzündungshemmender Wirkstoff der Ananas, der auch die Ausbreitung einer Krebserkrankung hemmen soll.

Steckrüben-Pastinaken-Streich

Leberwurstgeschmack ohne Leber

1 Glas Streich
100 g Steckrübe
100 g Pastinake
50 g Möhre
50 g schwarzer Rettich
50 ml Dämpfwasser
1 EL getr. Tomaten
1 rote Zwiebel
2 – 3 EL Olivenöl
5 Kapseln Kardamom
1 Msp. Chiliflocken
1 TL Ingwer, gerieben
1 TL Majoran
1 TL Sojasauce
1 TL Apfelessig
½ TL Meersalz

Küchenzeit 30 Min.

Streich **Steckrübe, Pastinake, Möhre** und **Rettich** schälen und in gleichgroße Stücke schneiden. In einen Topf mit Dämpfeinsatz weich köcheln. Dämpfwasser beim Abgießen auffangen. Ein paar Möhrenstifte für die Dekoration beiseite legen.
Getrocknete Tomaten kurz in kochendes Wasser geben, abgießen und kleinschneiden.
Die **Zwiebel** schälen, klein würfeln und in **Olivenöl** andünsten. **Kardamom** entkapseln und die kleinen Samen im Mörser zerstoßen, mit **Chiliflocken, geriebenen Ingwer** und Tomaten zufügen.
In einem Mixer alle Zutaten plus **50 ml Dämpfwasser** pürieren und mit **Majoran, Sojasauce, Apfelessig** und **Salz** abschmecken.

Tipp Mit etwas Olivenöl zu einem glatten Pesto verrührt schmeckt der Streich köstlich zu Nudeln.

WissensWerte KARDAMOM und INGWER bringen frischen Geschmack zu den erdigen Rübenaromen. Die RÜBENWURZELN dienen den Pflanzen als Speicher von Mineralien, hier haben wir Anteil an ihrem Vorrat und durch die Verschiedenartigkeit einen ganzen Strauß. Alles dabei, um unsere Enzyme zu fördern und das Immunsystem bei Laune zu halten.
Für diesen Aufstrich lassen Sie garantiert jedes Leberwurstbrot liegen.

Waltrauds Rettich-Hustensaft Am Stielansatz eines größeren schwarzen **Rettichs** einen Deckel abschneiden und etwas aushöhlen. In den Rettich mit einer Stricknadel von der Wurzelspitze her ein Loch durchstechen, bis die Aushöhlung erreicht ist. Die Rettichwurzel mit der Spitze nach unten auf ein passendes Schraubglas setzen und die Aushöhlung mit Rohrzucker befüllen. Der fertige Hustensaft kann jetzt ins Glas ablaufen. Das Aushöhlen und mit Zucker Befüllen lässt sich wiederholen, bis die Rettichschale erreicht ist. Schraubglas verschließen und im Kühlschrank lagern. Gegen Husten hilft 3 x täglich 1 EL.

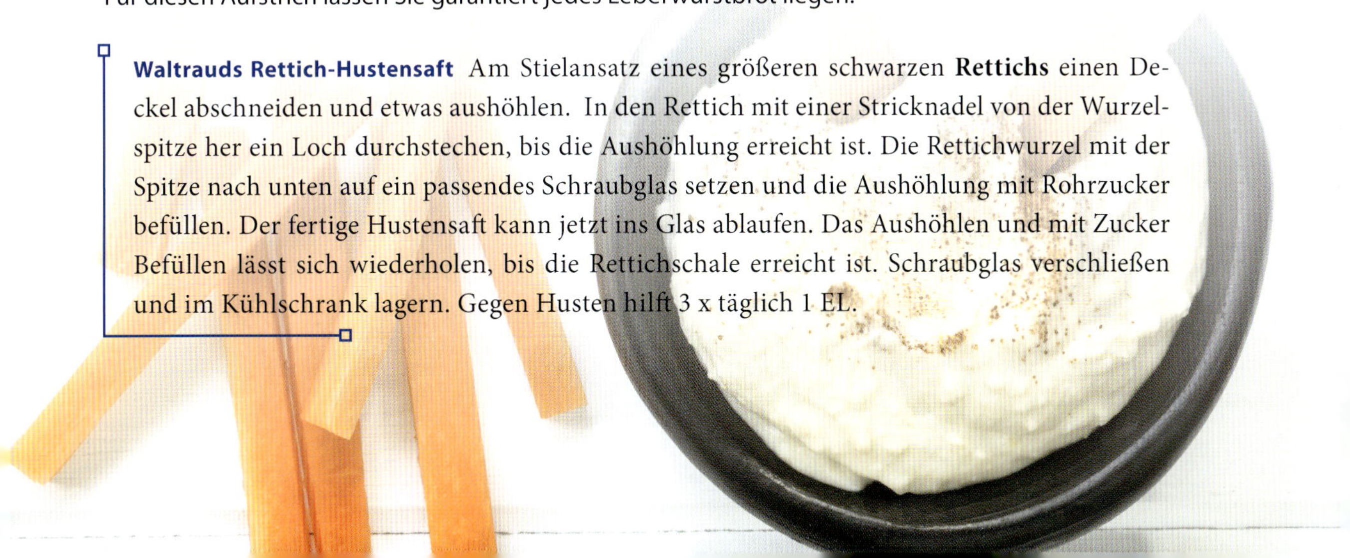

Emmer-Molke-Brot

Kräftig und leicht

Für 1 Kastenform

80 g Leinsamen, geschrotet od. je 40 g Lein- und Hanfsamen, geschrotet
220 g Dinkelmehl 630
200 g Emmervollkornmehl
100 g Buchweizenmehl, fein gemahlen
1 Würfel Hefe
½ TL Rohrzucker
50 ml + 400 ml lauwarme Molke
2 EL Rapsöl
2 – 3 TL Meersalz
2 TL Brotgewürz
Dinkelmehl zum Kneten
Fett für die Form
lauwarmes Wasser für die Kruste
1 Form mit heißem Wasser

Küchenzeit 3 Std.
Zubereitung 30 Min.
Ruhen ca. 1½ Std.
Backen 1 Std.

Vorteig Die geschroteten **Leinsamen** mit **Dinkel-**, **Emmer-** und **Buchweizenmehl** mischen. In die Mitte eine Mulde drücken, die **Hefe** hineinbröckeln und mit dem **Zucker**, **5 EL lauwarmer Molke** und etwas Mehl vom Rand vermischen. 20 Minuten an einem warmen Ort gehen lassen, bis die Hefe Blasen bildet.

Teig Den Vorteig mit der übrigen **Molke**, **Öl**, **Salz** und **Brotgewürz** mischen und alles zu einem glatten Teig verrühren. Zugedeckt an einem zugfreien Ort mindestens 30 Minuten gehen lassen.
Den Teig mit **weiterem Mehl** verkneten und zu einem Laib formen. In eine **gefettete** Kastenform geben, die Oberfläche mit einem Messer einritzen und mit wenig **lauwarmem Wasser** bepinseln. Eine feuerfeste Form mit heißem Wasser auf den Boden im Ofen stellen. Das Brot bei 80 °C weitere ca. 30 Minuten im Ofen gehen lassen.
Den Backofen auf 200 °C hochstellen und das Brot in 60 Minuten fertig backen (Stäbchenprobe). Nach 40 Minuten evtl. mit feuchtem Backpapier abdecken. Aus dem Ofen nehmen und in der Form 5 Minuten ruhen lassen, dann stürzen und auf einem Kuchengitter auskühlen lassen. Erst nach ein paar Stunden anschneiden.

Brotgewürz selber machen für ca. 4 Brote 1 EL Kümmel, 2 EL Fenchel- und 1 EL Koriandersaat. Alles in der Moulinette oder ähnlichem mahlen. Für 500 g Mehl reichen 2 TL.

WissensWerte Dieses feinsäuerliche Kraftpaket erinnert an Sauerteigbrot, wird aber viel einfacher mit HEFE und MOLKE gebacken. Zurückhaltung, das heißt wenig Gluten, hier realisiert mit der Mehlmischung aus DINKEL, EMMER und BUCHWEIZEN, unterstützt eine gesunde Darmflora, die zusätzlich mit Ballaststoffen gepflegt wird. Das volle Korn punktet zudem mit hohem Eisengehalt, Magnesium, Kupfer, Zink und Carotinoiden. Buchweizen bringt noch Selen ein, das zu Entgiftung beiträgt und krebspräventiv freie Radikale fängt. FENCHEL, KÜMMEL und Molke machen es zu einem lockeren, leicht verdaulichen proteinreichen Vollkornbrot. Mit LEINSAMEN erhalten wir Omega-3-Fettsäuren. Lecker sind auch andere Saaten, beispielsweise Kürbiskerne, die im Ruf stehen, gegen Prostatakrebs zu wirken. Mit Ihrem selbst gemischten Brotgewürz wird es zum ganz persönlichen Lieblingsbrot.

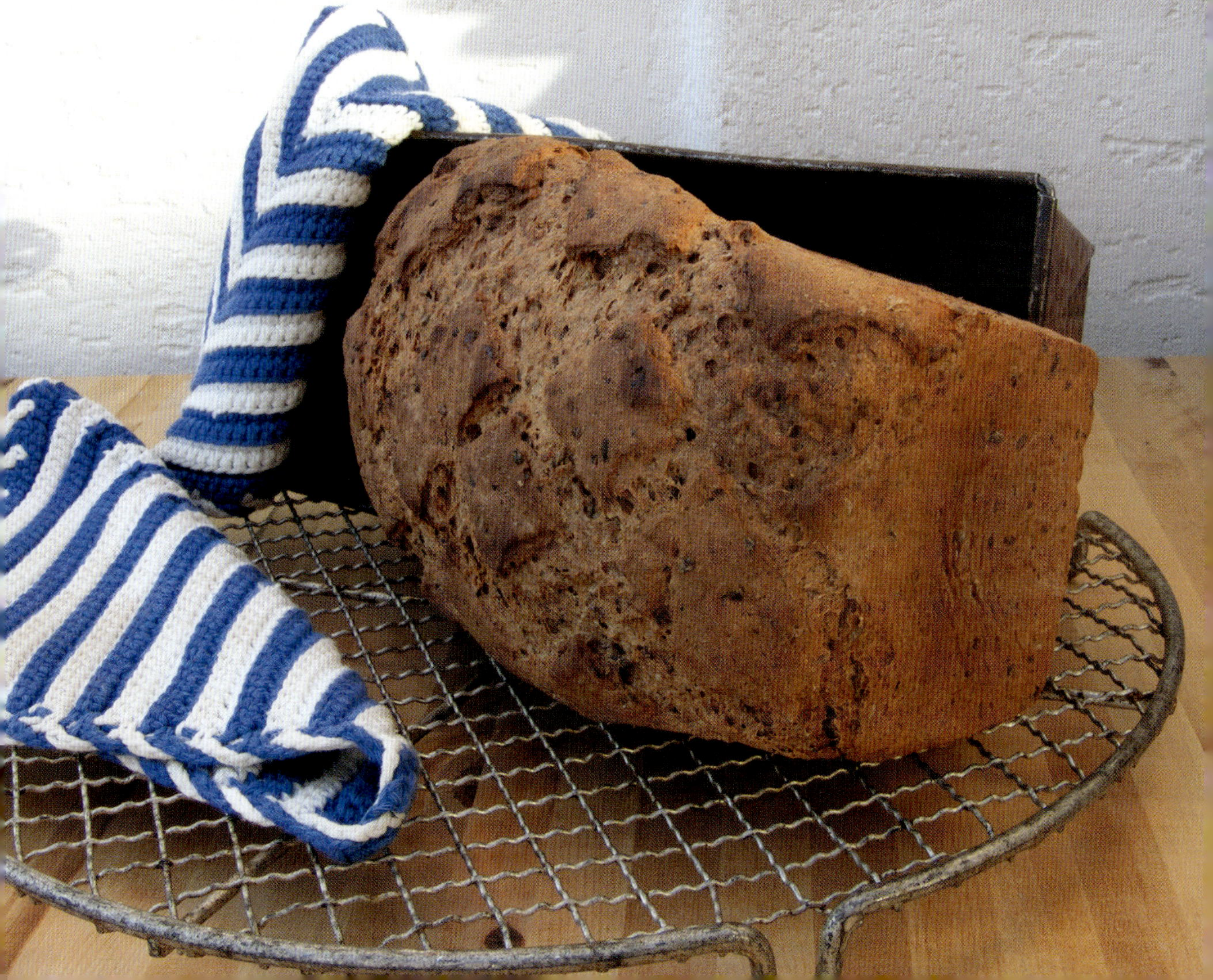

Rosenkohltopf

Köpfchen mit Einlage

4 Portionen Rosenkohltopf

Fleischbrühe
500 g Tafelspitz (oder anderes Rindfleisch)
2 l Wasser
½ TL Meersalz
1 Bund Suppengemüse
2 Zwiebeln
2 Lorbeerblätter
4 Nelken
10 schwarze Pfefferkörner

Rosenkohltopf
Fleischbrühe aus Tafelspitz
500 g Rosenkohl
2 Möhren
1 kleine Petersilienwurzel
2 Stangen Sellerie
ca. 40 g Meerrettichwurzel
Meersalz, Pfeffer
Balsamico-Essig zum Abschmecken
4 Stängel Petersilie

Küchenzeit 30 Min.
Fleischbrühe 2½ Std.
Rosenkohltopf 30 Min.

Fleischbrühe **Tafelspitz** in **2 l kaltem, leicht gesalzenem Wasser** zum Kochen bringen. **Suppengemüse** vorbereiten und stückeln, **Zwiebeln** halbieren, nicht enthäuten (für goldene Farbe) und mit den **Gewürzen** zugeben. 2½ Stunden köcheln. Den Schaum ab und zu abschöpfen.
Das Fleisch herausnehmen und beiseite stellen. Die Brühe durch ein Sieb in einen anderen Topf gießen.

Rosenkohltopf Den **Rosenkohl** putzen, am Stielende kreuzweise einschneiden, die geputzten **Möhren** und **Petersilienwurzel** schälen und stückeln, alles in einem Topf mit Dämpfeinsatz in wenig Wasser bissfest dämpfen, dann kalt abschrecken.
Die **Selleriestangen** waschen, in feine Scheiben schneiden und zur **Fleischbrühe** geben. Das gedämpfte Gemüse ebenfalls zufügen.
Eventuelles Fett oder Knochen vom **Tafelspitz** entfernen, das Fleisch in mundgerechte Stücke schneiden und zur Suppe geben. Den **Meerrettich** schälen, in hauchdünne Scheiben hobeln und zufügen. Alles zusammen ca. 5 Minuten erwärmen. Abschmecken mit **Salz, Pfeffer** und ein wenig **Essig**.
Die **Petersilie** waschen, fein hacken und vor dem Servieren auf die Suppe geben.

WissensWerte ROSENKOHL und PETERSILIE sind wunderbare Folsäurequellen. Rosenkohl gilt neben Brokkoli als besonders antikrebswirksam. Zum größtmöglichen Nutzen wird er nur kurz gedämpft und nicht in der Suppe gekocht. Diese kräftige und wärmende Suppe für kühle Tage ist bewusst mit RINDFLEISCH angesetzt, das gekocht und mit MEERRETTICH gut verdaut werden kann. In unseren Rezepten verwenden wir wenig Fleisch. Aber wenn, dann empfehlen wir BIOFLEISCH aus nachhaltiger Landwirtschaft: zum eigenen Wohle und dem des Tieres. Beispielsweise von Robustrinderrassen aus Ganzjahres-Freilandhaltung.

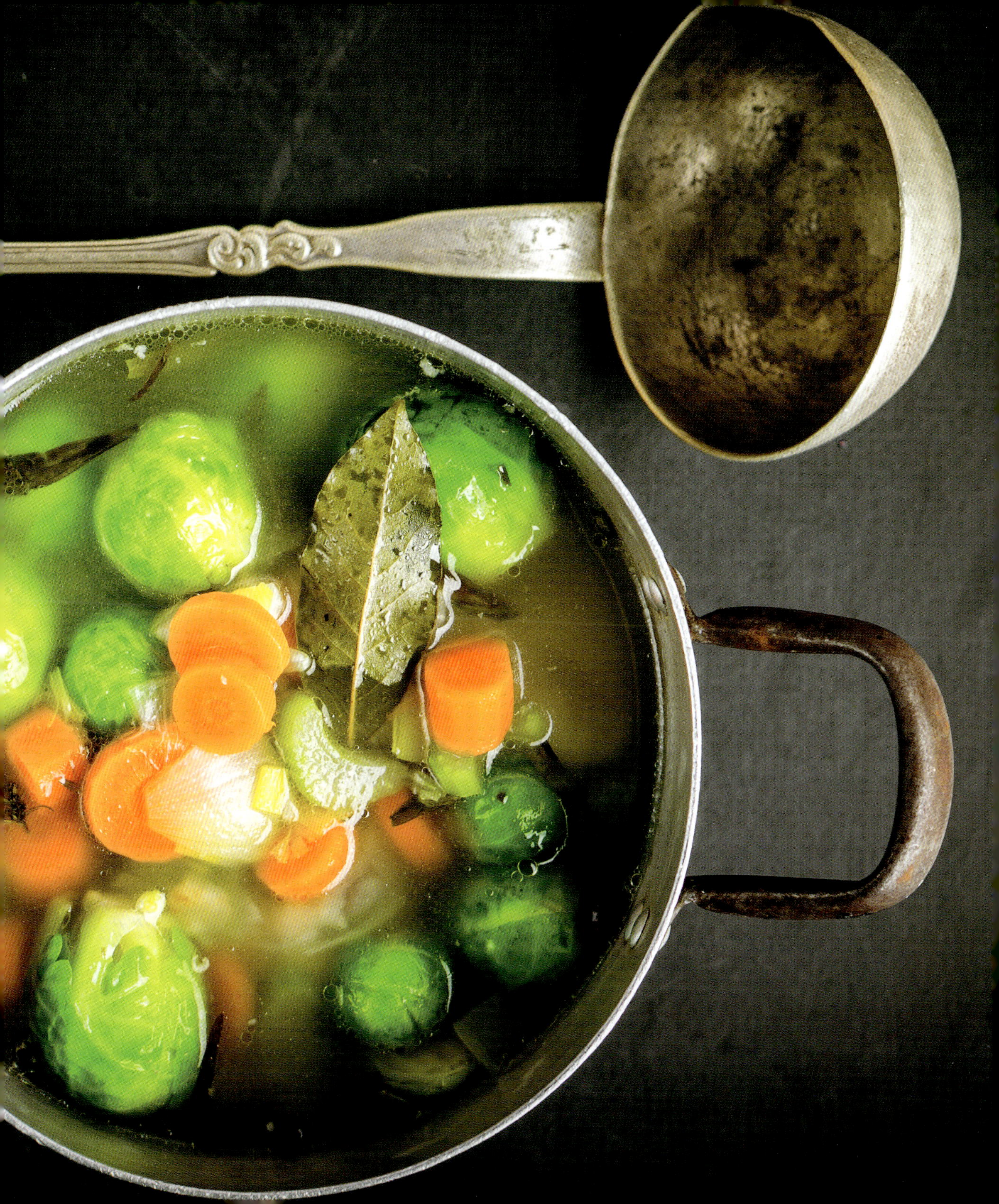

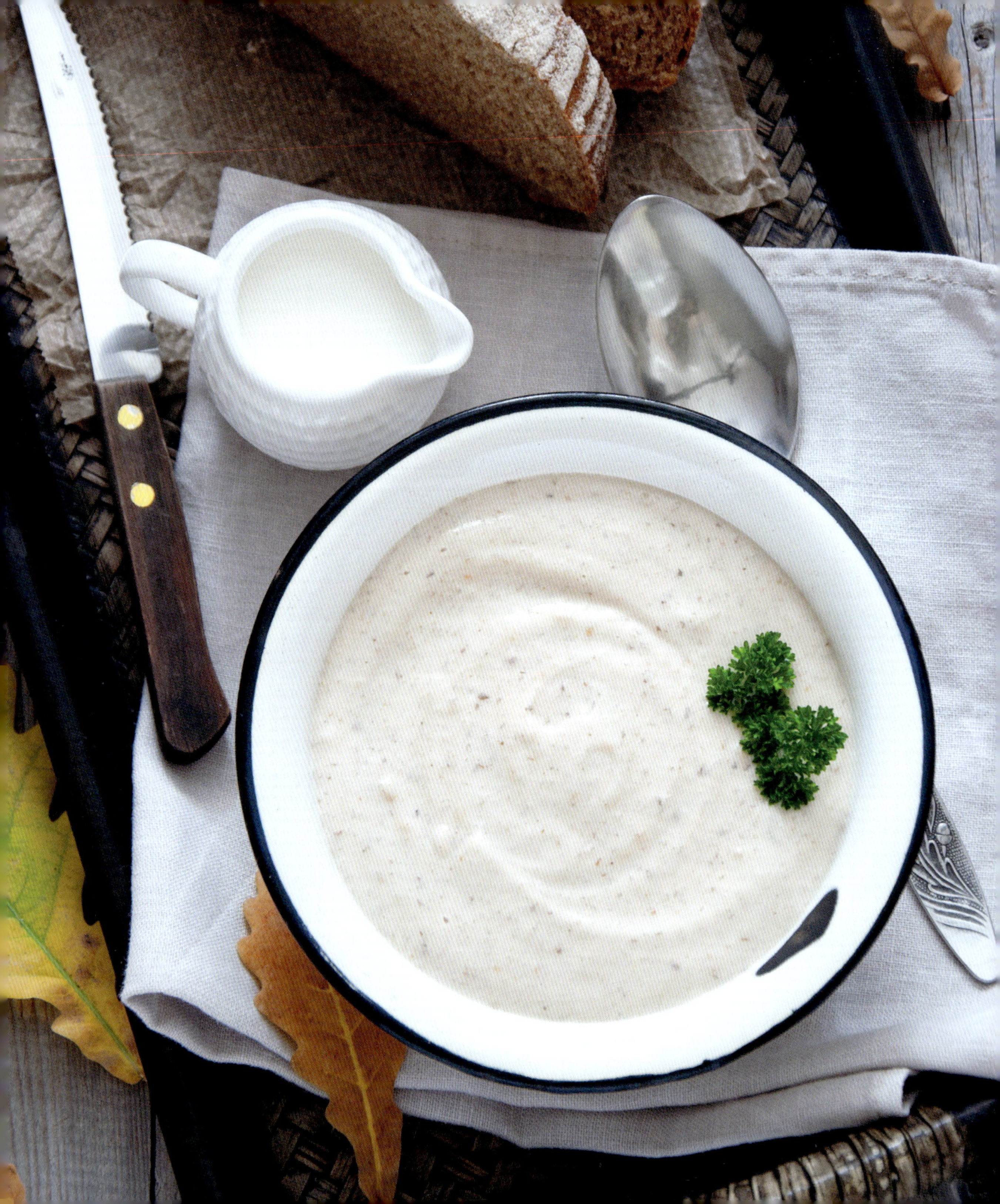

Topinambursuppe

mit Schwarzkümmel

4 Portionen Suppe
1 kleine Zwiebel
1 geh. TL Butter
500 g Topinambur
200 ml Gemüsebrühe
400 ml Milch
100 ml Sahne
Meersalz, Pfeffer
Biozitronensaft zum Abschmecken

Deko
1 TL Schwarzkümmel
100 ml Sahne
etwas Lauchzwiebelgrün
optional Petersilie

Küchenzeit 30 Min.

Suppe Die **Zwiebel** schälen, in kleine Würfel schneiden und in einem Topf in **Butter** glasig dünsten. **Topinambur** schälen, in dünne Scheiben hobeln und zu den Zwiebeln geben, gut umrühren, damit alle Scheiben benetzt sind. Mit **Gemüsebrühe** und **Milch** ablöschen und ca. 20 Minuten köcheln lassen, bis der Topinambur weich ist. Mit dem Mixer fein pürieren. **Sahne** zufügen. Mit **Salz, Pfeffer** und **Zitronensaft** abschmecken.

Servieren Den **Schwarzkümmel** in einer Pfanne unter Rühren rösten, bis er duftet.
Die **Sahne** nicht ganz fest schlagen. Die Suppe in Schüsseln oder Suppenteller füllen, einen Klecks Sahne darauf und je ein paar **Lauchzwiebelringe** vom Grün und etwas **Schwarzkümmel** darüberstreuen. Und zügig servieren.

WissensWerte Ein besonderes Kohlenhydrat, gleichzeitig Ballaststoff, ist das Präbiotikum Inulin, das wir in TOPINAMBUR bis zu 8 % finden. Es greift nicht in die enzymatische Verdauung ein, dafür fehlen schlicht die passenden Enzyme. Deshalb wird Inulin erst im letzten Dünndarmabschnitt oder Dickdarm von den Bifidobakterien verarbeitet und ist damit nicht insulinrelevant. Die Bakterien bedanken sich für die gesunde Nahrung und die Darmflora wird gefördert. Und sie stehen sogar im Ruf, eine geschädigte Darmwand zu heilen. Echte Helfer fürs Immunsystem!
SCHWARZKÜMMEL – hier eher zur Dekoration. Beim Rösten steigt der feine Duft in die Nase, ein Anzeichen für die wertvollen ätherischen Öle. Diese können im Verdauungsbereich heilend wirken und gelten seit Jahrhunderten als Regulatoren für Hormonhaushalt und Immunsystem.

Feldsalat mit Kumquat

Sonniger Wintersalat

4 Portionen Salat
300 g Feldsalat
8 Kumquats od. 1 Bio-Orange
6 Walnüsse

Marinade
2 TL körniger Senf
2½ EL Balsamico bianco
6 EL Walnussöl
1 TL Ingwer, gerieben
Meersalz, Pfeffer

Topping
1 EL Berberitzenfrüchtchen

Küchenzeit 20 Min.

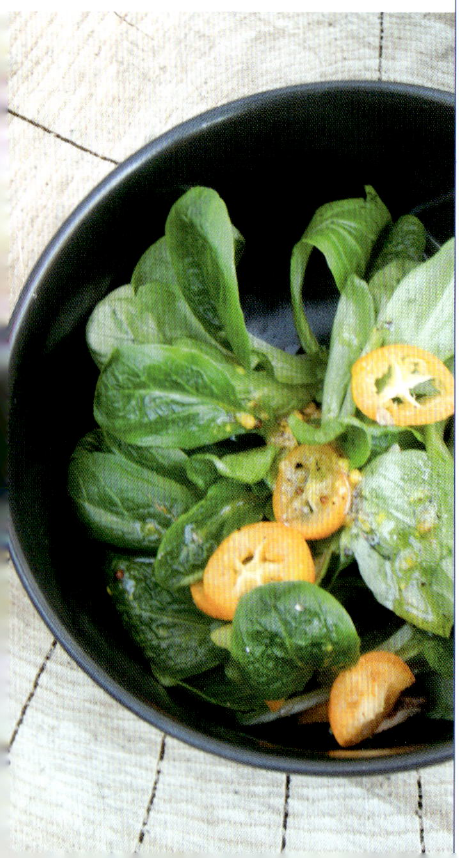

Salat Den **Feldsalat** waschen, Wurzelreste und gelbe Blättchen entfernen und trockenschleudern. Die **Kumquats** waschen und trocknen. Quer in Scheiben schneiden, dabei die Kerne vorsichtig saftschonend entfernen. Die **Walnüsse** knacken, Trennhäute entfernen und in erbsengroße Stücke hacken. Kumquats und Walnüsse über den Feldsalat geben.

Marinade **Senf, Balsamico, Walnussöl, Ingwer, Salz** und **Pfeffer** kräftig verschütteln. Kurz vor dem Servieren über den Salat geben.

Garnieren mit **Berberitzenfrüchtchen.**

Tipps Keine Kumquats gefunden? Eine ungespritzte Orange stückeln und ½ TL Abrieb der Bio-Orangenschale in die Salatsauce geben. Feldsalat schmeckt solo und mit Begleitern. Probieren Sie es mit gekochter Roter Bete, mit Apfel und Mandel, mit Birne und Gorgonzola, mit halben Scheibchen Topinambur und Haselnüssen …

WissensWerte FELDSALAT hilft über die Wintersehnsucht nach Grün hinweg. Er wächst in der kalten Jahreszeit, nur bei Frost hält er inne. Einst Ackerunkraut punkten die heutigen Züchtungen mit ihrem nussigen Geschmack, dem Chlorophyll und Eisen. Mit dem Vitamin C der Zitrusfrüchte machen wir uns die Nährstoffe verfügbar. Wichtig ist, dass er gründlich und doch schonend gewaschen wird.
KUMQUATS sind die kleinen mediterranen Verwandten der bei uns üblichen Südfrüchte. Schon in Südfrankreich wachsen sie zu fein säuerlichen, sehr aromatischen Juwelen heran. Es gibt runde und ovale, die im Handel in gut sortierten Supermärkten zu finden sind. Vorteil dieser kleinen Powerstückchen: Wir können sie mit Haut und Schale verzehren. Der weißen Haut schreibt man besonders viele sekundäre Pflanzenstoffe zu. Also greifen Sie zu.

Avocado-Ananas-Weißkraut

Fruchtig-milder Muntermacher

4 Portionen Salat
100 g Ananas
350 g Sauerkraut
1 Msp. Ingwer, gerieben
2 Msp. Kurkuma
2 EL Leinöl
Meersalz, Pfeffer
1 kleine Avocado
einige rosa Pfefferbeeren

Küchenzeit 20 Min.

Salat Spitze und Ende der **Ananas** entfernen, dann längs streifenweise die Schale abschneiden. Mit dem Messer die tieferliegenden stacheligen »Augen« kreisförmig und den Strunk in der Mitte herausschneiden. 100 g der geschälten Ananas (Rest verwerten z. B. beim Ananas-Chutney S. 134) in mundgerechte Stücke schneiden.

Sauerkraut mit Ananas, geriebenem **Ingwer, Kurkuma** und dem **Öl** mischen. Mit **Salz** und **Pfeffer** abschmecken. **Avocado** halbieren, Kern entfernen, schälen und in schmale Streifen schneiden. Vorsichtig unter den Salat heben. Mit **rosa Pfefferbeeren** garnieren.

WissensWerte Dieses Rezept besteht aus einem Regenbogen an krebspräventiven Lebensmitteln. Milchsauer fermentiertes SAUERKRAUT (bitte nur solches, kein essigsaures) wirkt präbiotisch und pflegt gemeinsam mit den Ballaststoffen unsere Darmbakterien. Das Bromelain der ANANAS gilt sogar als antimetastatisch und liefert Verdauungsenzyme. LEINÖL bringt Omega-3-Fettsäuren mit, AVOCADO weitere Fettsäuren und fettlösliche Vitamine. KURKUMA mit seinem Curcumin, besonders in Verbindung mit Pfeffer wird die Absorption erleichtert, und INGWER mit seinem Gingerol wirken vorbeugend gegen Krebs. Zum einen, weil sie Entzündungen reduzieren, zum anderen stören sie die Versorgung und Vermehrung von Tumorzellen. Eine goldgelbe wahre Wohltat.

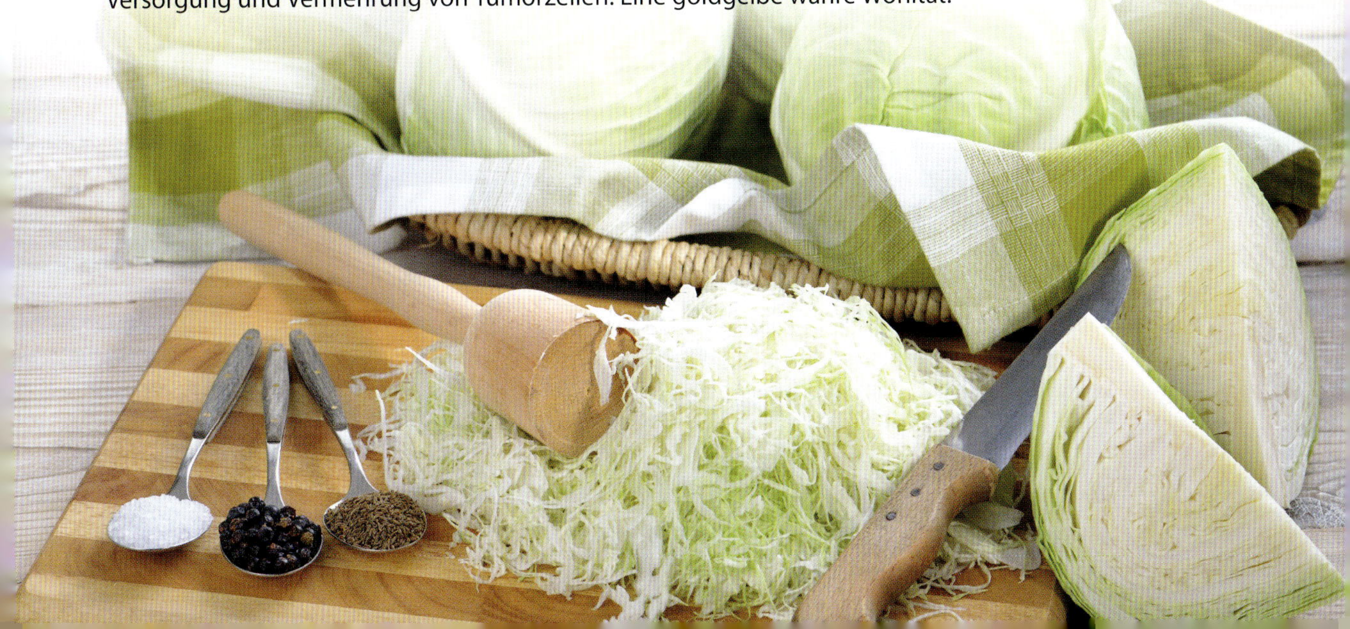

Linsenbratlaibchen

mit Leinsaat

4 Portionen
200 g rote Linsen
1 große Zwiebel
2 EL Olivenöl
2 Knoblauchzehen
1 Msp. Cayennepfeffer
1 Prise Kreuzkümmel
400 ml Wasser
2 Möhren (200 g)
1 Paprika (ca. 140 g)
3 EL zarte Haferflocken
3 EL Leinsamen, geschrotet
1 EL Kräuteressig
Meersalz
2 EL Sesam, weiß
2 EL Biobratöl

Küchenzeit 60 Min.
Quellen 10 Min.

Vorbereitung Die **Linsen** waschen und abtrocknen lassen.
Zwiebel schälen, würfeln und in einer Pfanne mit **Olivenöl** anbraten. **Knoblauch** schälen und ohne Keim durch die Presse geben, mit **Cayennepfeffer** und **Kreuzkümmel** nach Geschmack zu den Zwiebeln geben und sehr kurz mit anbraten. Linsen zufügen, weiterbraten. Ablöschen mit **Wasser**. 15 Minuten bedeckt köcheln lassen.
Die **Möhren** schälen und »klimperklein« würfeln, genauso die entkernte **Paprika**. Gegen Ende der Garzeit der Linsen Möhren und Paprika zufügen. Weich, dennoch bissfest köcheln. **Haferflocken** und **Leinsamenschrot** untermengen. Etwa 10 Minuten quellen lassen. Mit **Essig** und **Salz** abschmecken.

Laibchen Mit feuchten Händen kleine flache Bratlinge formen. In **Sesam** wälzen und in die Pfanne mit **Bratöl** setzen. Von beiden Seiten knusprig braten, vorsichtig wenden.

Servieren Sie dazu kaltes Joghurt und einen Wintersalat aus Radicchio und Endivie oder unseren Feldsalat von S. 142.

WissensWerte LINSEN vor dem Kochen gut waschen. Ungeschälte Linsen (z. B. Berglinsen) werden über Nacht eingeweicht, dann wie die geschälten roten in frischem kaltem Wasser aufgesetzt und ohne Salz gekocht, sonst werden sie nicht weich. Ein Spritzer Essig verfeinert das Linsengericht. Lange Haltbarkeit und Vielfalt machen die getrockneten Hülsenfrüchte für die kalte Jahreszeit attraktiv. Sie spenden außer reichlich Eiweiß auch Folsäure, Kalium, Magnesium, Eisen und Zink. Ihre Kohlenhydrate sind ballaststoffreich, damit verhindern sie einen sprunghaften Blutzuckeranstieg. Sie passen sich wunderbar abwechslungsreich Geschmacksrichtungen und Gemüsesorten an, sind als Aufstrich (S. 104), Suppe oder Bratling köstlich. Mit Linsen als Fleischalternative und den weiteren Zutaten, die antikrebswirksam sind (ZWIEBEL, KNOBLAUCH, CHILI, LEINSAMEN, …) haben Sie eine leichte, dennoch sättigende und schnell zubereitete Mahlzeit auf dem Teller. Statt mit Mehl und Ei binden wir die Bratlinge mit HAFERFLOCKEN und LEINSAMENSCHROT.

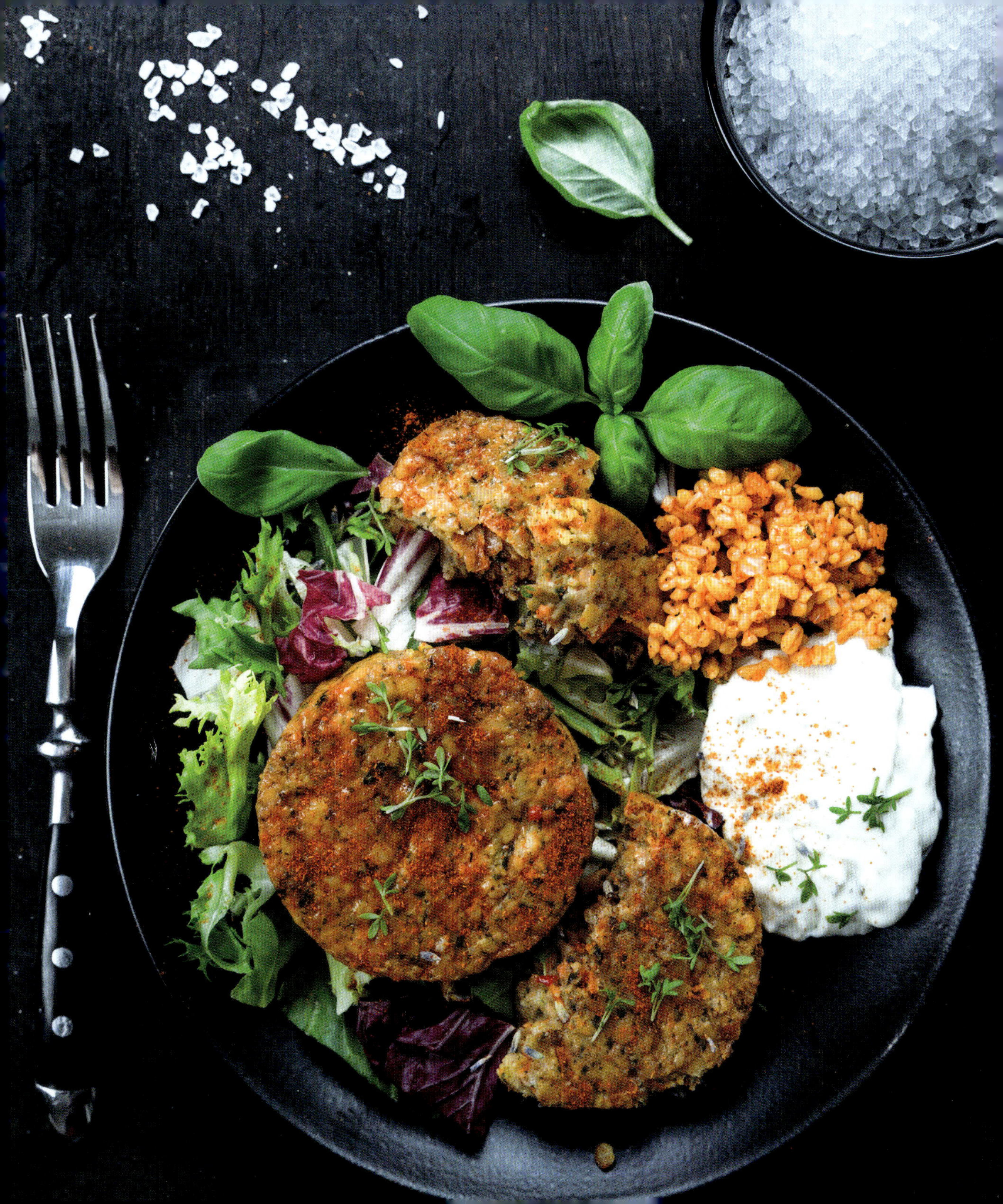

Grünkohlwiese auf Pfannkuchen

mit »Winterspargel«

4 Portionen Pfannkuchen

Pfannkuchen
150 g Emmervollkornmehl, fein gemahlen
2 Prisen Meersalz
½ TL Kurkuma
1 Msp. Kreuzkümmel, gemahlen
1 Msp. Cayennepfeffer
400 ml Wasser
2 Eier
Biobratöl zum Ausbacken

Gemüse
5 große dicke Stangen Schwarzwurzeln
1 Schuss Essig
Wasser zum Bedecken

Sauce
50 g Butter
2 EL Dinkelmehl
400 ml Dämpfwasser
75 ml Sahne
2 TL Biozitronensaft
Meersalz
1 Msp. Muskat

250 g Grünkohl
2 EL Rapsöl
Meersalz

Küchenzeit 45 Min.
Quellen 30 Min.

Teig Für die Pfannkuchen 2 Stunden vor dem Kochen **Emmermehl, Salz, Kurkuma, Kreuzkümmel** und **Cayennepfeffer** mit **Wasser** vermischen und quellen lassen.
Backofen auf 50 °C stellen und 2 Backbleche einschieben. Das eine zum Warmhalten vom Gemüse, das andere für die Pfannkuchen.

Gemüse **Schwarzwurzeln** unter fließendem Wasser mit Handschuhen schälen und in mundgerechte Stücke schneiden. Sofort in **Wasser** mit einem Schuss **Essig** geben, damit sie nicht braun werden. Dann in einem Topf mit Dämpfeinsatz in knapp ½ Liter Wasser etwa 10 Minuten bissfest dämpfen. Abgießen, das Dämpfwasser auffangen und die Schwarzwurzeln warm stellen.

Sauce In einem Topf die **Butter** schmelzen, mit **Mehl** zu einer Schwitze rühren. Von der Kochstelle nehmen und langsam das **Dämpfwasser** unter Rühren zugeben und nochmals aufkochen. Mit **Sahne** verfeinern, mit **Zitronensaft, Salz** und **Muskat** abschmecken. Die Schwarzwurzelstücke in die Sauce geben und den Topf in den Ofen stellen.

Grünkohl von den Blattrippen streifen, waschen und sehr fein schneiden (wie Gras). In einer Pfanne mit wenig **Rapsöl** und **Salz** kurz anrösten, bis er eine weichere Konsistenz bekommt, die grüne Farbe aber behält. In einer ofenfesten Schüssel zum Warmhalten in den Ofen stellen.

Pfannkuchen Die **Eier** aufschlagen und zum angesetzten Teig geben und gut verrühren. **Biobratöl** in 1 oder 2 Pfannen erhitzen und Pfannkuchen ausbacken. Auf dem Backblech im Ofen nebeneinander auslegen und warmhalten.
Die Backbleche herausnehmen und die Pfannkuchen mit der Grünkohlwiese, darauf die Schwarzwurzeln mit Sauce anrichten.

WissensWerte GRÜNKOHL verfügt als Kreuzblütler über einen außergewöhnlich hohen Glucosinolatgehalt, ein effektiver krebshemmender Pflanzenstoff. Nach letzten Untersuchungen soll er das Risiko insbesondere von Lungen-, Blasen-, Brustkrebs sowie Krebs der Verdauungswege minimieren. Der Aufbau von gesunden Zellen wird zudem von Calcium und Kieselsäure gefördert.
In SCHWARZWURZELN stecken viel Vitamin B, C und E. Der Winterspargel liefert außerdem Inulin, den wasserlöslichen Ballaststoff, der Darmflora und Immunsystem unterstützt und den Blutzuckerspiegel nicht beeinträchtigt. Bitte nicht zu viele Schwarzwurzeln essen! Das könnte zu Blähungen führen.

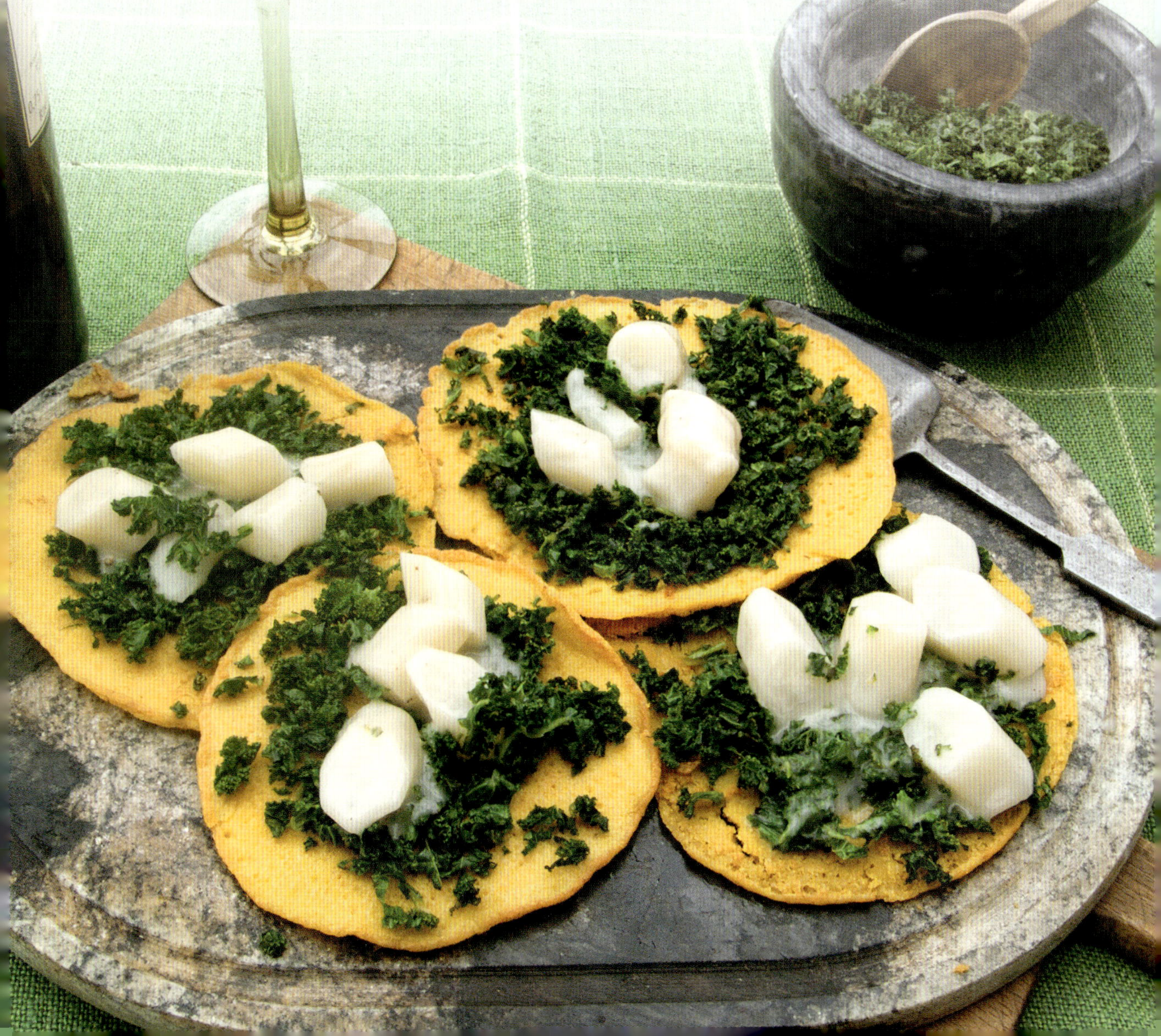

Endivien-Kartoffelstampf

mit verlorenem Ei

4 Portionen Kartoffelstampf

Endivien-Kartoffel-Stampf
1 Endiviensalat
750 g Kartoffeln
wenig Dämpfwasser
1 TL Butter
1 Prise Meersalz
1 Msp. Muskatnuss

Chilifäden zum Dekorieren

Senfsauce
2 EL Butter
1 geh. EL Dinkelmehl
100 ml Milch
250 ml Gemüsebrühe, heiß
3 TL gekörnter Senf
Meersalz, Pfeffer
1 TL Biozitronensaft

Verlorene Eier
500 ml Wasser
2 EL Apfelessig
4 – 8 Bio-Eier

Küchenzeit 50 Min.

Kartoffelstampf **Endiviensalat** waschen und Blätter auslösen. Etwa 2 Handvoll Blätter weiterverwenden, den Rest im Kühlschrank in ein feuchtes Tuch eingeschlagen aufheben und anders verwenden. Endivien in 1 cm breite Streifen schneiden.
Kartoffeln schälen, in kleinere Stücke schneiden und in wenig Wasser kochen, bis sie weich sind. Abgießen und Kochwasser aufheben. Die Kartoffeln grob stampfen, dann ausdämpfen lassen.

Senfsauce **Butter** in einem Topf bei niedriger Hitze schmelzen. Vom Herd nehmen und das **Mehl** einrühren, bis eine homogene Schwitze entsteht. **Milch** zufügen, glatt rühren, wieder auf die Herdplatte stellen. Die erhitzte **Gemüsebrühe** dazu gießen und gleichmäßig rühren. Die Sauce kurz aufkochen, damit sie andickt. Nach Geschmack etwa 3 TL **körnigen Senf** zufügen und verrühren. Abschmecken mit **Salz, Pfeffer** und ggf. etwas **Zitronensaft**.

Verlorene Eier 500 ml **Wasser** mit 2 EL **Essig** (5 %) zum Kochen bringen. Je ein **Ei** vorsichtig in eine Tasse aufschlagen, dann ins kochende Wasser gleiten lassen. Zügig die anderen **Eier** zufügen und etwa 5 Minuten köchelnd stocken lassen. Per Schaumlöffel herausschöpfen.

Kartoffelstampf mit Kochwasser sämig rühren und abschmecken mit **Salz** und **Muskat**. Vorsichtig die Endivienstreifen unterheben.

Servieren Einen Servierring mit 10 cm Durchmesser mit dem Stampf füllen, andrücken und auf je einen Teller platzieren. Mit Chilifäden dekorieren. Das verlorene Ei daneben setzen und mit Senfsauce begießen.

WissensWerte ENDIVIEN enthalten verdauungsfördernde Bitterstoffe und regen den Appetit an. Sonst als Salat sind die Abkömmlinge der Wegwarte, ein Korbblütler, einmal anders verpackt. Wie auch in Löwenzahn, Schwarzwurzel und Topinambur findet sich hier der Ballaststoff Inulin zur Ernährung unserer Bakterienhelferlein im Dickdarm. Weiter hat Endivie Kalium und Calcium an Bord sowie Folsäure und Vitamin A. Die EIER von freilaufenden Hühnern komplettieren mit Vitamin D und E unser gesundes schmackhaftes Gericht.

MUSKATNUSS, eine kleine Prise mit erstaunlichen Kräften. Sie enthält Lignane, die gegen Brustkrebs helfen sollen, Lycopin, bekannt von der Tomate, Eugenol wie in Gewürznelke, Piment und Basilikum, das als antibakteriell, schmerzstillend und antikanzerogen gilt.

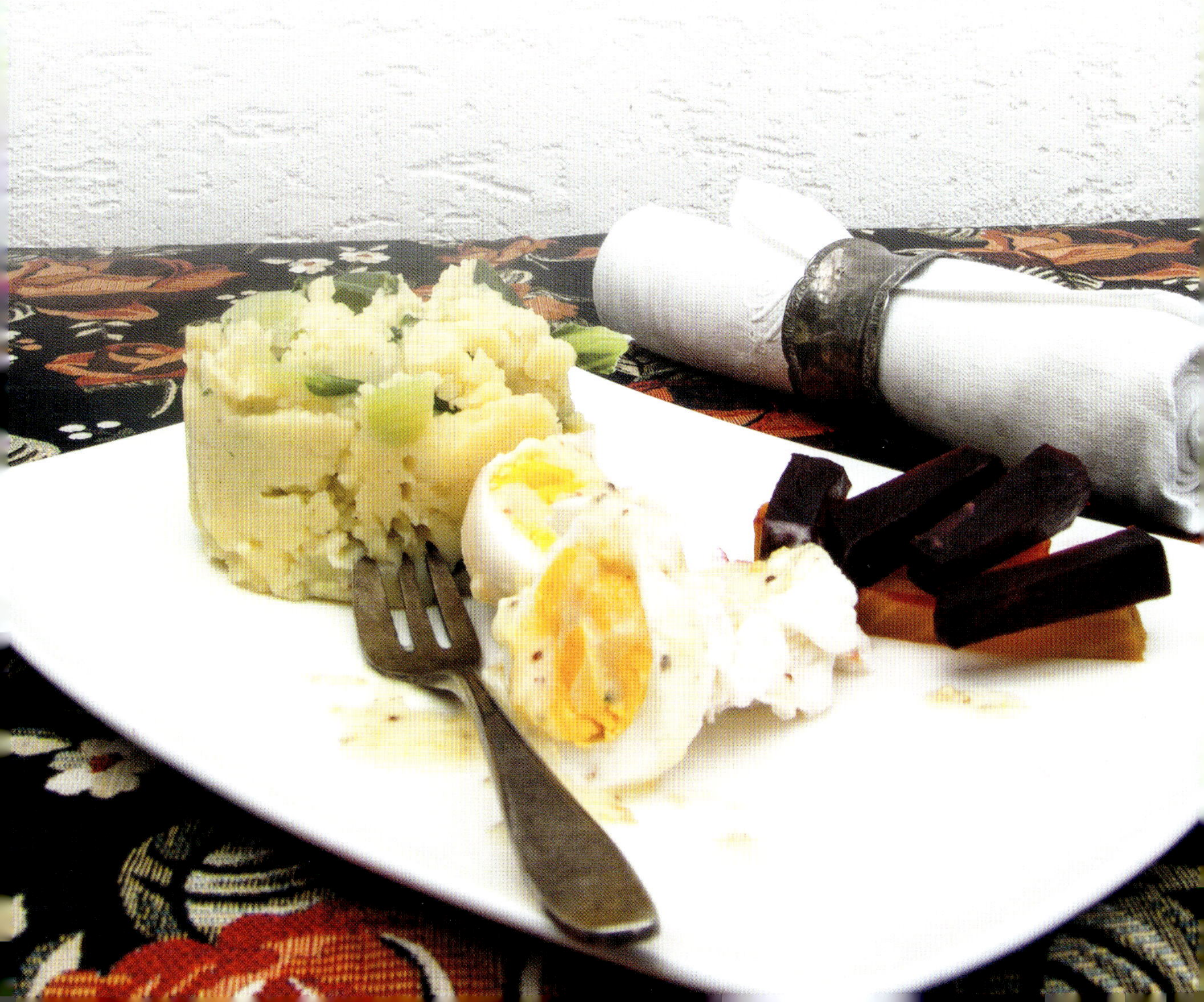

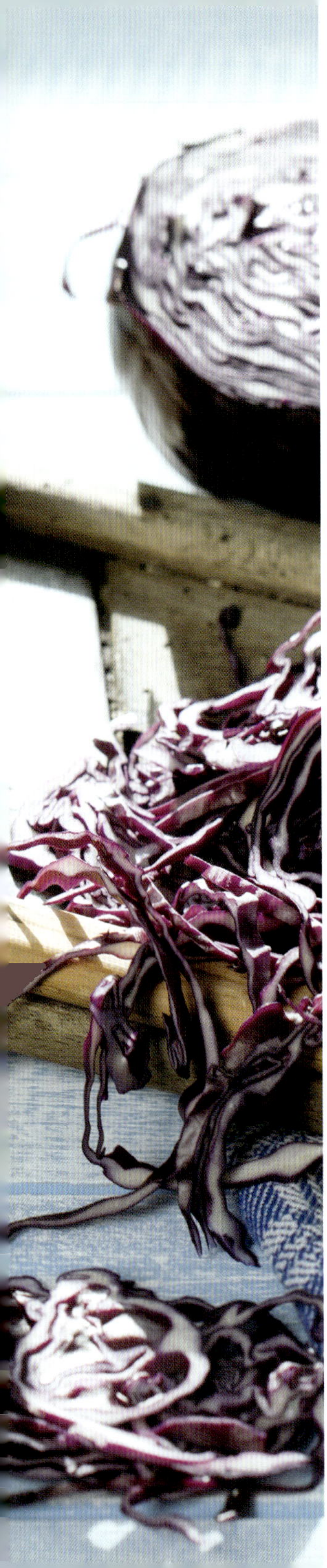

Pilzgulasch an Rotkohl

mit Buchweizen-Kasha

4 Portionen Pilzgulasch

Kohl
½ Rotkohl
1 Zwiebel
1 EL Olivenöl
1 Apfel
3 Nelken, gemörsert
100 – 150 ml Wasser
Meersalz, Pfeffer
Apfelessig nach Geschmack

Kasha
1½ Tassen Buchweizen
3 EL Mandeln, gehackt
1 EL Biobratöl
2 Tassen Wasser
1 Tasse Mandelmilch
Meersalz, Pfeffer

Pilzgulasch
500 g Pilze nach Marktlage
1 Zwiebel
3 – 4 EL Biobratöl
ca. 100 ml Sahne
Meersalz, Pfeffer
Essig nach Geschmack

Küchenzeit 60 Min.

Rotkohl putzen, waschen und in Streifen hobeln. **Zwiebel** schälen, würfeln und in einem Topf mit **Öl** anrösten. **Apfel** schälen und klein schneiden. Rotkohl mit gemörserten **Nelken,** Apfel und 1 – 2 cm **Wasser** in den Topf zu den Zwiebeln geben und 30 Minuten köcheln. Damit der Kohl nicht anbrennt, evtl. Wasser nachgießen. Den bissfest gekochten Rotkohl mit **Salz, Pfeffer** und **Apfelessig** abschmecken.

Kasha **Buchweizen** waschen und abtropfen lassen. **Mandeln** in Buchweizengröße hacken. Die Pfanne mit dem **Öl** einreiben. Buchweizen und Mandeln zugeben und unter ständigem Rühren rösten, bis es duftet. In einen Topf umfüllen und mit **Wasser** und **Mandelmilch** angießen. **Salz** und **Pfeffer** nach Geschmack zugeben. Eine Viertelstunde auf kleiner Flamme köcheln lassen, ab und zu umrühren. Zum Warmhalten auf der Herdplatte stehen lassen.

Pilze Während Rotkohl und Kasha köcheln, **Pilze** säubern und in Stücke schneiden. Die **Zwiebel** schälen und würfeln. **Biobratöl** in einer Pfanne erhitzen. Pilze, Zwiebel und **Salz** zugeben. Unter Rühren anbraten. Ablöschen mit **Sahne,** abschmecken mit **Salz, Pfeffer** und evtl. **Essig**.

Servieren Buchweizen-Kasha in einen Servierring füllen, andrücken und auf einen Teller setzen. Anrichten mit Rotkohl und Pilzen.

WissensWerte Japanische Wissenschaftler fanden über ihre heimischen PILZE (Shiitake, Enokitake, Maitake) heraus, dass das ihnen eigene Polysaccharid Lentinan die Vermehrung weißer Blutkörperchen anregt und damit zu einer krebspräventiven Aktivierung des Immunsystems beiträgt. Ebenso soll die Wirksamkeit einer Chemotherapie damit bedeutend gesteigert werden. Auch hiesige Pilze wie der Champignon, Austernpilz, Kräuterseitling enthalten Lentinane. Wieviel davon in diesen Pilzsorten enthalten ist, war schwierig herauszufinden. Mischen Sie verschiedene Pilze gerne zu einem Gulasch und nehmen Sie die weiteren Wirkstoffe, beispielsweise viele B-Vitamine und Selen, wie von Steinpilzen, mit.

ROTKOHL bietet etwas mehr als Weißkohl – und zwar roten Farbstoff. Hier wird er bissfest ge-, aber nicht ver-kocht, damit Sie durch das Kauen seine kohltypischen Wirkstoffe enzymatisch hervorlocken. Als »Schmankerl« gibt der Rotkohl noch Vitamin E dazu.

Kasha, das vielseitige russische Nationalgericht aus BUCHWEIZEN, passt mit seinem kräftig nussigen Aroma wunderbar zu diesem wärmenden Wintergericht. Sein Selenreichtum macht ihn zum Aufpasser auf Zellmembrane, hilft der Schilddrüse Hormone zu bilden und entgiftet.

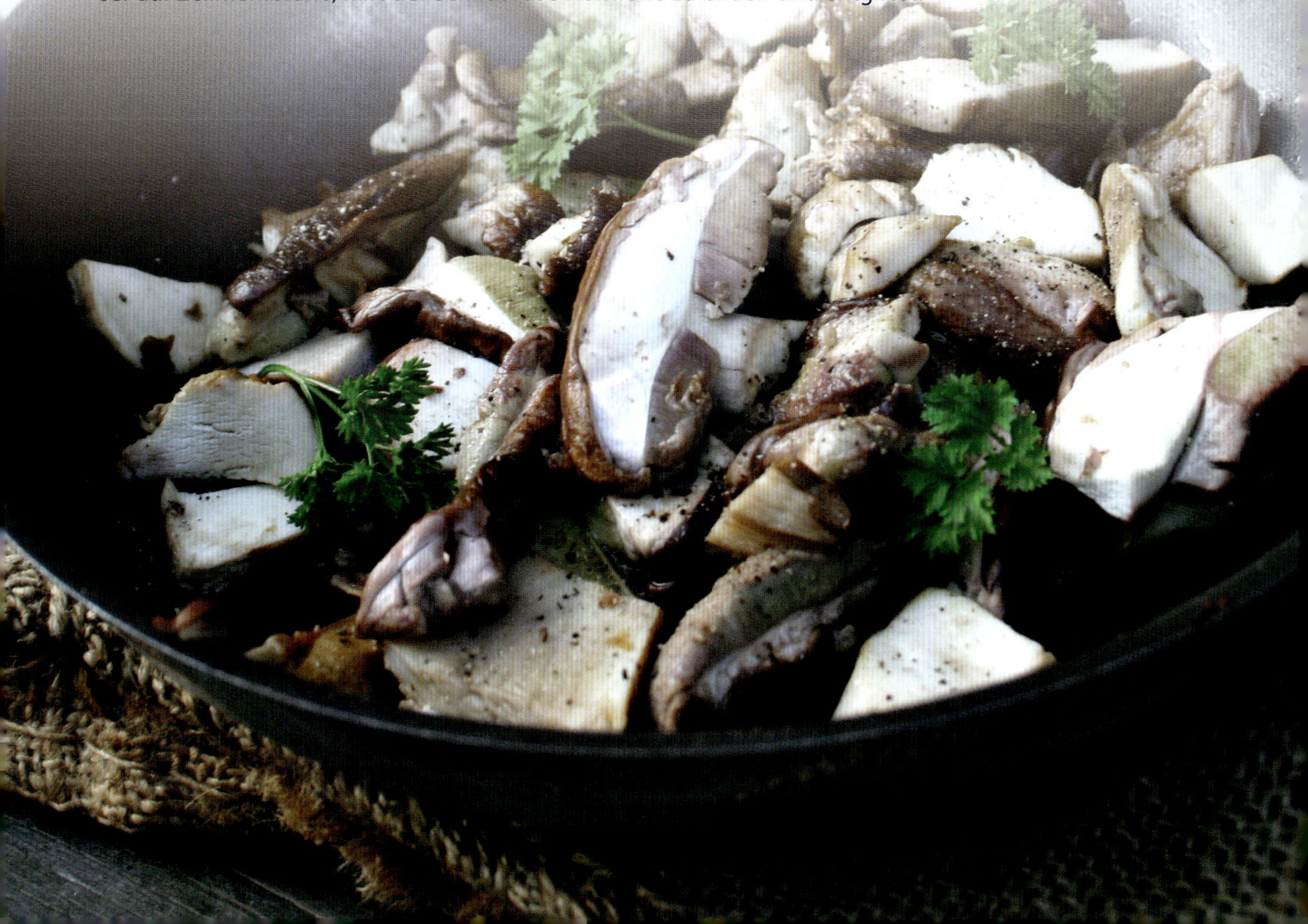

Orangensalat

Winterreise in den Süden

4 – 6 Portionen Salat
2 Bio-Orangen
1 Blutorange
1 Grapefruit rosé
1 – 2 EL Agavendicksaft
½ TL Rosmarin
½ Granatapfel
Pfeffer, frisch gemahlen
optional 4 Stängel Pfefferminze od. 1 EL getrocknet

Küchenzeit 30 Min.

Salat Von einer **Bio-Orange Zesten** reißen. Dann die **Orangen,** die **Blutorange** und **Grapefruit** großzügig über einer Schüssel rundum schälen. Die Früchte quer in Scheiben schneiden, das weiße Innenteil entfernen und dabei den Saft auffangen. Aus dem Saft und **Agavendicksaft** eine leichte Marinade rühren. **Rosmarinnadeln** klein hacken (Achtung, Weltmeister im Weitsprung!) und in der Marinade ca. 10 Minuten ziehen lassen.

Den **Granatapfel** aufbrechen und die Hälfte der Kerne auslösen (Vorsicht, der Saft macht ziemlich heftige Flecken).

Die Orangen- und Grapefruitscheiben auf Tellern drapieren und die Granatapfelkerne darauf verteilen. Die Marinade über die Früchte gießen. Zum Schluss verfeinern mit einer Prise frisch gemahlenem **Pfeffer** aus der Mühle.

Tipp **Pfefferminze,** die im Winter als Kraut eher schwierig zu beschaffen ist, es sei denn, man hat einen türkischen Laden in der Nähe, kann zur Fruchtigkeit der Orangen eine grüne Frische beisteuern.

WissensWerte ZITRUSFRÜCHTE liefern nicht nur Vitamin C in einer Zeit, wo wir hierzulande eher unterversorgt sind. Forscher haben mehr als 60 verschiedene Polyphenole, bestimmte sekundäre Pflanzenstoffe, in ihnen gefunden. Diese Moleküle stehen im Ruf, entzündungshemmend zu wirken. Die größte vorbeugende Wirkung scheint laut Datenvergleich bei Krebs der Verdauungswege zu bestehen, von Mund bis Magen. Die meisten der präventiven Inhaltsstoffe finden sich übrigens in der Schale – ein Grund mehr, zu Biofrüchten zu greifen, um diese verwenden zu können.

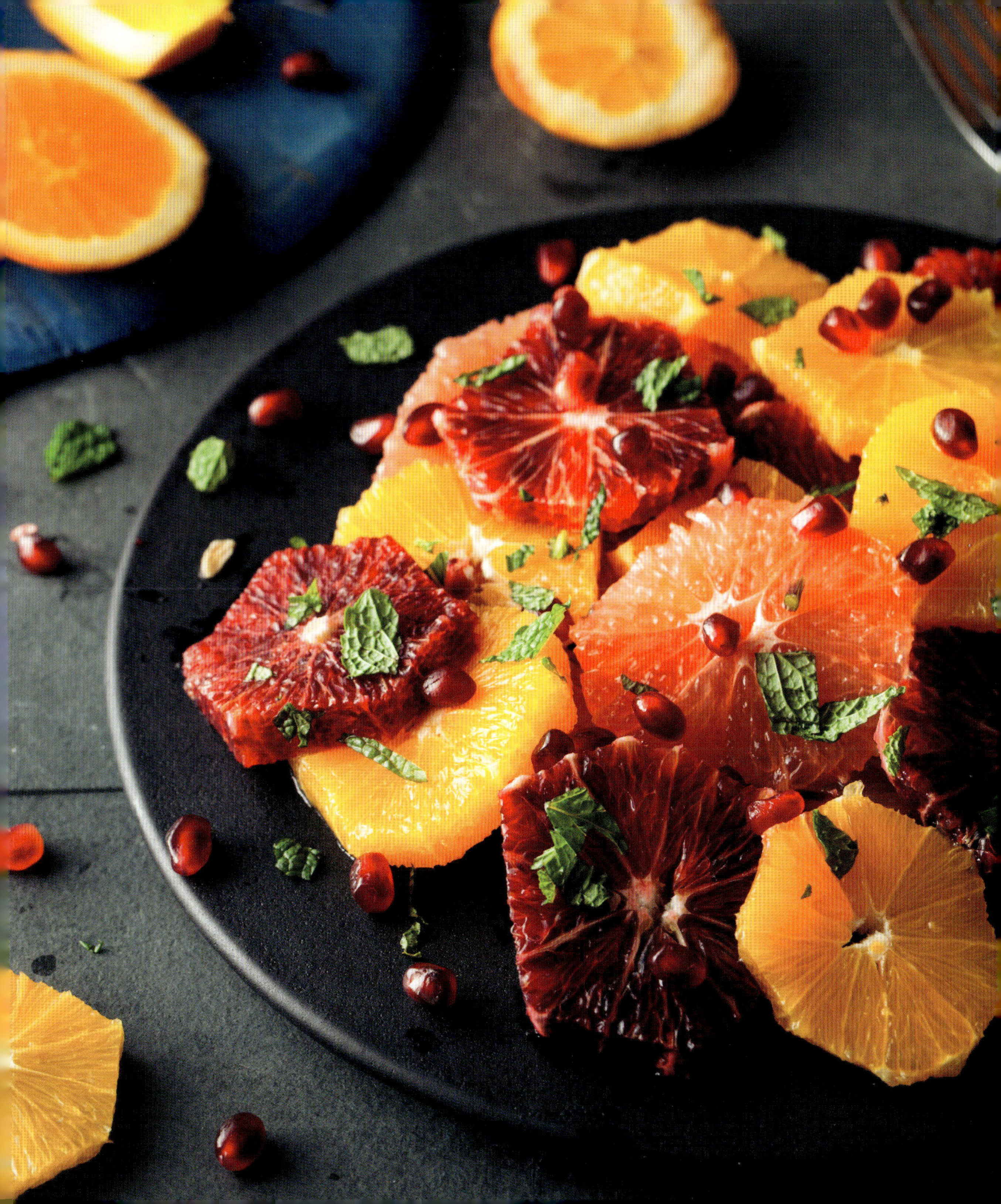

Apfelschalentee mit Zimt

Gemütlicher Wintertee

4 Gläser Tee
4 TL Apfelschalen, getr.
600 ml Wasser
1 Zimtstange
½ Biozitrone

Küchenzeit 10 Min.

Tee Die **Apfelschalen** im **Wasser** mitsamt der **Zimtstange** kalt aufsetzen. Etwa 3 Minuten sprudelnd kochen, dann mindestens 7 Minuten ziehen lassen. Abseihen. Die **Biozitrone** in 4 Scheiben schneiden, jeweils in ein Glas geben und Tee darüber gießen.

Varianten

- Statt Zimt kann Sternanis mitgekocht werden.
- Mit Anis passt der Aufguss gekühlt gut zur herbstlichen Lamm-Tajine mit Quitte, S. 118.
- Im Frühjahr trinkt sich der Tee mit ein wenig erfrischender Minze gut zu Fischgerichten.
- Oder er kommt als gemütlicher Sofabegleiter mit einem Häubchen Schlagsahne daher. Ein Hauch Vollrohrzucker obenauf sorgt für eine süße Aufregung.

Selber machen ist ganz leicht Beim nächsten größeren Apfelschälen die Schalen im Ofen bei 50 °C Umluft trocknen. Wie lange dauert es? Etwa ein bis zwei Stunden bei leicht geöffneter Ofentür. Es kommt auf den Sparschäler, die Apfelsorte und Ihren Ofen an. Probieren Sie es aus. Die Vorräte erst dann zerkleinert in Dosen oder geschenktauglichen Zellophantütchen trocken und dunkel lagern, wenn sie wirklich »knochentrocken« sind.

WissensWerte APFEL und Quitte und weitere Obst- und Beerensorten liefern Catechine, die präventiv gegen viele Krebsarten wirkenden Pflanzenstoffe, die direkt unter der Schale besonders reichlich vorhanden sind. Sie sollen insbesondere die Blutzufuhr von Tumoren stören.
Das ebenso reichlich vorkommende Pektin heilt und pflegt die Darmschleimhaut.
Verwenden Sie CEYLONZIMT, dessen geringerer Cumaringehalt unserer Gesundheit am förderlichsten ist. Zimt scheint bei Diabetespatienten hohe Blutzuckerspitzen zu vermeiden. Ihm wird zudem stimmungsaufhellende Wirkung zugesprochen.

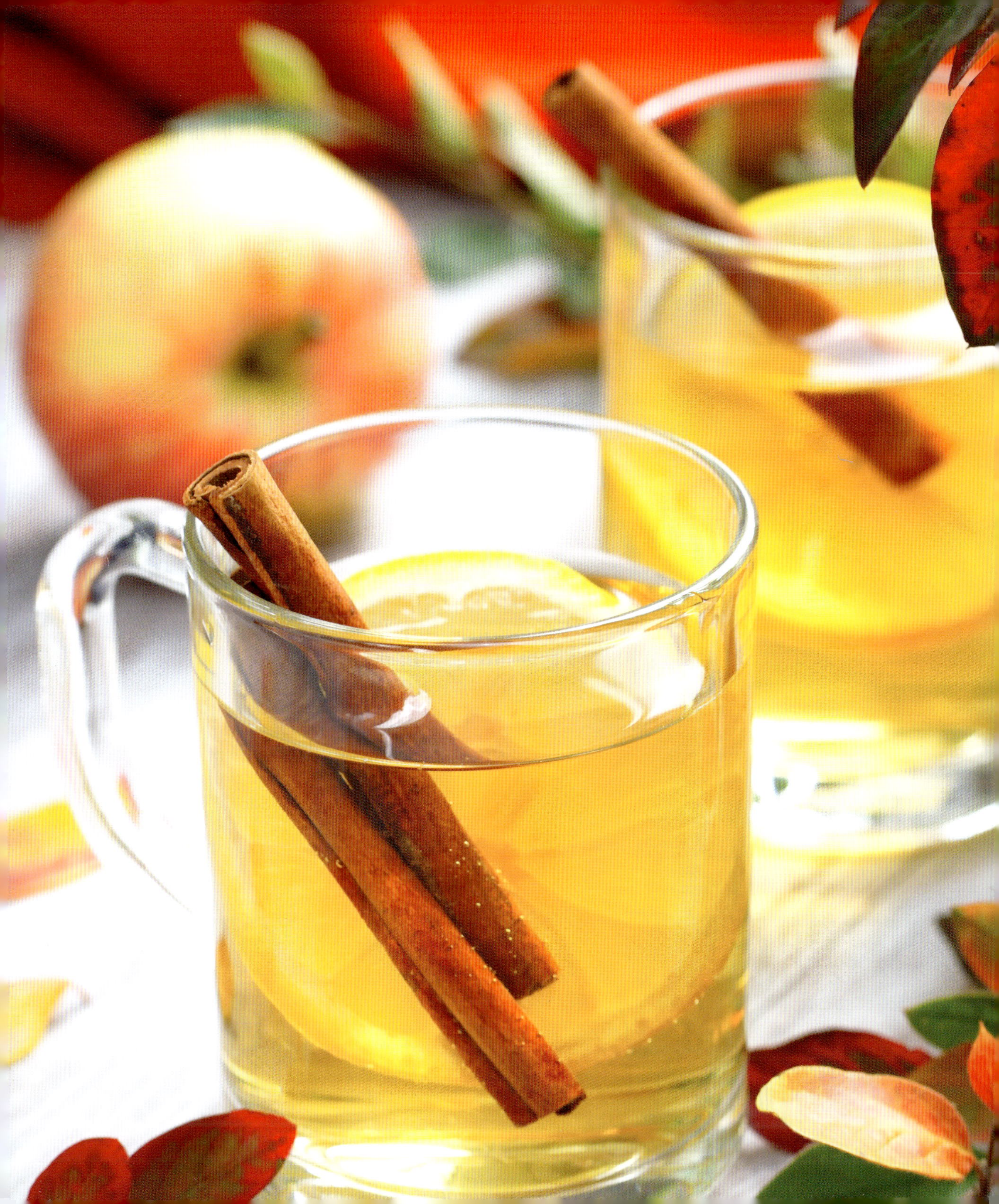

Der Clever-gegen-Krebs-Check

Dieser Wochenplan zum Kopieren und Abhaken ist gedacht als freundliche Erinnerung daran, was Sie sich Gutes tun können. Mit dieser Übersicht können Sie zudem wochenweise Ihre Fortschritte vergleichen. So behalten Sie Ihren Lebensstil im Blick und ob Sie die ganze Breite an Nahrungsvielfalt genutzt haben. TÄGLICH ALLES zu schaffen, ist kaum praktikabel. Wenn 3 Tage pro Woche in einer Zeile angekreuzt sind, gehören Sie zu den »Gewinnern« und tragen ein Kreuz in der  -Spalte der vergangenen Kalenderwoche ein. Genaueres zu den Lebensmittelgruppen, z. B. Kreuzblütler, finden Sie ab S. 40.

Einen Link zum Download der Liste finden Sie unter http://www.koenigsfurt.com/cleveressen

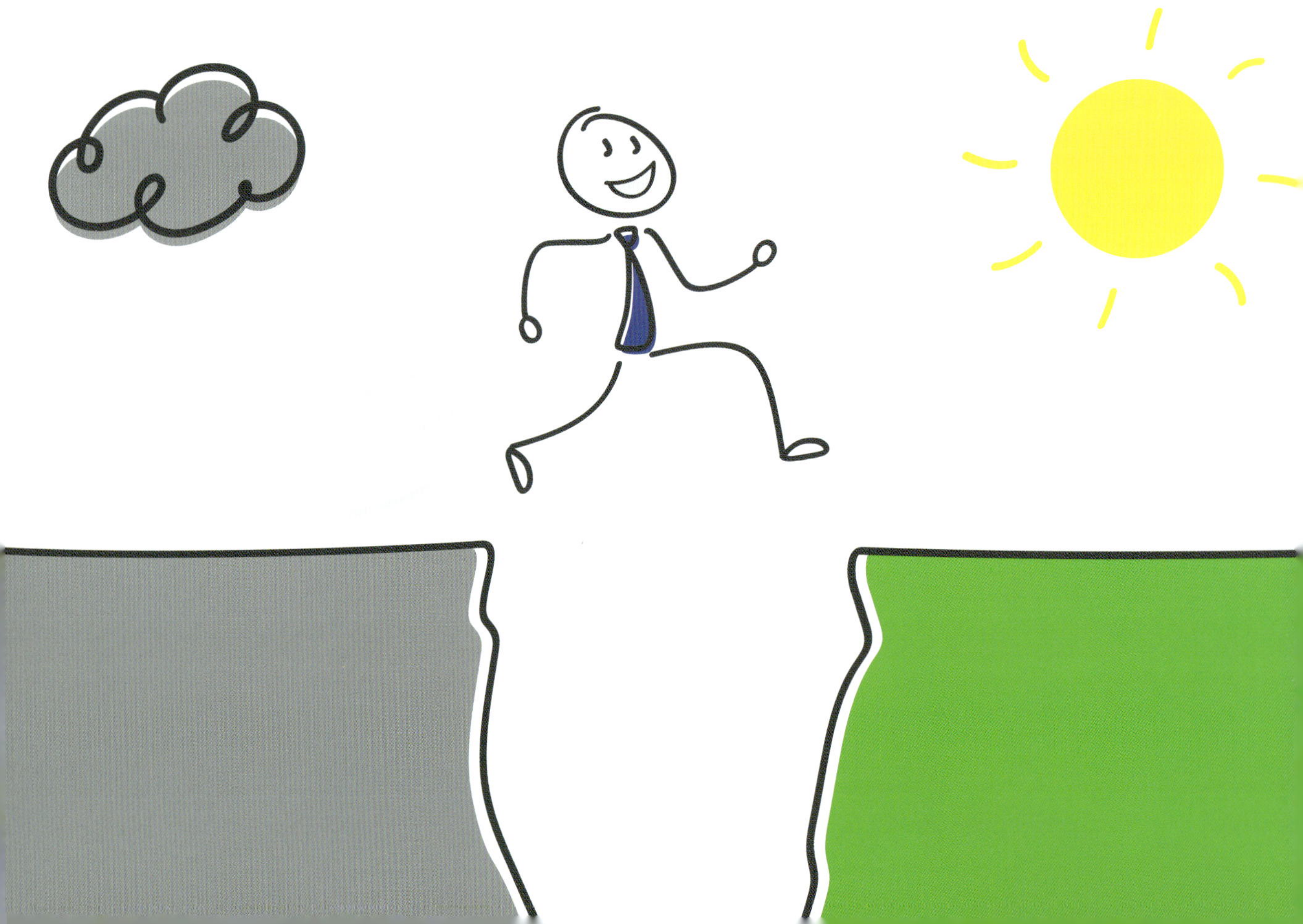

Mein Begleiter durch die Woche vom ______________ bis ______________

	Lebensstil / Lebensmittel	Mo	Di	Mi	Do	Fr	Sa	So	
LEBENSSTIL	mind. 15 Min. Bewegung mit Puls über 110/Min.								
	draußen sein, mind. 30 Min. an der frischen Luft								
	gut geschlafen/mind. 6 Std.								
	Zusammensein mit lieben Menschen								
	Ruhepause am Tag								
	kein Nikotin, Alkohol, Transfette								
LEBENSMITTEL	Kreuzblütler/Kohl u. a.								
	Zwiebel/Knoblauch u. a.								
	Doldenblütler/Wurzeln, Kräuter								
	Grüne Blätter/Chlorophyll: Salate, Gemüse								
	Hülsenfrüchte/Linse, Erbse, Bohne u. a.								
	Lippenblütler/mediterrane Kräuter								
	Pilze, Tomate, Paprika, Kartoffel, Avocado u. a.; fermentiertes Gemüse								
	Apfel, Birne od. Beeren (2 – 3 Sorten Obst der Saison)								
	Zitrusfrüchte, -zesten, -saft								
	Gewürze und Ingwer, Kurkuma								
	Omega-3-Fettsäuren-Haltiges (Fisch, Öl, Saat, Nüsse)								
	milchsauer Fermentiertes								
	Getränke/Wasser (mind. 1,5 l, ohne zugesetzten Zucker, Saft als Schorle)								

Die Rezepte im Überblick

Frühling

Frühlingskräuter-Creme 54
Möhren-Joghurt-Dip 56
Avocado-Gremolatas 57
Rhabarber-Top, senfscharf 58
Gersten-Nussecken 60
Glückliche-Hühner-Suppe 62
Bärlauchsüppchen 64
Mairübchensalat 65
Weißkohltürmchen mit süßsaurer Sauce 66
Chicorée aus dem Ofen 68
Hirse-Risotto aux fines herbes 70
Wildkräuter-Spinat-Lasagne 72
Grüne-Spargel-Quiche 74
Sauerkirsch-Scones mit Schmand 76
Hibiskus-»Rosé« 78

Sommer

Kohlrabi-Rucola-Aufstrich 80
Artischocken-Pesto 81
Pumpernickel-Beeren-Party 83
Edamame-Gremolata 84
Kräuter-Kräcker 85
Suppe vom Blumenkohl 86
Kalte Gurken-Kräuterschale 88
Grüner Salat mit Himbeeren 89
Spargel-Erdbeer-Salat 90
Ungarisches Gemüseragout 92
Rote Johannisbeeren an Matjes 94
Sommer-Wok-Gemüse 96
Scholle im Spitzkohlmantel 98
Mirabellentarte 100
Bottermelk blue 102

Herbst

Zweierlei exotischer Linsen-Dip 104
Roter Aufstrich mit Hüttenkäse 105
Mangold-Crostini 106
Pilz-Tatar 108
Chapati-Fladen 109
Kraftpaket Möhrensuppe 110
Französische Zwiebelsuppe 112
Spinat-Kürbis-Salat 114
Marinierter Lauch, gedünstet 116
Lamm-Tajine mit Quitte 118
Birnen, Bohnen … und Lachs 120
Wirsingschälchen gut gefüllt 122
Schneller Pak Choi 124
Gebackene Quitte 126
Roter Aronia-»Wein« 128

Winter

Rote-Bete-Pesto 130
Grünkohl-Mandel-Gremolata 132
Ananas-Chutney 134
Steckrüben-Pastinaken-Streich 135
Emmer-Molke-Brot 136
Rosenkohltopf 138
Topinambursuppe 141
Feldsalat mit Kumquat 142
Avocado-Ananas-Weißkraut 143
Linsenbratlaibchen 144
Grünkohlwiese auf Pfannkuchen 146
Endivien-Kartoffelstampf 148
Pilzgulasch an Rotkohl 150
Orangensalat 152
Apfelschalentee mit Zimt 154

Stichwortverzeichnis

Zutaten und einige wichtige Schlagworte, besondere Hinweise in Rot, → bedeutet *siehe auch*
Kleine Rezepturen zum Selbermachen in Blau

A

Agar-Agar 100
Agavendicksaft 50, 59, 126, 152
Ananas 51, 134, 143
Anis 42, 50, 104, 154
Apfel 45, 49, 50, 51, 126, 142, 150, 154, 157
  Apfeldicksaft 50, 66
  Apfelessig 50, 59, 84, 135, 148, 150
  Apfelschalen 50, 154
  Apfelschalentee 49, 154, → Tee
Apfelschalen, getrocknete 154
Aprikose 45, 49, 50, 51, 76, 106
Aronia 51, 128
  -Muttersaft 128
Artischocke 43, 50, 81
Asiasalat 41, → Salat (Blattsalat)
Avocado 43, 57, 143, 157

B

Baby-Leaf-Salat 90, → Salat (Blattsalat)
Ballaststoffe 7, 27, 30, 31, 43, 45, 46, 47, 60, 76, 81, 83, 96, 104, 115, 126, 137, 141, 143, 144, 147
  Inulin 31, 43, 68, 81, 141, 147, 149
  Pektin 31, 45, 104, 126, 154
Banane 51, 104
Bärlauch 42, 54, 64
Basilikum 43, 89, 149, → mediterrane Kräuter
Beeren, allgemein 45
  Blaubeere 51, 98, 99, 102
  Brombeere 49, 51, 83, 100, 101, 102, 106
  Erdbeere 49, 51, 83, 90, 102
  Heidelbeere 99, → Blaubeere
  Himbeere 45, 49, 51, 83, 89, 101, 102
    Himbeeressig 50, 89
  Johannisbeere 45, 49, 51, 83, 94
Berberitze 50, 68, 88, 142
Biobratöl → Öle
Birne 45, 49, 51, 120, 121, 142, 157
Blattpflanzen, grüne → Salat
Blaubeere 51, 98, 99, 102, → Beeren
Blumenkohl 40, 44, 86
Blutorange 152, → Zitrusfrüchte
Bohne, grüne 43, 120, 157
  Bohne, Soja- 17, 28, 43, 50, 84, → Soja
Bohnenkraut 43, 120, 121, → mediterrane Kräuter
Borretsch 29, 54, 88, 89
Brennnessel 42, 54, 72, 73, → Wildkräuter
Brokkoli 41, 96, 138
Brombeere 49, 51, 83, 100, 101, 102, 106, → Beeren
Brot 47, 53, 60, 83, 94, 106, 112, 136, 137
  Brotgewürz 60, 136, 137
  Emmer-Molke-Brot 94, 106, 136
  Pumpernickel 83
  Vollkornbrot 94, 106, 137
  Vollkorntoast 112
Brotgewürz 136
Brühe
  Fleischbrühe 112, 138
  Gemüsebrühe 64, 70, 72, 92, 110, 112, 141, 148
  Hühnerbrühe/-suppe 62, 112
Brunnenkresse 41, 54, 88
Buchweizen 47, 136, 137, 150, 151
Buttermilch 88, 102

C

Cashew/-kerne 47, 51
Cayennepfeffer 46, 50, 60, 65, 70, 85, 86, 118, 122, 124, 132, 144, 146
Champignon 44, 72, 108, 151
Chicorée 42, 68
Chili 50, 62, 63, 66, 67, 96, 104, 106, 110, 124, 132, 134, 135, 144, 148
Chiliöl 66
Currypulver 50, 134
  -blätter 50, 134

D

Dämpfen 39, 67, 68, 86, 98, 116, 118, 132, 138, 146
Dattel 51, 76
Dill 40, 42, 56, 88
Dinkel 47, 50, 60, 72, 74, 76, 100, 109, 110, 112, 136, 137, 146, 148, → Getreide
Doldenblütler 40, 42, 54, 88, 157
Dünsten 56, 64, 66, 72, 112

E

Ei/Eier, Bio- 33, 34, 48, 74, 75, 76, 144, 146, 148, 149
Einkorn 47, 50, 74, 100, 109, → Getreide
Emmer 47, 50, 76, 136, 137, 146, → Getreide
Emmer-Molke-Brot 136, → Brot
Endivie 42, 65, 144, 148, 149, → Salat (Blattsalat)
Erbse 43, 157
Erdbeere 49, 51, 83, 90, 102, → Beeren
Estragon 81

F

Feige 50, 51, 105
Feldsalat 142, 144, → Salat (Blattsalat)
Fenchel, Gemüse-/-knolle 42, 51, 57
Fenchelsaat 42, 50, 136, 137
Fermentieren 48
Fermentiertes 17, 28, 36, 44, 80, 143, 157, → Sauerkraut

Fisch 8, 9, 10, 17, 33, 34, 36, 38, 47, 80, 94, 98, 99, 116, 121, 134, 154, 157
Garnele, Bio- 96
Hering 47, 94
Lachs 8, 10, 47, 120, 121
Matjes 94
Sardelle 80
Scholle 98
Fischöl 8, 10
Fischsäure 8, → Omega-3-Fettsäure
Fleischbrühe 112, 138, → Brühe
Friséesalat 42, 89, → Salat (Blattsalat)
Frühlingskräuter 17, 54
Frühlingszwiebel 51, 54, 66, 96, 104, → Lauchzwiebel

G

Garnele, Bio- 96, → Fisch
Gemüsebrühe 64, 70, 72, 92, 110, 112, 144, 148, → Brühe
Gerste 47, 50, 60, → Getreide
Getreide 27, 37, 38, 47, 50, 60, 71
Dinkel 47, 50, 60, 72, 74, 76, 100, 109, 110, 112, 136, 137, 146, 148
Einkorn 47, 50, 74, 100, 109
Emmer 47, 50, 76, 136, 137, 146
Gerste 47, 50, 60
Hafer 47
Haferflocken 50, 144
Giersch 42, 54, 72, 73, → Wildkräuter
Gluten 43, 47, 50, 60, 71, 85, 109, 137
Granatapfel 152
Grapefruit 51, 152, → Zitrusfrüchte
Grüner Tee/Grüntee 7, 49, → Tee
Grünkohl 41, 132, 146, 147
Gurke 38, 40, 44, 51, 83, 88

H

Hafer 47, → Getreide
Haferflocken 50, 144
Hanf 46, 50, 136
Hanföl 46, 50, 90, 116, → Öle
Haselnuss 50, 51, 130, → Nüsse
Haselnussöl 50, 130, → Öle
Heidelbeere 99, → Beeren
Hering 47, 94, → Fisch
Hibiskus 49, 50, 78, 79
Himbeere 45, 49, 51, 83, 89, 101, 102, → Beeren
Himbeeressig 50, 89
Hirse 47, 50, 70, 71
Hokkaido 114, → Kürbis
Huhn/Hühner 30, 48, 62, 63, 75, 149
Hühnerfleisch 17, 62
Hühnerei 33, 34, 48, 74, 75, 76, 144, 146, 148, 149, → Ei/Eier, Bio-
Hühnerbrühe/-suppe → Brühe
Hülsenfrüchte 27, 33, 37, 43, 50, 74, 84, 100, 114, 115, 144, 157
Hustensaft aus Quittenkernen 126
Hustensaft, Rettich- 135
Hustensaft, -tee 108, 126, 135

I

Ingwer 46, 50, 62, 63, 66, 67, 78, 79, 92, 96, 104, 105, 110, 118, 119, 135, 142, 143, 157
Inulin 31, 43, 68, 81, 141, 147, 149, → Ballaststoffe

J

Joghurt 48, 54, 56, 76, 100, 106, 126, 144
griechisch 100, 106
probiotisch 106
Soja- 92
Joghurtcreme, milchsaure (Labneh) 106
Johannisbeere 45, 49, 51, 83, 94, → Beeren

K

Kakao 46, 49, 51, 102
Kardamom 38, 46, 50, 78, 79, 135
Karotte → Möhre
Kartoffel 30, 43, 50, 64, 65, 98, 120, 122, 123, 148, 157
Käse 27, 48, 58, 86, 134
Blauschimmelkäse 86
Feta 130
Frischkäse 83, 105, 106
gerieben 72, 81, 110, 112
Gouda 110
Gruyère 112
Hartkäse 70, 71
Hüttenkäse 105
Parmesan 72, 73, 81
Schafskäse 54, 72, 84
Weichkäse 68
Ziegenkäse 58, 71, 130
Kerbel 42, 54, 70
Kichererbse 43, 50, 114, 115
Kiwi 51
Knoblauch 41, 42, 50, 54, 56, 64, 66, 72, 81, 92, 96, 104, 112, 114, 115, 118, 120, 121, 134, 144, 157
Kohlrabi 36, 41, 51, 80
Kokosnuss 50, 51, 104, 160
Kokosfett 50, 96, 134
Kokosmilch 30, 62, 104, 124, 134
Kopfsalat 42, → Salat (Blattsalat)
Koriander 42, 54, 62, 124
Koriandersaat 50, 136
Kräuter 17, 31, 38, 40, 42, 43, 49, 50, 51, 54, 70, 71, 72, 73, 75, 85, 88, 89, 157
mediterrane 43, 72, 85, → Wildkräuter
Kräuteressig 50, 108, 144
Kräuterseitling 151, → Pilze
Kreuzblütler 40, 41, 65, 80, 88, 124, 147, 157
Kreuzkümmel 50, 118, 144, 146
Kümmel 38, 42, 46, 50, 92, 112, 122, 136, 137
Kumquat 45, 51, 142, → Zitrusfrüchte
Kürbis 114, 115
Kürbiskerne 47, 50, 137
Kürbiskernöl 47, → Öle
Kurkuma 8, 46, 50, 74, 75, 86, 104, 134, 143, 146, 157

L

Lachs 8, 10, 47, 120, 121, → Fisch
Lamm 48, 118, 119, 128, 154
Lasagne 72, 73

Lauch 41, 116, 118
Lauchzwiebel 41, 51, 54, 66, 92, 96, 104, 116, 141
Lavendel 43, 78, 79, 126, → mediterrane Kräuter
Leinöl 46, 50, 83, 88, 124, 143, → Öle
Leinsaat/-samen 46, 47, 50, 85, 136, 137, 144
Liebstöckel 42, 62, 63, 72
Limette 57, 62, 96, → Zitrusfrüchte
Linse 30, 43, 50, 104, 124, 144, 157
Lippenblütler 71, → mediterrane Kräuter
Löwenzahn 54, 94, 149, → Wildkräuter
Lorbeer 50, 62, 72, 92, 118, 138

M

Mairübchen 41, 51, 65
Maisgrieß 50, 85
  -keimöl 47
  -mehl 85
Majoran 43, 135, → mediterrane Kräuter
Mandel 38, 46, 50, 51, 60, 98, 109, 126, 132, 142, 150
  -mehl 98, 109
  -milch 150
  -mus 60, 132
Mangold 43, 106, 130
Marinade 38, 65, 90, 92, 114, 116, 124, 142, 152, → Vinaigrette
Matjes 94, → Fisch
mediterrane Kräuter 43, 72, 85, → Kräuter
Meerrettich 41, 83, 94, 130, 138
Meersalz, allgemein 46, 53
Minze 43, 118, 119, 152, 154, → Pfefferminze,
Mirabelle 51, 100, 101
Möhre 30, 42, 44, 51, 56, 62, 76, 77, 83, 98, 110, 118, 122, 135, 138, 144
Molke 94, 106, 136, 137
Muskat 46, 50, 64, 72, 74, 104, 106, 110, 122, 146, 148, 149

N

Nelke 50, 104, 138, 149, 150
Nüsse 27, 33, 38, 46, 47, 50, 51, 157
  Haselnuss 50, 51, 130, 142
  Walnuss 47, 50, 89, 114, 126, 142
  → Cashew, Kokos, Mandel, Pinienkerne

O

Öle 33, 39, 42, 43, 46, 47, 50, 130, 132, 141
  Biobratöl 50, 106, 108, 109, 120, 144, 146, 150
  Hanföl 46, 50, 90, 116
  Haselnussöl 50, 130
  Kürbiskernöl 47
  Leinöl 46, 50, 83, 88, 124, 143
  Maiskeimöl 47
  Olivenbratöl 70, 72, 114, 118
  Olivenöl 46, 50, 56, 66, 70, 80, 85, 89, 92, 104, 109, 112, 122, 124, 135, 144, 150
  Palmöl 32
  Rapsöl 46, 50, 105, 136, 146
  Sesamöl 50, 62
  Walnussöl 46, 50, 65, 80, 84, 86, 89, 105, 114, 142
Omega-3-Fettsäure 6, 8, 9, 10, 32, 33, 46, 47, 48, 65, 80, 86, 88, 90, 94, 99, 121, 124, 137, 143, 157
Orange 51, 142, 152, → Zitrusfrüchte
Oregano 43, → mediterrane Kräuter
Oxalsäure 54, 58

P

Pak Choi 124, → Asiasalat 41
Palmöl 32, → Öle
Paprika 43, 51, 66, 92, 96, 144, 157
  Paprikapulver, edelsüß 92
  Rosenpaprika 83
Pastinake 42, 135
Pektin 31, 45, 104, 126, 154, → Ballaststoffe
Petersilie 42, 54, 70, 89, 104, 110, 120, 122, 138, 141
Petersilienwurzel 42, 118, 122, 138
Pfeffer, allgemein 46, 121
  Pfefferbeere, rosa 50, 94, 143
Pfefferminze 43, 118, 119, 152, 154
Pfeilwurzelstärke 50, 66, 92, 98
Pilze 17, 44, 73, 108, 150, 151, 157
  → Champignons, Kräuterseitling, Shiitake
Piment 46, 105, 149
Pimpinelle 54, → Frühlingskräuter
Pinienkerne 47, 50, 80, 81, 90
Porree → Lauch
Portulak 42, 54

Q

Quitte 45, 49, 118, 119, 126, 154

R

Radieschen 36, 41, 51, 57
Rapsöl 46, 50, 105, 136, 146, → Öle
Rauchpunkt 39
Reis 47, 50, 116, 124
Rettich 41, 62, 63, 65, 135
  Hustensaft 135
Rhabarber 58
Rind 48, 68, 138
Rosenkohl 41, 138
Rosine 50, 118, 132
Rosmarin 43, 60, 70, 132, 152, → mediterrane Kräuter
Rote Bete 43, 83, 130, 142
Rotkohl 41, 44, 105, 150, 151
Rucola 41, 74, 80, 92

S

Salat (Blattsalat) 17, 41, 42, 53, 65, 89, 90, 114, 142, 144, 148
  Asiasalat 41
  Baby-Leaf-Salat 90
  Endivie 42, 65, 144, 148, 149
  Feldsalat 142, 144
  Friséesalat 42, 89
  Kopfsalat 42
  Spinat 40, 43, 72, 114, 115
Salatgurke 38, 40, 44, 51, 83, 88

Salbei 43, 118, 119, 128, → mediterrane Kräuter
Salz/Meersalz, allgemein 46, 53
  Räuchersalz 50, 84, 92, 93, 122, 123
  Zitronensalzgewürz 130
Sardelle 80, → Fisch
Sauerampfer 42, 54, 108, → Wildkräuter
Sauerkirsche 45, 49, 50, 76, 77
Sauerkraut 44, 143
Scharbockskraut 54, → Wildkräuter
Schnittlauch 42, 54, 86, 89, 96
Schokolade 7, 46, 49, 51, 102, Kakao
Scholle 98, → Fisch
Schwarzkümmel 50, 60, 65, 109, 141
Schwarzwurzel 43, 146, 147, 149
Sellerie 42, 44, 51, 98, 118, 122, 123, 138
Senf 38, 41, 50, 58, 59, 123, 134, 142, 148
Senf, körniger 59
Senfsaat/-samen 38, 50, 59, 122, 134
Sesam 50, 66, 85, 116, 124, 144
Sesamöl 50, 62, → Öle
Shiitake 44, 108, 151
Soja 17, 28, 43, 50, 84
  Edamame 43, 50, 84
  Joghurt 92
  Sauce/Bio- 50, 60, 62, 66, 92, 96, 124, 135
  Schnetzel 122, 123
  Tofu 43, 92, 93
Spargel 43, 74, 75, 90
  Winterspargel 43, 146, 147, 149, → Schwarzwurzel
Spinat 40, 43, 72, 114, 115
Spitzkohl 41, 98
Steckrübe 135
Sternanis 50, 62, 104, 134, 154
Sumach 50, 88, 105

T

Tee 24, 28, 49, 128
  Apfelschalentee 49, 154
  Grüner Tee/Grüntee 7, 49
  Hustentee 108
  Salbeitee 128
  Wintertee 154
Thymian 43, 60, 70, 92, 108, 114, → mediterrane Kräuter
  Zitronenthymian 98
Tomate 7, 40, 43, 44, 51, 72, 73, 84, 149, 157
  Dosen- 72
  getrocknet 50, 135
  -mark 50, 83, 92, 122, 123
Topinambur 43, 51, 141, 142, 149
Transfette 24, 157

V

Vanille 50, 76, 126
Vinaigrette 89, → Marinade

W

Walnuss 47, 50, 89, 114, 126, 142, → Nüsse
Walnussöl 46, 50, 65, 80, 84, 86, 89, 105, 114, 142, → Öle
Wasser 22, 24, 31, 32, 48, 49, 157
Wein 7, 17, 24, 64, 68, 70, 71, 72, 92, 98, 112, 118, 126, 128
Weintraube 8, 45, 49, 51
  -direktsaft 128
Weißkohl 41, 44, 66, → Sauerkraut
Wildkräuter, allgemein 17, 42, 54, 72
  Brennnessel 42, 54, 72, 73
  Giersch 42, 54, 72, 73
  Löwenzahn 54, 92, 149
  Schafgarbe 54
  Scharbockskraut 54
  Sauerampfer 42, 54, 108
Wirsing 122

Z

Ziegenkäse 58, 71, 130, → Käse
Zimt 46, 50, 58, 62, 76, 118, 119, 126, 154
Zitrone/Bio- 45, 54, 56, 57, 64, 65, 70, 71, 72, 76, 78, 80, 81, 83, 85, 86, 88, 90, 92, 98, 100, 104, 116, 118, 119, 120, 121, 130, 132, 141, 146, 148, 154
Zitronenmelisse 54
Zitronensalzgewürz 130, → Salz
Zitrusfrüchte 45, 152
  Blutorange 152
  Grapefruit 51, 152
  Kumquat 45, 51, 142
  Limette 57, 62, 96
  Orange 51, 142, 152
  Zitrone → Zitrone/Bio-
Zuckererbse 51, 62, 96
Zwiebelgewächse 41, 42, 54, 64, 112, 116
Zwiebel 38, 41, 50, 60, 62, 64, 70, 72, 73, 86, 92, 94, 105, 106, 108, 112, 118, 120, 121, 135, 138, 141, 144, 150, 157

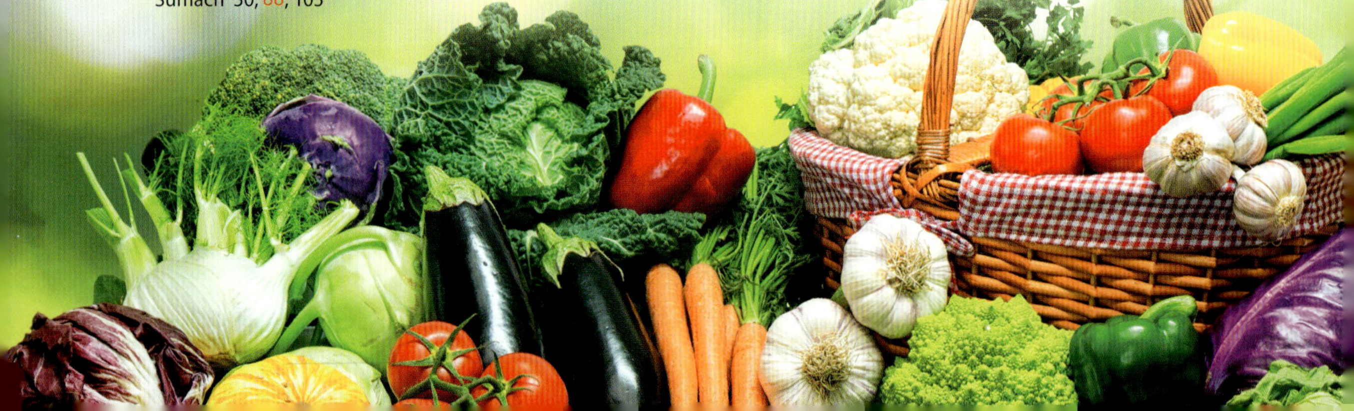

Einkaufsmöglichkeiten

Wo bekomme ich was? Fündig werden Sie garantiert im Bioladen, auf dem Wochenmarkt, im Asiamarkt, in gut sortierten Supermärkten oder online. Die nordischen Lieferanten sind ausprobiert und ihre Produkte als lecker befunden. Unsere Empfehlungen sind als Anregung zu verstehen. Probieren Sie sich spaßeshalber durch die Köstlichkeiten in und aus Ihrer Region, auch die online-Bestellungen kann man in der eigenen Region tätigen, dann sind die Transportwege kürzer. Und unterstützen Sie kleine handverlesene Läden, die uns als Kunden nötig brauchen. Zu bedenken ist, dass Zertifikate teuer sind und sie sich nicht jeder Anbieter leisten kann.

Apfeltee/Hibiskusblüten/Salbeitee und weitere interessante Kräuter und Trockenfrüchte

https://www.hunkelstide.de/ Produkte aus Obst der Region, Streuobstwiesen, zum Teil Nachbargärten, lecker, sympathisch

http://kraeuter-pflug.de/ große Auswahl, Traditionsgeschäft in Kiel, das durch online-Verkauf den Sprung in die Moderne geschafft hat, sehr umfangreiches Angebot an Einzelkräutern, ungemischt.

Fisch, nachhaltig, vertretbar

https://www.greenpeace.de/themen/meere/app-fuer-nachhaltigen-fisch

http://www.wwf.de/aktiv-werden/tipps-fuer-den-alltag/vernuenftig-einkaufen/einkaufsratgeber-fisch/einkaufsratgeber-fisch/

Lavendelblüten und mehr

http://www.krautrausch.de z. B. Bohnenkraut, große Auswahl, auch Superfoods

https://vom-achterhof.de z. B. Brotgewürz ungemahlen, Ras el Hanout, Räuchersalz, rosa Pfeffer, Brennnessel, Mädesüß

Leinöl Bio, Hanföl und weitere Öle

https://www.oelmuehle-solling.de/leinoel_nativ.html

https://oelfreund.de/ Ölmühle, die viele verschiedene Öle, auch das seltene Leindotteröl anbietet.

Tipp: Öl in kleinen Mengen einfrieren und bei Bedarf auftauen.

Leinöl, Leinsaat

http://www.schoenmoorer-hof.de/index.php/schoenmoorer-oele.html Schönmoorer Hof baut selbst an: Leinsaat und Raps und presst in der eigenen Ölmühle. Ohne Biozertifikat, dafür kurze Wege und sehr köstlich. Online-Bestellung.

https://www.oelmuehle-garting.de/ mit regionalem naturnahem Anbau

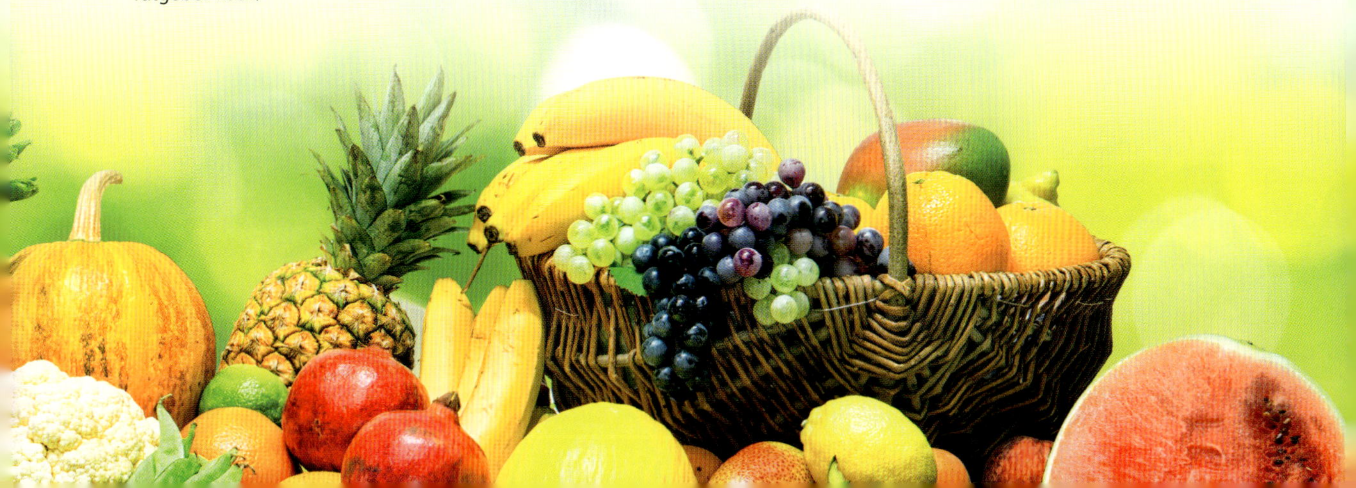

Literatur und Quellen

Fußnoten und Links

(aufgerufen in der Zeit von 07/2016 bis 05/2017)

Fußnoten

1 scobel; siehe Rundfunk-/Fernsehsendungen
2 ebenda
3 Deutschlandfunk; siehe Rundfunk-/Fernsehsendungen
4 mehr dazu in: Bürkle, Silvia: *Heimliche Entzündungen*. Krummwisch bei Kiel 2016, S. 52f.
5 Servan-Schreiber, David: *Das Antikrebs-Buch, Was uns schützt: Vorbeugen und nachsorgen mit natürlichen Mitteln*. München 2011, aktualisierte Neuauflage, S. 200 ff.
6 mehr dazu in: Lazar, Claudia / Cordes, Monika: *Superfoods aus der Heimat*. Krummwisch bei Kiel 2016
7 Zahlen aus: Kämmerer, Ulrike u.a.: *Ketogene Ernährung bei Krebs*. Lünen 2014. S. 167.
8 mehr Kritisches dazu: https://netzfrauen.org/tag/gruentee/

Links

https://www.dge.de/
https://www.krebsgesellschaft.de/onko-internetportal/basis-informationen-krebs/vorsorge-und-frueherkennung/lifestyle-und-krebs.html
https://www.krebsgesellschaft.de/onko-internetportal/basis-informationen-krebs/basis-informationen-krebs-allgemeine-informationen/die-p4-medizin-krebstherapie-de.html
https://www.krebsinformationsdienst.de/vorbeugung/risiken/ernaehrung-praevention-index.php#inhalt2
https://netzfrauen.org/tag/gruentee/
https://www.oelmuehle-solling.de/leinoel_nativ.html
https://www.ugb.de/
https://www.welt.de/wirtschaft/article140971855/Der-Fungizid-Cocktail-macht-die-Erdbeere-schoen.html
https://de.wikipedia.org/wiki/ (diverse Stichworte)
http://www.darmkrebs.de/ernaehrung-lebensstil/gesunde-ernaehrung/krebspraevention/
http://heilkraeuter.de/lexikon/
http://www.lebensmittelklarheit.de/
http://www.oekotest.de/cgi/index.cgi?artnr=99298&bernr=04&seite=01
http://www.osd-ev.org/osteoporose-therapie/index.php
http://www.reformhaus-fachlexikon.de/lexikoneintraege/anatomie-und-physiologie/eintrag/ketogene-diaet-ernaehrung/
http://www.sge-ssn.ch/media/tabula-1-13-d-report.pdf
http://www.spiegel.de/gesundheit/ernaehrung/vitamine-zu-viele-antioxidantien-gegen-freie-radikale-bergen-risiken-a-964012.html
http://www.zeit.de/2013/48/gluten-unvertraeglichkeit/seite-3
http://www.zeit.de/2013/49/stimmts-karotten-vitamin-a

Rundfunk-/Fernsehsendungen

http://www.deutschlandfunk.de/abnehmen-individuell-angepasste-ernaehrung.676.de.html?dram:article_id=337492, aufgerufen am 09.03.2016
http://www.sat.de/scobel vom 17.11.2016
Sendung ARTE: »Der König aller Krankheiten: Krebs – eine Biografie« nach dem Bestseller von Siddharta Mukherjee. Ausstrahlung am 04.02.2017 um 22 Uhr (Mukherjee ist Mediziner.)

Literatur

Béliveau, Prof. Dr. med. Richard / Gingras, Dr. med. Denis: *Krebszellen mögen keine Himbeeren. Nahrungsmittel gegen Krebs. Das Immunsystem stärken und gezielt vorbeugen*. München 2010, 15. Aufl.
Béliveau, Prof. Dr. med. Richard / Gingras, Dr. med. Denis: *Krebszellen mögen keine Himbeeren. Das Kochbuch*. München 2008, 9. Aufl.
Bürkle, Silvia: *Heimliche Entzündungen*. Krummwisch bei Kiel 2016
Ender, Giulia: *Darm mit Charme. Alles über ein unterschätztes Organ*. Berlin 2015, 40. Aufl.
Gruber, Julia: *Die sinnliche Welt der Gewürze*. Krummwisch bei Kiel 2016
Grandt, Marion und Michael: *Antibiotika aus der Natur*. Rottenburg 2014
Kämmerer, Ulrike / Schlatterer, Christina / Knoll, Gerd: *Ketogene Ernährung bei Krebs. Die besten Lebensmittel bei Tumorerkrankungen*. Lünen 2014
Klante, Dr. rer. nat. Dirk: *Möhrensuppe statt Kortison. Morbus Crohn, Colitis Ulcerosa und Arthritis mit natürlichen Alternativen erfolgreich behandeln*. Basel 2015
Kohl, Oliver / Dehmel, Carola: *Die neue Ernährung bei Krebs – Neuartiges Ernährungskonzept: Ernährung, die auf Ihren Stoffwechsel abgestimmt ist*. Hannover 2010
Lazar, Claudia / Cordes, Monika: *Superfoods aus der Heimat*. Krummwisch bei Kiel 2016
Mitchell, A. E., u. a.: *Ten-year comparison of the influence of organic and conventional crop management practices on the content of flavonoids in tomatoes*. In: Journal of agricultural and food chemistry. 55, Nr. 15, 2007, S. 6154–6159, PMID 17590007
Schmiedel, Dr. med. Volker: *Hausputz für Leber & Galle*. Stuttgart 2012
Schmiedel, Dr. med. Volker: *Quickstart Nährstofftherapie*, Stuttgart 2014
Schmiedel, Dr. med. Volker: *Omega-3 – das Öl des Lebens für mehr Gesundheit*, Lenzburg/Schweiz 2017
Servan-Schreiber, David: *Das Antikrebs-Buch, Was uns schützt: Vorbeugen und nachsorgen mit natürlichen Mitteln*. München 2011, aktualisierte Neuauflage
Sixt, Andrea: *Endlich gesund! Meine 7 Sicherungen für ein Leben ohne Krebs*. München 2004
Zittlau, Dr. Jörg: *Der Lebensmitteldoktor*. München 2005

Bildquellen

© Claudia Lazar: | S. 58: Rhabarber-Top | S. 61: Gersten-Nussecken | S. 65: Mairübchensalat | S. 67: Weißkohltürmchen | S. 69: Chicorée | S. 82: Pumpernickel-Beeren-Party | S. 85: Kräuter-Kräcker | S. 93: Ungarisches Gemüseragout | S. 95: Rote Johannisbeeren an Matjes | S. 99: Scholle im Spitzkohlmantel | S. 101: Mirabellentarte | S. 103: Bottermelk blue | S. 104: Linsen-Dips | S. 107: Mangold-Crostini | S. 118: Lamm-Tajine | S. 123: Wirsingschälchen | S. 137: Emmer-Molke-Brot | S. 142: Feldsalat mit Kumquat | S. 147: Grünkohlwiese auf Pfannkuchen | S. 149: Endivien-Kartoffelstampf |

Fotolia.com: | S. 9: Quellen von Omega-3 © alex9500 | S. 11: Preparing vegetables for a meal. © REDPIXEL | S. 13: Assorted berries in box © sarsmis | S. 15: Zellteilung © Christoph Burgstedt | S. 19: Gärtnern © Patrizia Tilly + Kochen 158660003 © georgerudy + Radfahren 107007550 © Patrizia Tilly + Relax 125982734 © Antonioguillem | S. 21: Indian Summer © eyetronic | S. 22: Waldweg im Nebel © den-belitsky | S. 23: Garten © feferoni | S. 25: Mineralwasser mit Pfirsich und Rosenblättern © 5ph | S. 26: Beerensalat © sarsmis | S. 28: Gemeinsam essen © Rawpixel.com | S. 33: Lachs und Seafood © bit24 | S. 35: Lebensmittelvielfalt © Kurhan | S. 37: Vorrat © fotografiche.eu | S. 39: Mörser und verschiedene Kräuter © Igor Normann | S. 40: Kohlsorten © M.studio | S. 41: Zwiebeln © J. Mühlbauer exclus. | S. 42: Blattsalate © elena_hramowa + Doldenblütler © weyo | S. 43: Spargel © HLPhoto | S. 44: Maitake © heysoooooos | S. 45: Früchte © sarsmis | S. 46: Gewürze © sarsmis | S. 47: Leinöl © emmi | S. 48: Käse © bit24 | S. 52 + 64: Bärlauchsuppe © PhotoSG | S. 52 + 91: Spargel-Erdbeer-Salat © karepa | S. 52 + 125: Pak Choi © iMarzi | S. 52 + 155: Apfelschalentee © lisa870 | S. 54: Frühlingskräuter-Creme © nata_vkusidey | S. 55: Kräuter © TwilightArtPictures | S. 56: Möhren und Reibe © Andriy Solovyov | S. 57: Avocado-Gremolatas © anna_shepulova | S. 59: Senf, selbstgemacht © casanisa | S. 63: Hühnersuppe © pinkomelet | S. 70: Gran Capra © Comugnero Silvana | S. 71: Hirse-Risotto © S.E. shooting | S. 73: Lasagne © olhaafanasieva | S. 75: Grüne-Spargel-Quiche © ld1976 | S. 77: Scones © somchaichoosiri | S. 79: Rosé © neirfy | S. 80: Kohlrabi © pilipphoto | S. 81: Artischocken-Pesto © Mi.Ti. | S. 84: Sojabohnen © Brent Hofacker | S. 87: Suppe vom Blumenkohl © Peteers | S. 88: Gurken-Kräuterschale © sarsmis | S. 89: Salat mit Himbeeren © Igor Normann | S. 97: Sommer-Wok-Gemüse © Natalia Klenova | S. 102: Schokolade © tycoon101 | S. 105: Roter Aufstrich © anna_shepulova | S. 108: Pilze © robynmac | S. 109: Chapati-Fladen © silentgunman | S. 111: Möhrensuppe © Victority | S. 113: Zwiebelsuppe © A_Lein | S. 115: Spinat- Kürbis-Salat © lilechka75 | S. 116: Hanföl © Elena Schweitzer | S. 117: Marinierter Lauch © superfood | S. 119: Tajine © Tommy Lee Walker | S. 120: Zitrone © denira | S. 121: Birnen und Bohnen © Doris Heinrichs | S. 127: Gebackene Quitte © vladi59 | S. 129: Aronia-»Wein« © zia_shusha | S. 131: Rote-Bete-Pesto © stitchik | S. 133: Grünkohl-Gremolata © teelesswonder | S. 134: Ananas-Chutney © navesni | S. 135: Steckrübenstreich © robynmac | S. 139: Rosenkohltopf © aneta_gu | S. 140: Topinambursuppe © letterberry | S. 143: Weißkohl © kab-vision | S. 145: Linsenlaibchen © Fischer Food Design | S. 150: Rotkohl © MP2 | S. 151: Pilzgulasch © jeepbabes | S. 153: Orangensalat © Brent Hofacker | S. 156: Smiley © Artenauta Sonnenseite – Schattenseite © fotomek | S. 159 ff.: Kochmütze © Fiedels | S. 162/163: Gemüse © Alexander Raths |

Danksagung

Ein großer Dank geht an all die Helfer, die uns bei Recherche, Rezeptentwicklung und Schreiben dieses Buches unterstützt haben. Viel Lob gebührt Verlag, Projektleiterin und Lektorin. Ihre Anregungen und Kritik haben uns immer wieder inspiriert. Es war eine Freude mit »unserer« Grafikdesignerin zusammenzuarbeiten, die sich mit ihrem Knowhow und Esprit in unsere Thematik mit eingedacht hat. Weiter wollen wir uns bei Botho und Levin Stein, bei Natalie und Valentin Lazar bedanken, die das ein oder andere Rezept beigesteuert haben, bei Margot Lingnau, Claudias Mutter, die manchen traditionellen Küchenkniff weitergegeben hat, u. a. dass Kräuter »klimperklein« zu schneiden seien, und bei Annick Lazar für die Tipps zum Cocktailmixen.

WEITERE BÜCHER BEI KÖNIGSFURT-URANIA:

GESUND ESSEN MIT GENUSS

Das Beste für Ihre Gesundheit
Regional und saisonal
Tolle Rezepte für alle Jahreszeiten

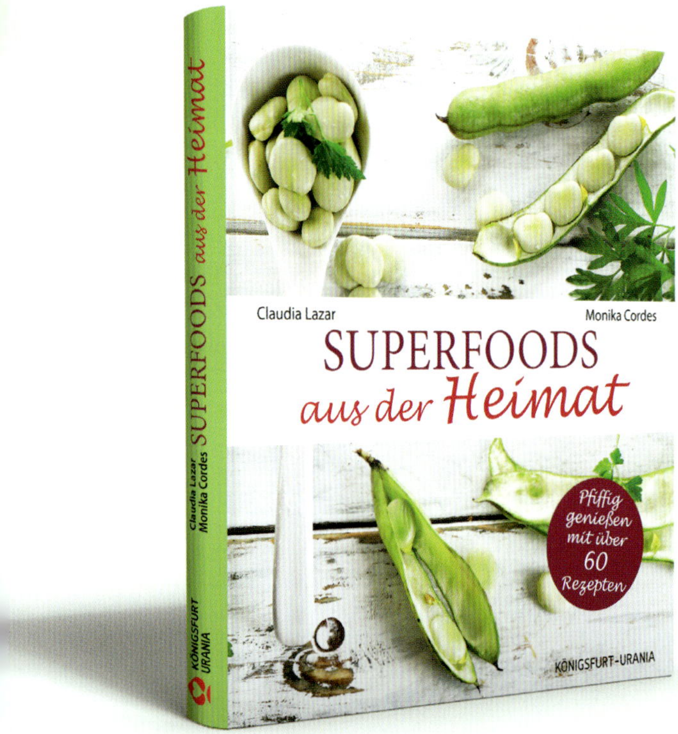

Powernahrung mit hoher Nährstoffdichte – die Autorinnen haben die besten heimischen Superfoods aufgespürt, und damit über 60 leckere Rezepte kreiert. Und bei jedem Rezept erfahren Sie, warum Sie damit Ihrem Körper besonders viel Gutes tun! Außerdem finden Sie wichtige Informationen zu Inhaltsstoffen und unterhaltsam Wissenswertes über schonende Verarbeitung und Nährstoffe.

Etwas Besseres können Sie sich nicht gönnen!

Claudia Lazar / Monika Cordes

SUPERFOODS AUS DER HEIMAT

Pfiffig genießen mit über 60 Rezepten

ISBN 978-3-86826-142-4

WEITERE BÜCHER BEI KÖNIGSFURT-URANIA:

INGWER, CHILI, LACHS & CO

Krankheiten wirksam vorbeugen
Spürbare Linderung auf natürliche Weise
Leckere, unkomplizierte Rezepte für jeden Tag

Fast unglaublich, aber wahr – Arteriosklerose, Alzheimer, Diabetes, Gelenkschmerzen, chronische Darmentzündungen oder Allergien haben zwar viele Gründe, eine Ursache jedoch können Sie gemeinsam haben: Silent Inflammations – heimliche Entzündungen. Sie entstehen meist schleichend und können lange unbemerkt bleiben. Dennoch beeinträchtigen sie längst den Stoffwechsel, bis sich die Krankheit manifestiert.

Lernen Sie die Lebensmittel mit besonders starker entzündungshemmender Wirkung kennen, und genießen Sie die köstlichen Rezeptideen.

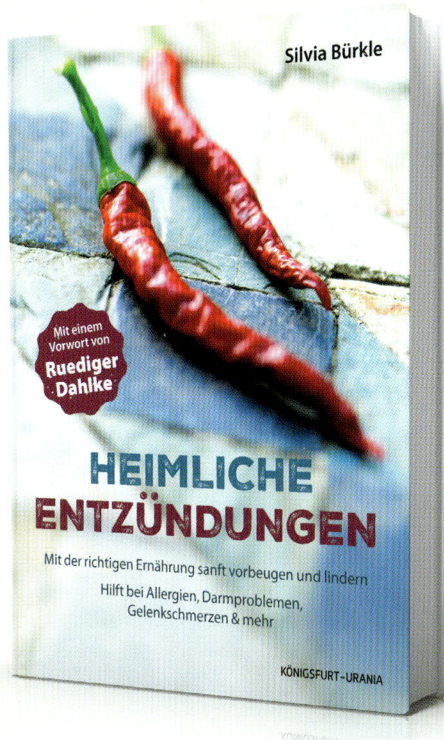

Silvia Bürkle

HEIMLICHE ENTZÜNDUNGEN

Mit der richtigen Ernährung sanft vorbeugen und lindern

ISBN 978-3-86826-151-6